台灣中醫皮膚科
醫學會理事長
賴鎮源
編著

一穴通百竅，按揉通經絡，
讓您**徹底排除**全身**病氣**，
保健養生手到擒來！

一按病除！

對症取穴全療手冊

對症取穴，祛病養生，
一指按壓，快解大病小痛！
找出關鍵養生大穴，
教您按摩到位，穴除百病！

賴氏真傳
穴位養生方

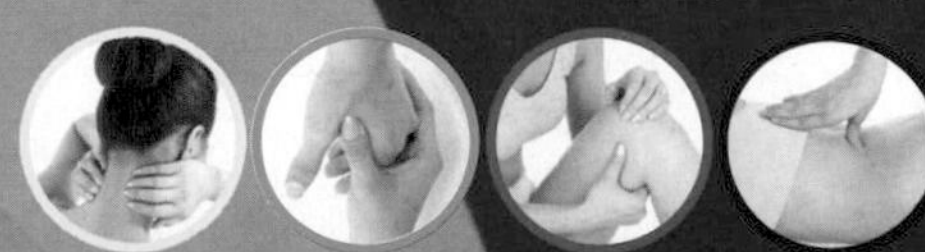

壓推揉病自除！●打通經絡體舒暢！●養生不費吹灰力！●自癒能力大躍進！●延年益壽不求人！

推薦序
指壓袪病的強身菁華

現代人生活忙碌、步調緊湊，又因疲勞、應酬等因素無法於夜晚得到適當休息，久而久之病痛便悄悄上身，若再忽視不理，則如此一來將成爲漫長的治療之路。方孝孺的《指喻》曾說過：「左手之拇有疹焉，隆起而粟，君疑之，以示人。人大笑，以爲不足患。既三日，聚而如錢，憂之滋甚，又以示人。笑者如初。又三日，拇之大盈握，近拇之指，皆爲之痛，若剟刺狀，肢體心無不病者。」由此可知，人體出現的各種警訊不得忽視之，否則將造成難以彌補的遺憾！

「迅速痊癒，立即恢復，故病即投藥」是許多人壓制症狀的常見方式。但事實上，人體本有其自癒力，一味透過藥物來止痛消炎，恐會破壞人體本有的自療機制，甚至降低免疫系統的抗病力。故近年來，天然養生意識開始抬頭，人們反璞歸眞，舉凡古代之穴位指壓、腳底按摩等療法，透過點、壓、推、揉等技法，能輕鬆消除肌肉長期沉積的乳酸，甚至肩膀僵硬、頭痛等不適，其效果已得到各界人士的重視。

本書透過人體拍攝以及肢體尋穴，將穴位位置明確化，並結合作者數十年的醫療經驗與技巧，簡化穴道指壓的基本技能，以清晰圖示、簡明易懂的文字敘述，分別將指壓穴道療法一一標舉而出並步驟化，讓讀者能對症取穴，使其身體不適立即舒緩。古諺有云：「冰凍三尺，非一

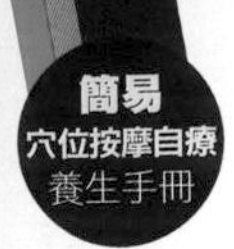

日之寒」，相對於疾病與健康的關聯亦是如此，健康需要長時間維持；而疾病，往往因人們忽視所產生，在此以本書為鑑，期望現代人活用老祖宗的智慧，以簡易的穴位按摩培養強健活力的身體為其養生宗旨！

中國醫藥大學　中醫學院教授

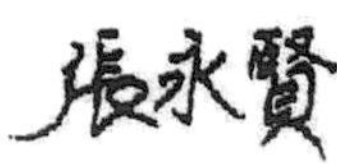

序言

一般常見身體不適，如頭痛、感冒、腰酸背痛等，未嚴重到必須就醫，又不舒服，此時該如何是好呢？本書將介紹簡單且具有顯著療效的穴道按摩法，並針對身體各部位可能會出現的各種症狀加以說明，讀者們可依其症狀找到對症穴位，接著依照圖示文字說明等指示刺激穴道，即便是初學者亦能如高手般輕鬆掌握技巧，將穴道的特殊療效全然發揮。

此外，掌握按摩穴道的三大要訣，才能成為穴位療法達人，意即「力道」、「節奏」、「時間」等。本書將力道強度分為強、中、弱；節奏分為長、中、短；按摩時間分為3分鐘或5分鐘。強度的中是指3～4公斤的力道，以此為基準，加強則為強道；減弱則為弱道。節奏「中」是指3秒鐘的按摩後，休息3秒鐘，此乃刺激穴道的一般標準。時間是指刺激穴道一次的時間，則各分為3分鐘、5分鐘。請讀者們依此為參考，利用穴道按摩療法來改善惱人小病痛。

此外，進行穴道按摩時，除了某些穴位需躺下才能刺激，原則上並無限定場所來指壓按摩。故讀者可利用等車、看電視、休息等瑣碎時間進行，如今生活忙碌的人比比皆是，透過此法，也能輕鬆地維持身體健康，消除病痛的不適感，並培養出自癒能力的好體質。

台灣中醫皮膚科醫學會　理事長

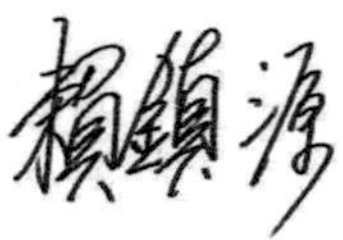

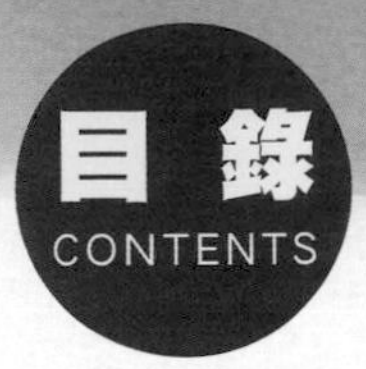

目錄 CONTENTS

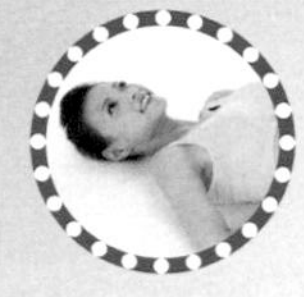

第3章 內科：身體內部機能修復

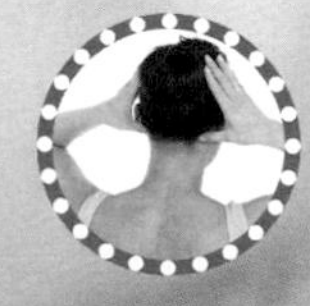

第4章 長期疲勞「工作病」

第5章　腰腿受損急性症

第6章　生活常見小病痛

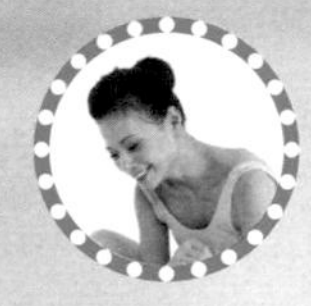

附錄

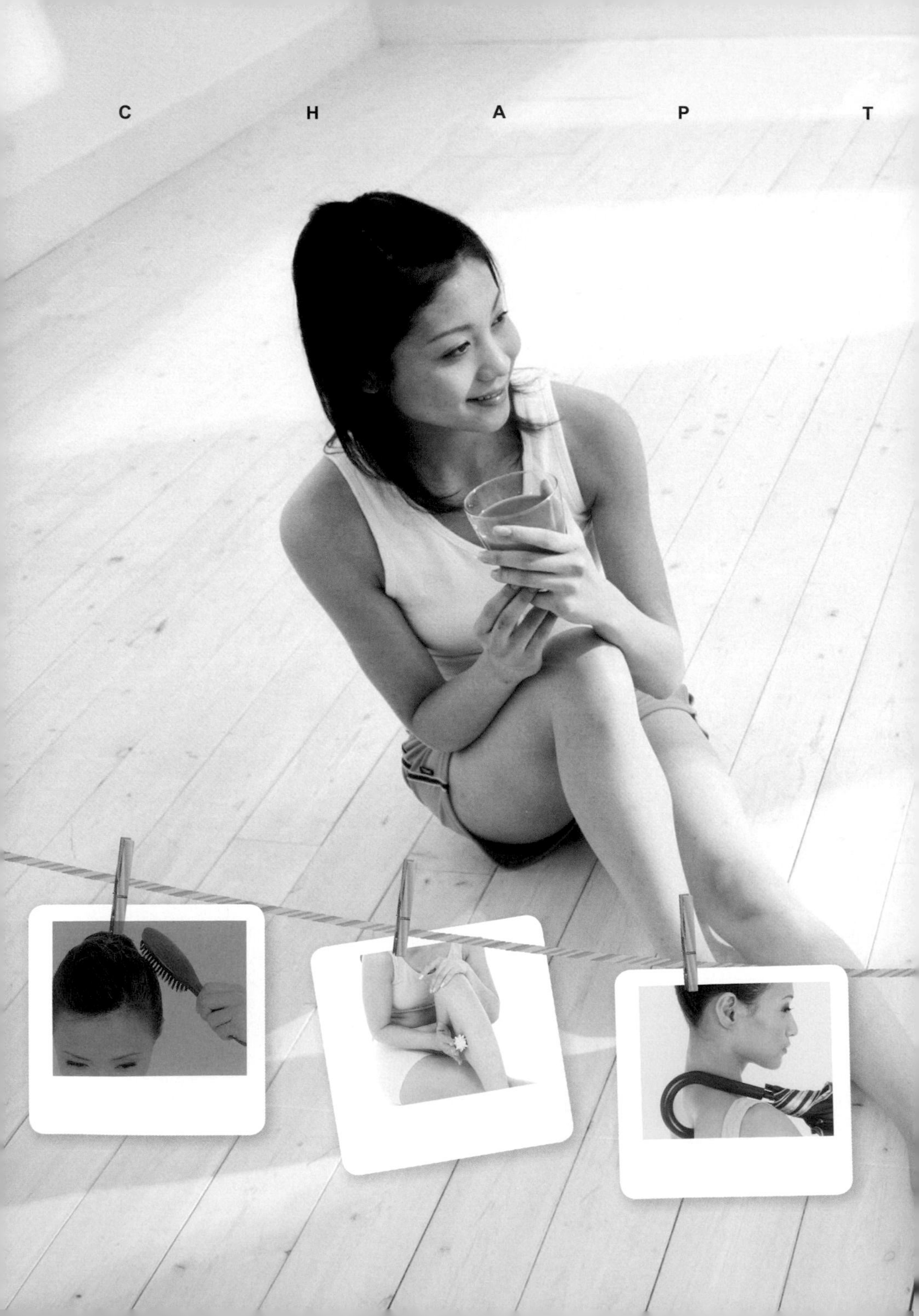
C H A P T

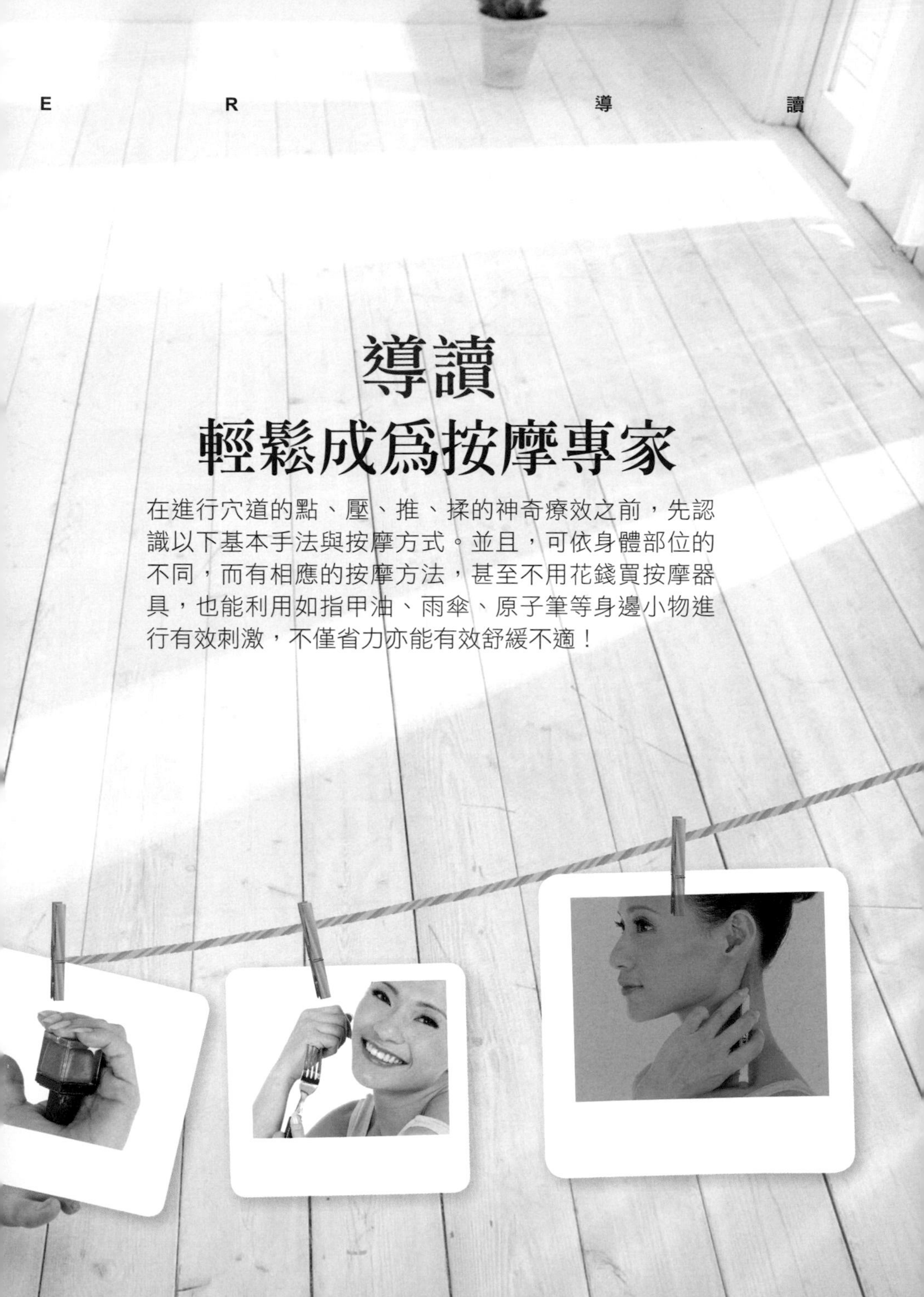

導讀
輕鬆成爲按摩專家

在進行穴道的點、壓、推、揉的神奇療效之前，先認識以下基本手法與按摩方式。並且，可依身體部位的不同，而有相應的按摩方法，甚至不用花錢買按摩器具，也能利用如指甲油、雨傘、原子筆等身邊小物進行有效刺激，不僅省力亦能有效舒緩不適！

點壓推揉袪病手法

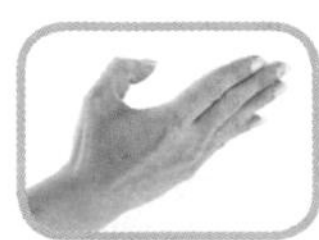

點法：最常用的按摩手法，動作簡單易學。

按摩法	使用部位	說明	適用部位
指按法	手指	以大拇指指腹在穴位或局部作定點穴位按壓。	全身及手部等局部部位。

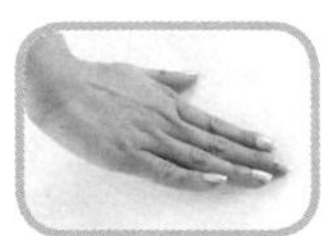

壓法：可用手肘或手掌施加力道下壓，或是手指亦可。

按摩法	使用部位	說明	適用部位
掌按法	手掌	利用手掌根部、手指合併或雙手交叉重疊的方式，針對定點穴位進行由上而下的按摩。	面積較大且平坦的部位，如腰背及腹部疼痛。
肘壓法	手肘	將手肘彎曲，利用肘端針對定點穴位施力按壓。	由於手法較激烈，適用於體型較胖、感覺神經較遲鈍者及肌肉豐厚的部位，如臀部和腿部。

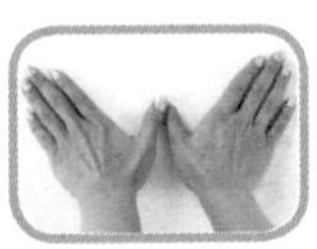

推法：用手指、手掌或肘部，以適當力道推進。

按摩法	使用部位	說明	適用部位
掌推法	手掌	利用手掌根部或手指按摩面積較大的部位，甚至是要加強效果時，可用雙手交叉、重疊的方式推壓。	面積較大的部位，如腰背和胸腹部。
肘推法	手肘	將手肘彎曲，並利用肘端施力推進。	由於手法較激烈，適用體型較胖及肌肉豐厚之處，如臀部和腿部。
指推法	手指	用大拇指指腹及側面，在其穴位或局部作直線推進，其餘四指輔助，每次按摩可進行4~5次。	範圍較小的酸痛部位，如肩膀、腰及四肢。

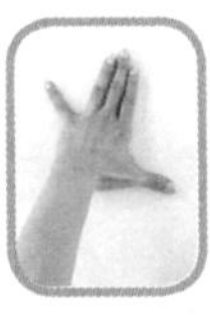

揉法：此爲按摩手法中最輕柔的，力道僅限於皮膚及皮下。

按摩法	使用部位	說明	適用部位
指摩法	手指	利用食指、中指和無名指等指腹進行輕柔按摩。	胸部和腹部。
掌摩法	手掌	利用手掌掌面或根部進行輕柔按摩。	臉部、胸部和腿部。

TOOL

利用身邊小物來作穴道點壓

在我們生活周遭有許多適合刺激穴道的道具，當你實際運用時，會產生意想不到的療效，若是能掌握箇中訣竅便能更得心應手。其實，學習穴道按摩不必使用專屬道具，一個簡單小物也能輕鬆擊退酸痛喔！

筆端、指甲油及雨傘把手刺激穴道

工作之餘，上班族們可利用原子筆筆端、雨傘把手，甚至是指甲油等來消除疲勞！

材質堅硬且細長的東西最適合用來作穴道按摩的道具。當你覺得頭痛、眼睛疲倦、工作效率無法提升時，只要隨手拿起桌上的筆進行穴道按壓，疲勞便能輕鬆消除。

此外，指甲油的瓶蓋也是很好的穴道按摩工具，女性可利用指甲油未乾的這段空檔來作按摩，不僅能舒緩不適，按壓太陽穴還能消除頭部疲倦。

如果自己按摩時，手指力道無法讓你解除疲勞，此時就試試雨傘把手！由於尖端面積大，穴位刺激較廣，按壓起來不僅不費力，還能有效緩解酸痛，甚至可按摩到自己不易指壓之處。

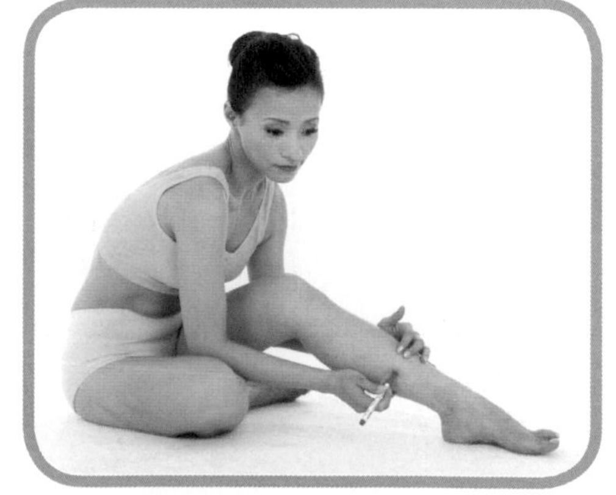

筆端
用手指壓住筆端使力

手指盡可能握住筆的前端，使力刺激穴道。如此一來，不但能使力道平均，更可固定施力方向。建議用筆端按壓穴道的節奏，應以3～5秒後休息3分鐘爲佳，如此重複幾次即可。

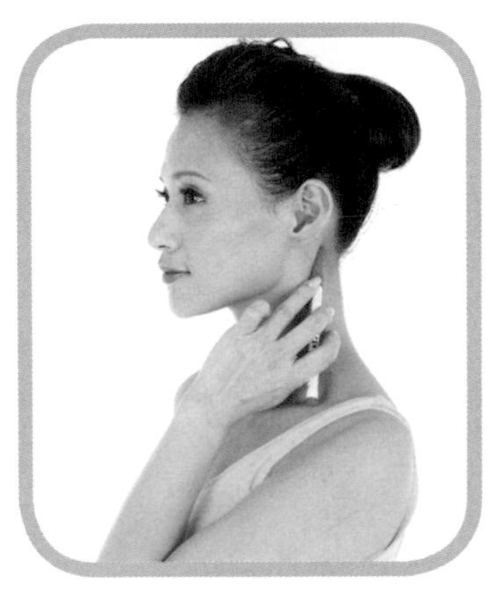

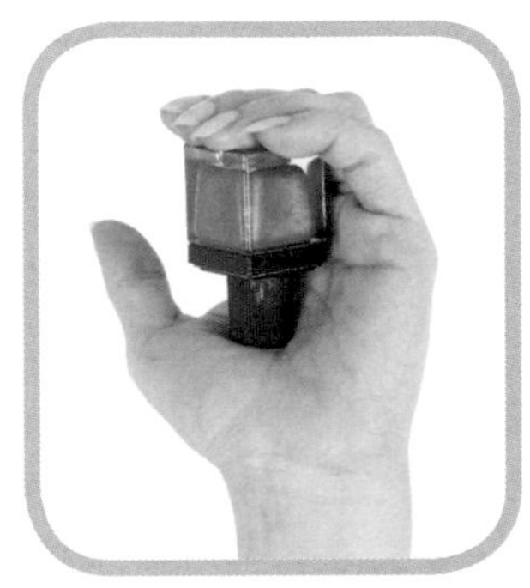

指甲油瓶蓋
用力按壓手掌具舒緩功效

用瓶蓋頂住穴道，以四指關節壓住瓶底使力，並以1、2、3、4的節奏下壓，如此一來，能刺激手心穴位，達到紓解酸痛、緩和疲倦的功效。

雨傘把手
消除肩背的僵硬感

用雨傘把手抵住背部接近肩膀的部分，抓住雨傘中間，往前方用力拉，藉此頂住穴道，故感到酸痛的地方就是使你肩背僵硬的穴位點。接著，再換另一邊，以此反覆進行即可。

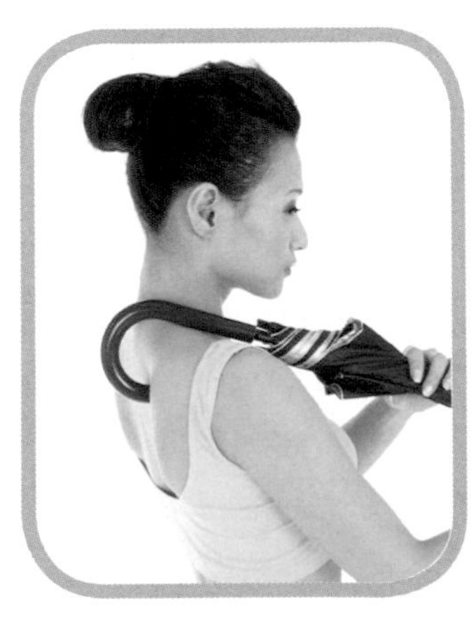

以按摩球刺激穴道，消除手腕及腹部的疲憊感

只要輕輕滾動按摩球便能進行溫和的穴道刺激

一提到刺激穴道的工具，首先大家會想到有稜有角的東西。其實，圓形的按摩球不僅刺激範圍廣，還能有效深入穴位。此外，按摩球與有稜角的工具比起來，前者產生的刺激效果較為溫和，而後者的刺激性強，容易造成不適。因此，無論是硬度或大小，按摩球都是較為理想的按摩工具。

手腕酸痛時，可將按摩球放在手腕部位，以手心向下按壓，其力道應以自己感覺舒服為基準來斟酌強弱，認為越痛越好的觀點是錯誤的！

此外，如果能再試著前後轉動球體，同時刺激附近穴道，將達到保養身體之效。而若想獲得更好的按摩效果，將球以同一方向作畫圓似地滾動，當球轉到想按摩的地方時，垂直下壓後輕轉球體（注意不要壓到骨頭），亦可試著以同樣方式刺激腹部及小腿部分。而刺激背部時則沿著脊椎兩側的肌肉上下滑動按摩。如此一來，正在按摩的手心也可得到刺激，一舉兩得！

按摩球

一次下壓一個定點，共有四個按壓點

自手腕到手肘的部分可分成四個點來按壓，如此將能解除前臂的疲憊感。按摩時須注意球體因很容易滑動，所以靠近手腕的狹窄部位要以虎口穩住球體，別讓球的滑動降低按摩效果。

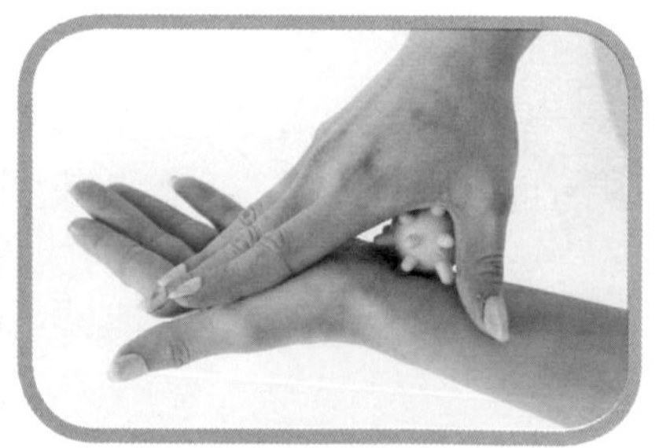

沿著脊椎兩旁的肌肉按壓背部

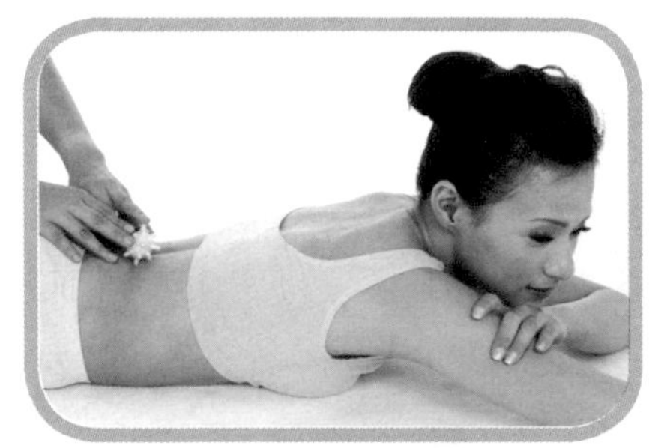

背部的按壓要從腰部朝肩膀方向施力，才能舒緩背部不適。其採取距離應以與腰側5公分的間隔為施力處，先以按摩球按壓左邊，接著再按壓右邊。最後技巧性地滾動球體，以由下往上的方向轉動。

腹部以畫圓的方式滾動

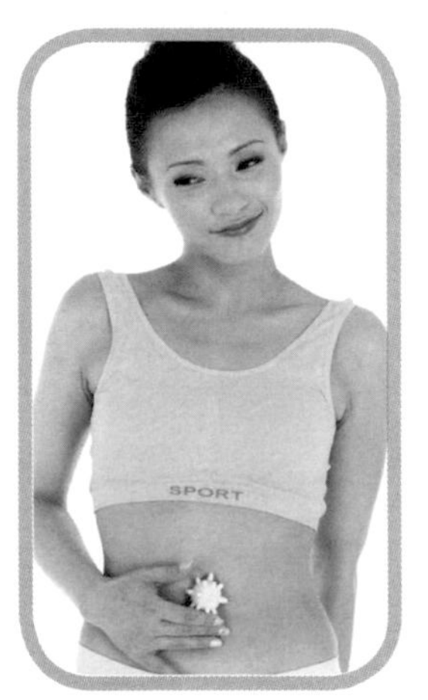

腹部若以旋轉按摩球的方式刺激，不僅能深入腹部穴道，也能美化身體曲線。其方法為在肚臍的上方用按摩球以畫圓方式轉動，能消除及減輕腸胃消化不良的毛病。但請注意以不碰到肋骨為原則，以免力道過大造成傷害。

將大腿分成四點、小腿分三點下壓

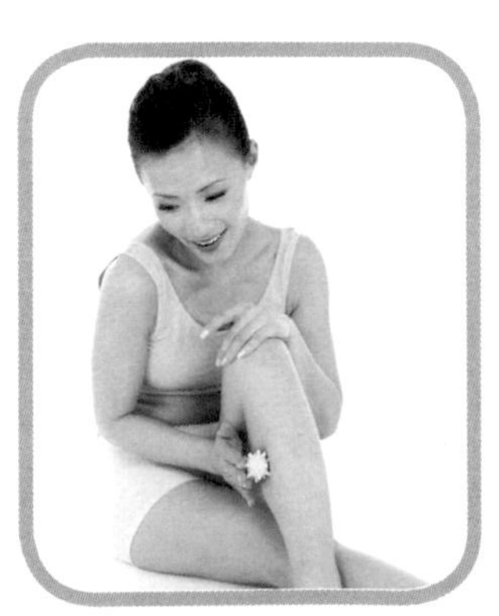

其大腿到膝蓋的分法與前述手臂相同，可分成四點進行；而膝蓋到腳踝的部分則分成三點。如圖所示，將膝蓋伸直進行會比較容易找到按摩點。而針對小腿肚的部分，可用較輕的力道按摩，避免傷到骨頭。

皮膚敏感的臉部、頭部，可用尖頭物小心刺激

梳子、牙籤及叉子也能刺激穴道

在穴道治療中，最爲普遍的便是人體針灸。而針對嬰兒、小孩及老年人等體力較弱者，亦有採行不扎針的針灸療法，也就是利用尖頭物進行穴道刺激。其實，在我們的家中，也具有許多類似針灸療效的道具！

首先，剔牙的牙籤、吃麵的叉子或是刷毛堅硬的梳子等都可做爲不扎針的針灸道具。特別是頭部及臉部、脊椎骨上方、手指等對刺激特別敏感的皮膚，更適合利用這些工具。

以梳子而言，可握住把柄來輕輕敲打頭皮，如此能改善頭部血液循環不良及頭部不適、眼睛疲勞的情形，同時也具有護髮、生長新髮的療效，這已得到醫學研究的證實。

那麼，牙籤又有什麼功效呢？牙籤可刺激手背穴道，其力道以讓自己感到舒服的程度即可，不須過強。並再用同樣力道刺激鼻子兩側穴位，可有效緩和惱人鼻塞，幫助呼吸道暢通。

另外，叉子不僅能摩擦身體來瘦身，亦可用以刺激手腳及頭部穴道。首先，先用叉子碰觸皮膚表層，接著再慢慢使力。爲避免劃傷皮膚，按摩方法請參照p.19說明後再進行。

梳子

有節奏地敲打

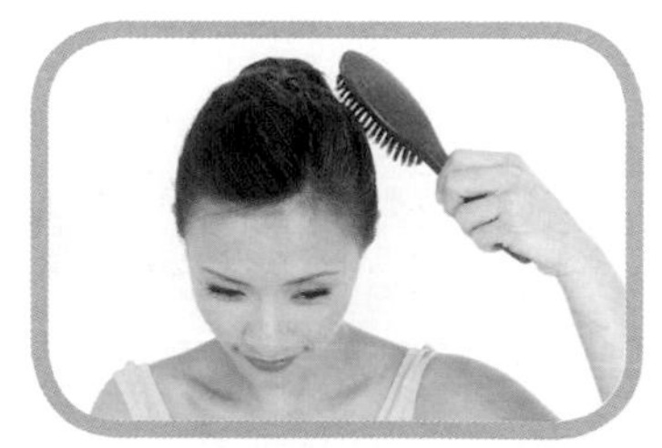

將梳子以垂直方式敲打頭皮，可解除頭痛及心情煩躁。一開始應先慢慢、輕輕地敲打，接著再逐漸增加強度，其技巧在於要有節奏感。

牙籤

用綁成一束的牙籤刺激穴道可以改善體質

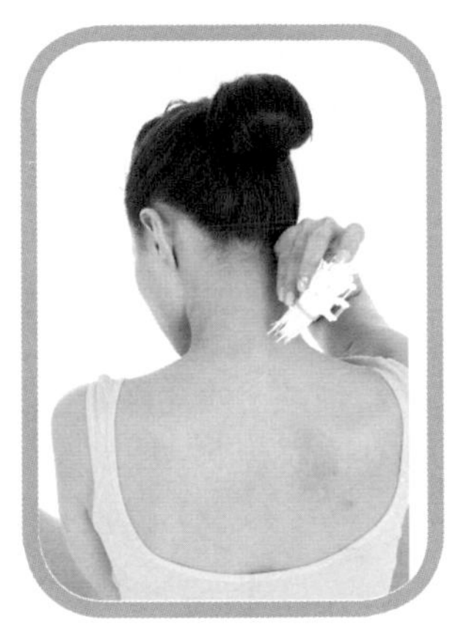

將20～30根的牙籤用橡皮筋綁成一束，會比只使用1根的刺激效果來得溫和。此方法適用於刺激孩童皮膚及體力較差的患者，特別是頸後部位，更具有改善體質的效果。

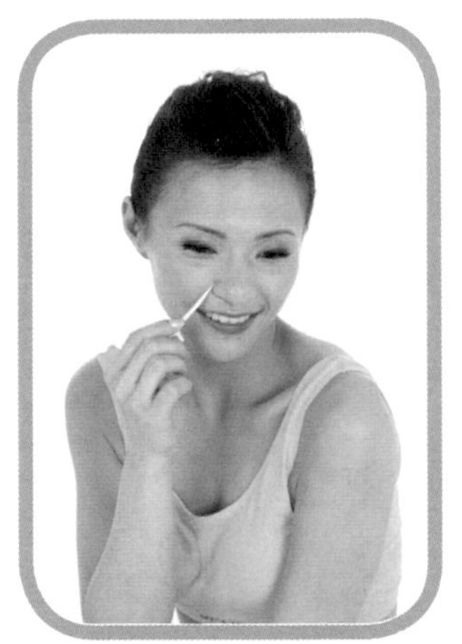

一根牙籤能改善鼻塞

牙籤有如不扎針的針灸療效，以較平的一端來刺激鼻翼兩側的穴道能消除鼻塞帶來的困擾。

叉子

可預防孩童感冒

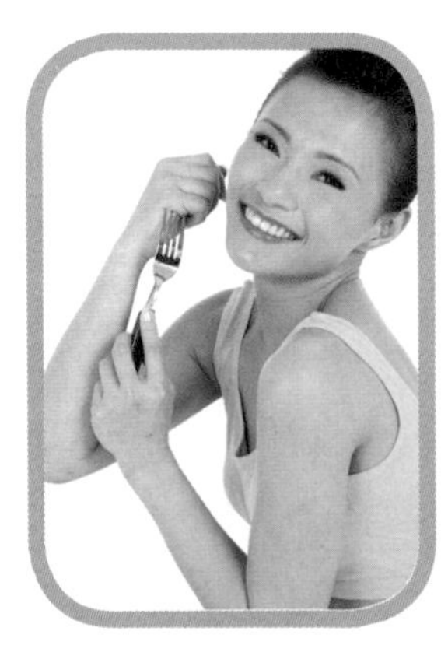

叉子是最適宜孩童及老年人所使用的穴道按壓工具。用叉子刺激小指根部的穴道，如合谷、後谿，有預防感冒的功效。其方法爲先用叉子觸壓此處持續3秒，接著休息2秒，如此反覆幾次即可。

溫熱穴道來鬆弛緊繃肌肉的實用小物

利用吹風機、暖暖包及溫熱的杯子來紓壓解疲勞

在眾多的專業治療法中，「溫熱刺激法」是利用溫度來暖和表皮肌膚，當皮膚溫度上升時，會促使血管擴張、提高新陳代謝，當循環加速後，還能使皮膚明亮白皙，具有美化肌膚、溫通筋絡之效。而溫熱刺激法的特色，在於能解決怕冷或有酸痛毛病的人，以天然養生的方式讓症狀自然消失。

在自己家裡，可利用吹風機進行溫熱刺激法。這不但不須任何技巧，而且也不會有被燙傷的顧慮。其方法爲在距離皮膚10公分處，以熱風吹著穴道，並左右搖動吹風機使穴道能平均受熱，此爲最輕鬆且簡易的方法。

另外，市售的暖暖包及留有餘溫的杯子也有同樣功效。例如在喝完茶或咖啡後，請試著將尚有餘溫的杯子放在眼睛上方、臉頰或脖子處，此時會感受到一股溫熱，這就是刺激穴道深處的舒暢感。倘若杯子變涼了，可再次用熱水溫熱杯子，依上述步驟再施行一次，直到身體不適緩解爲止。

而近年來，薰香療法已成爲養生趨勢，坊間SPA館、美容養生館等皆出現點燃線香來減壓或消除疲勞。然而，用它來定點刺激穴道，除了可讓穴道保持溫熱，還能使長年的酸痛遠離身體，其特有香味更可舒緩緊繃情緒！

吹風機

當感冒或受風寒時，可溫熱頸部下方

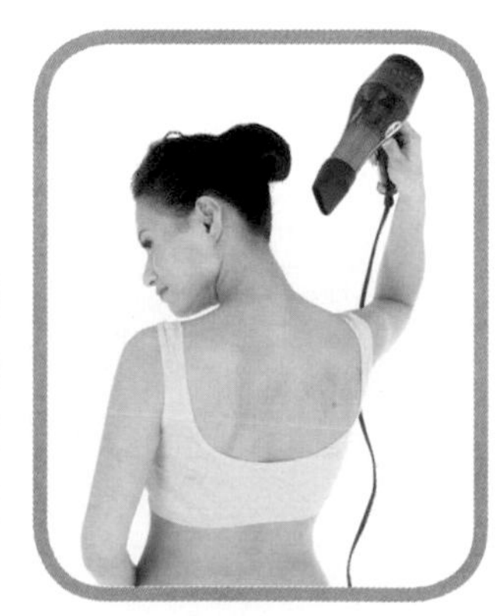

用吹風機溫熱頸部下方，其脊椎所感受到的溫熱能讓背筋完全伸展開來。方法是左右輕微地搖晃吹風機，不讓熱風固定吹同一處，以使穴位附近皆能受熱而產生療效。

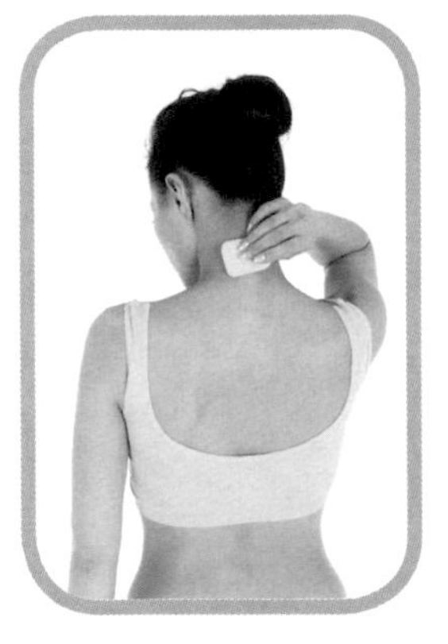

暖暖包
消除肩膀酸痛

想解除惱人的肩膀酸痛，可從簡易的溫熱刺激開始。將暖暖包放在頸部及肩膀溫熱一下，藉由熱度來緩解不適。但如果覺得很燙就得趕快移開以免灼傷，如此反覆相同做法即可。

熱杯子
利用喝茶空檔來消除眼睛疲勞

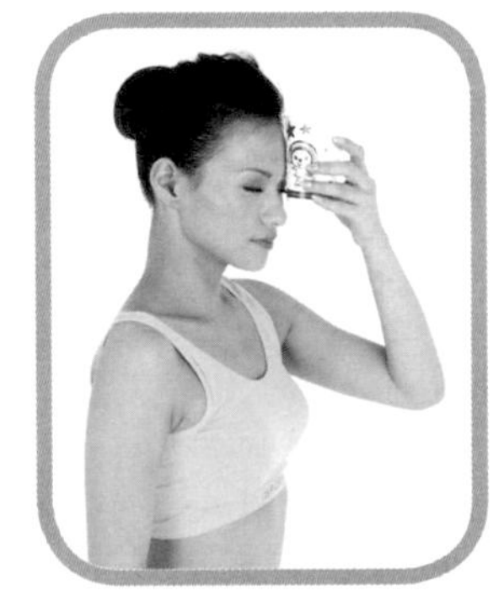

長時間看電腦螢幕容易引起眼睛疲勞，故運用此法能改善眼睛不適。在休息或下午茶時間，可利用尚有熱度的杯子消除眼部酸痛、疲倦。其方法爲用溫暖的杯子放在眼骨上溫熱一段時間，當熱氣傳進眼中時，便能達到效果。

線香
邊做芳香療法邊消除膝蓋疼痛

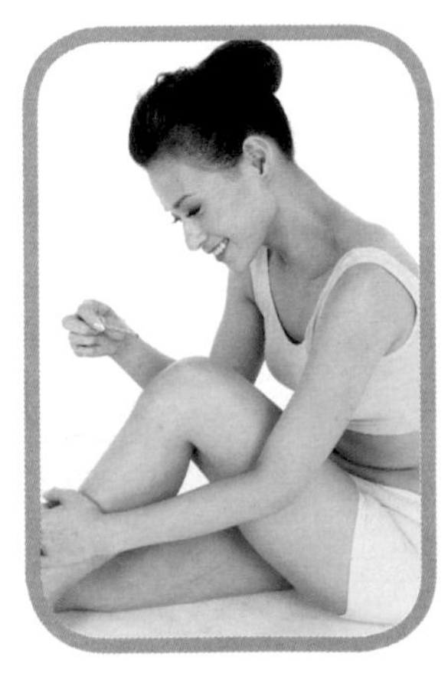

利用芳香療法能一面放鬆心情，一面刺激穴道，此爲線香薰溫穴道的優點。在點燃香後，可在距皮膚2公分處溫熱穴道，發熱後再持續約2秒移開；以此步驟不斷重複，直到膝蓋內處穴位受到刺激爲止。

Body
利用身體部位推揉僵硬肌肉

背部、大腿及脖子等不易施力的地方，若能巧妙利用身體重量對穴道進行刺激，亦能達到療效。例如，按摩大腿前側時，可先坐在椅子上，將前臂放在大腿上，集中全身重量在手臂上來揉壓大腿。可依其施加重量的不同，達到不同程度的刺激。

手臂、脖子及拳頭推揉穴道

在按摩背部等不易施力的部位時，亦有一種利用拳頭和身體重量刺激穴道的方法。首先仰躺在地板上，將拳頭放在脊椎兩側，此時腰部自然下壓到拳頭上，其重量就成爲強而有力的按摩力道。甚至，還可以移動拳頭變換按摩點，讓腰、臀、背都能得到按摩，藉此舒緩身體疲勞。

另外，脖子也是一處不易按摩到的部位，但是只要利用毛巾就能達到輕鬆的按摩效果。例如，將毛巾放在頸後，當頭向後倒時，便能利用頸部重量來達到刺激效果。

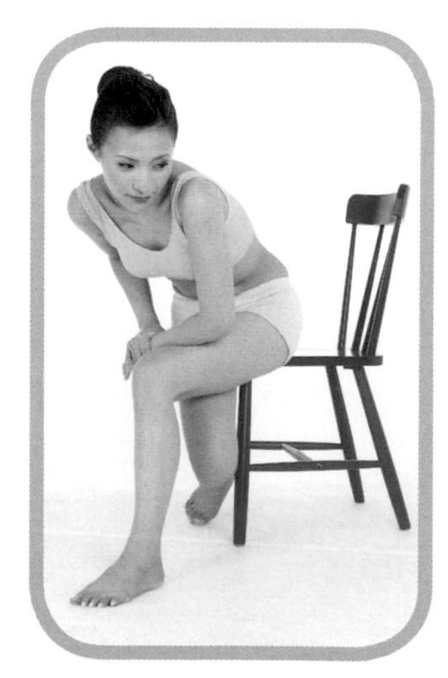

手臂

將上半身的重量集中在前臂，能修飾大腿曲線

將前臂置於大腿想按摩的部位。例如，要按壓左側就將左手臂放在欲下壓處，如此會比較容易施力。而左手的前臂再加上右手的話，則更能增加刺激效果，並且可從靠近膝蓋的地方往腰部緩慢移動，以刺激附近穴道。

脖子

脖子向後仰以緩和頭痛

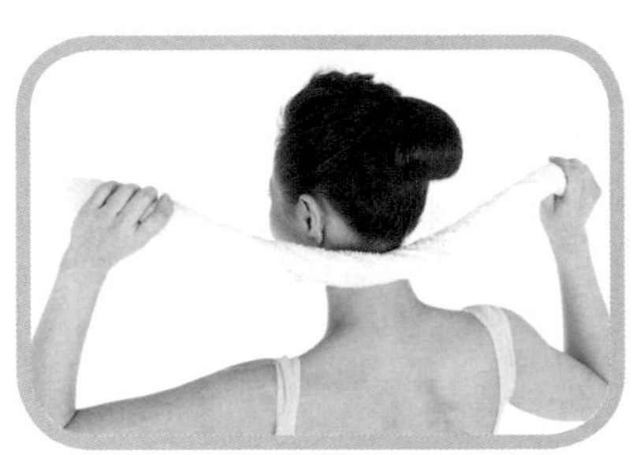

首先拉緊毛巾，頭向後仰，以毛巾支撐頭部，並左右搖擺脖子，使頭能順勢在毛巾上移動，便可達到刺激頭部穴道的效果。

背部

抬高腰部來控制力道，疲勞一掃而空

身體仰臥並曲膝進行，手握拳放在背部下方。如圖所示把拳頭放在背後，接著自然抬起腰部，以身體重量下壓來進行按摩。其力道的強弱可利用拳頭抬起腰部的程度來調整。

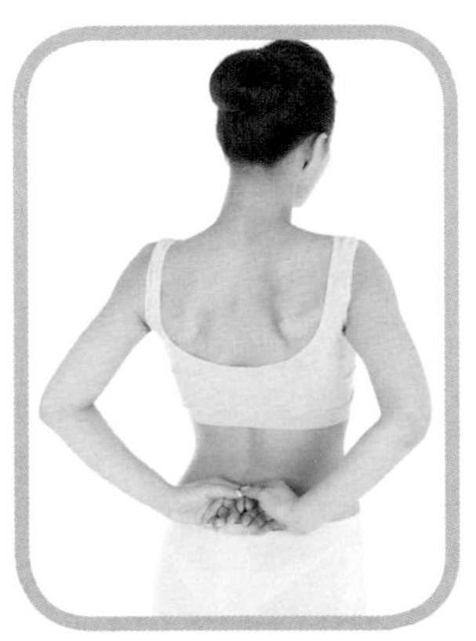

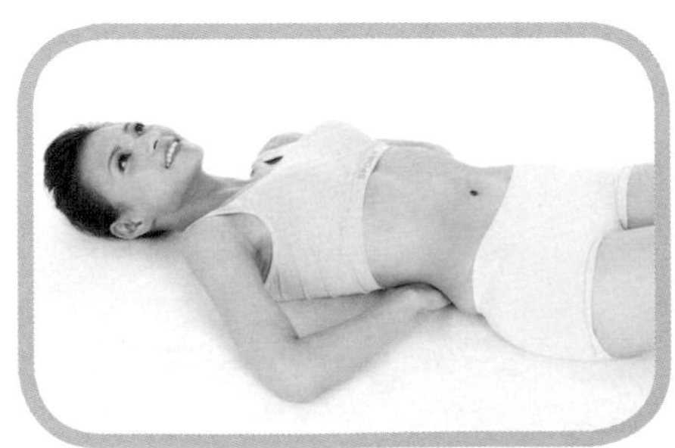

必學的六大按摩技法

按摩技巧速學法

若能掌握按摩要點、力道及各種手技，便能有效刺激穴位以有效緩解身體不適。故透過本書的簡易按摩方式，自己也能消除病痛，輕鬆成為指壓按摩專家！

基本手勢及穴道按摩法

進行穴道按摩時，須依其部位等外在情況來改變手法，如此才不會造成手指受傷或酸痛，也能徹底達到消除不適的功效。

兩手拇指

左右手的拇指相合併攏，以拇指指腹來按壓穴道。此時要盡量伸直手指關節，這是讓手指在按摩時不會感到疼痛的訣竅。而其他四指指頭則輔助拇指支撐，使指尖不會翹起。

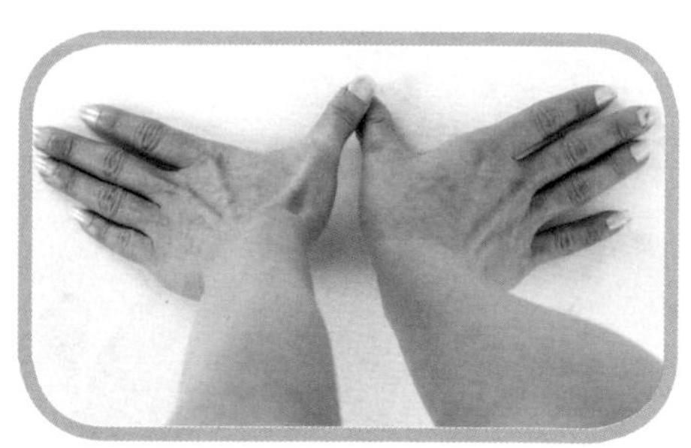

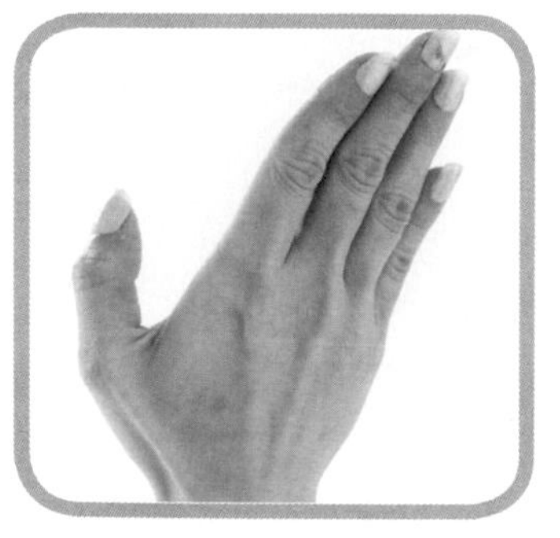

拇指指尖

如果想強烈刺激手指、腳趾及臉部穴道時，彎起拇指關節按壓是最好的方法。同時，其他四指頂住肌膚，讓指尖能平均出力。

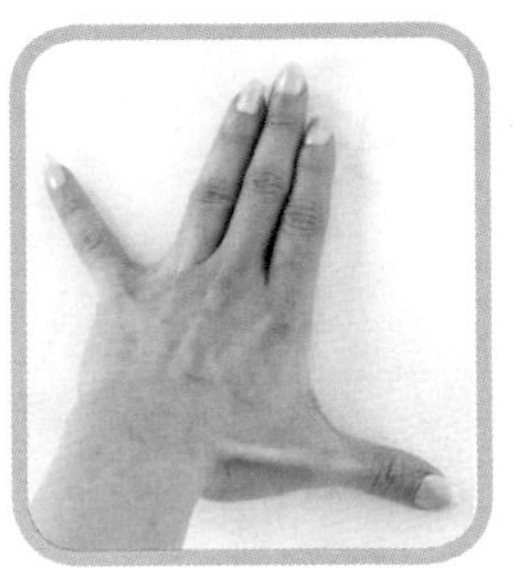

三根手指作指壓

將食指、中指、無名指併攏進行指壓。但是過度的力道會使手指疼痛，即使伸直關節也要小心。而此法雖然不會帶來強烈的刺激，但是輕微的點壓仍會讓人感到舒服。

手背關節

此方法是握緊拳頭以指頭關節進行指壓。若手指指腹按壓酸痛處時會出現疼痛，則改用此法能幫助你降低不適。此外，緊握拳頭還能使施力平均，可以利用按壓頸部、手臂等部位來練習此種手法。

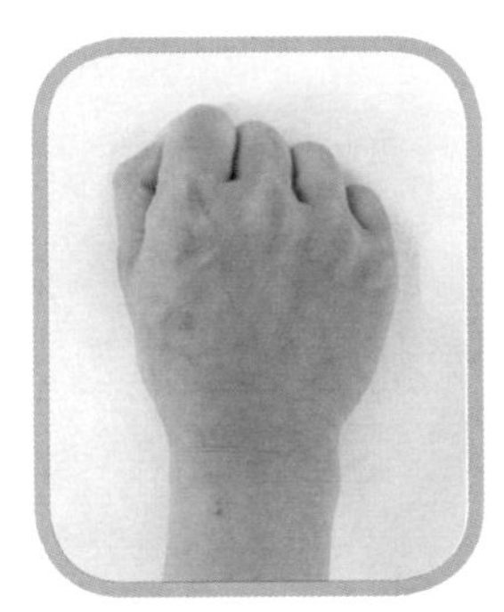

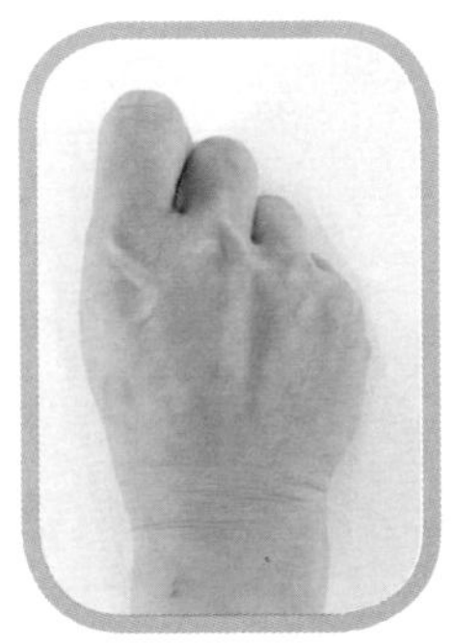

拳頭

緊握拳頭以凸出的關節來按摩。此方法在為自己做背部按壓時，相當適用。將拳頭置於背部下方，以身體重量向後加以施力，如果能緊握拳頭而不用到手指，則受力的手就比較不會疼痛。此法同時也可應用於肩頸部的按摩上。

手肘

手臂彎曲以手肘施力，能產生固定及較強的力道。脊椎兩側是較難按壓的地方，而手肘便是相當適合的人體工具。只是當用全身體重來施力時，可能會因不小心用力過度，而使被按摩者疼痛，故開始時要循序漸進地施力為佳。

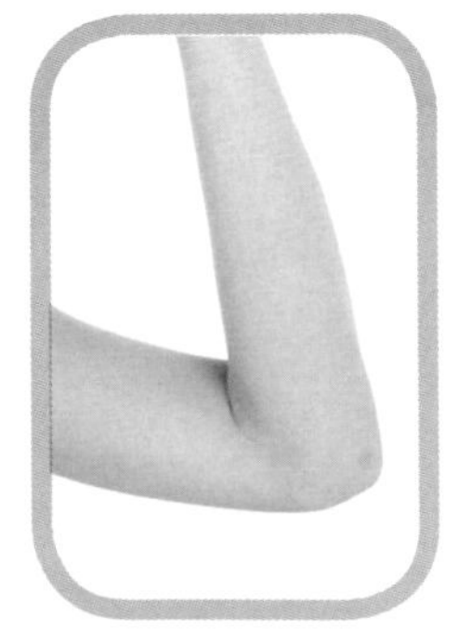

全身按摩要點
指法因身體部位而異

人體可大致依臉、頸、肩、背腰、胸、手臂、手、腿等部位區分，而其手法依各位的皮膚敏感性及受力強度而有不同，如臉部膚質細嫩，須以輕柔點壓為主，而大腿、肩膀部位則可以承受較強力道，故能用手肘下壓或手掌推揉來深入按摩。因此可依其身體部位來相應改變手法，以下將進行詳細介紹。

臉
纖細、易敏感的臉部須輕柔按壓

臉部較爲敏感脆弱，所以進行臉部指壓時，力道要平均且輕。原則上僅以大拇指或三指作點壓，用按摩的方式也是能達到療效。而眼睛四周更是要輕柔小心，在此建議讀者一開始先以四指輕輕按摩，接著以大拇指點壓，此時記得用另外四指來支撐住拇指，以免不好施力。

眼頭點壓

大拇指輕放於眼頭，並沿斜角來點壓眼骨。可用另外四指支撐住拇指，避免施力時手滑而傷及眼部，此方式能穩住大拇指施力的力道與調節強弱。用此法按摩眼部，還能改善眼睛疲勞及因花粉症所引起的搔癢難耐。

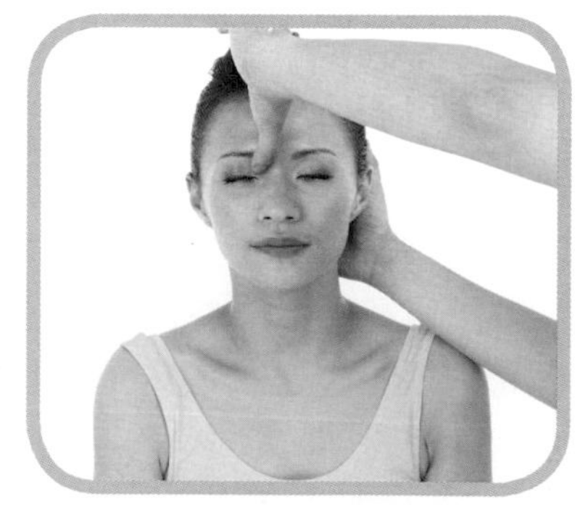

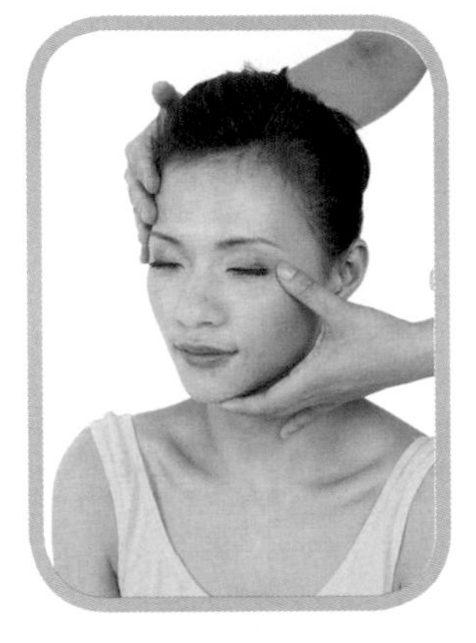

眼頭至眼尾點壓

大拇指置於眼下，自眼頭向眼尾方向點壓，其他四指則托住下巴，以垂直傾斜的力量來指壓較安全。若當臉部出現疲勞時，可用此法輕輕按摩，以達舒緩之效。

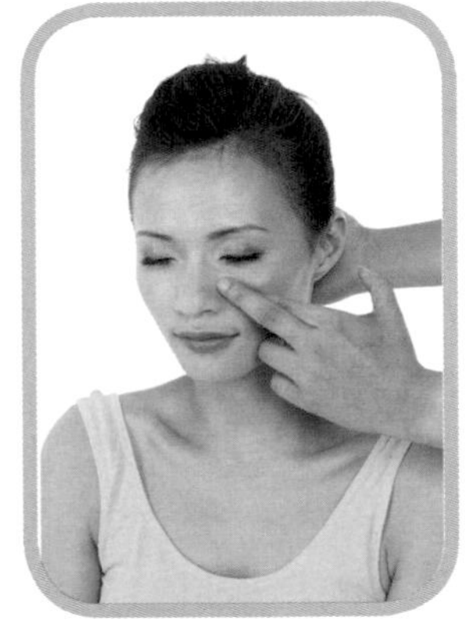

鼻周按壓

要按壓鼻子周圍，以中指壓住食指來按摩鼻側是最佳方式。若只用食指按摩，比較不容易施力與穩住力道，故一般皆以此種方式按摩鼻周。從眼頭到鼻子兩側，可分爲四點來指壓，這對治療鼻塞相當有幫助。

頸

以抓捏的方式來按摩頸肌，而頸部兩側則以大拇指輕輕點壓

支撐頭部的脖子最容易出現酸痛，尤其是伏案工作的上班族，更是容易。要消除頸部不適就要在頸筋及兩側肌肉上按壓，但是因爲脖子兩側有靜脈經過，所以按壓時，手指要左右移動並輕輕施力，以免壓傷靜脈。

頸肌

指壓後頸肌時，先從頸窩開始，由頸窩兩側到頸部與肩膀接合處分成四～五點按壓，如P.28圖所示，接著以大拇指與食指捏住頸肌，用均勻的力道進行。

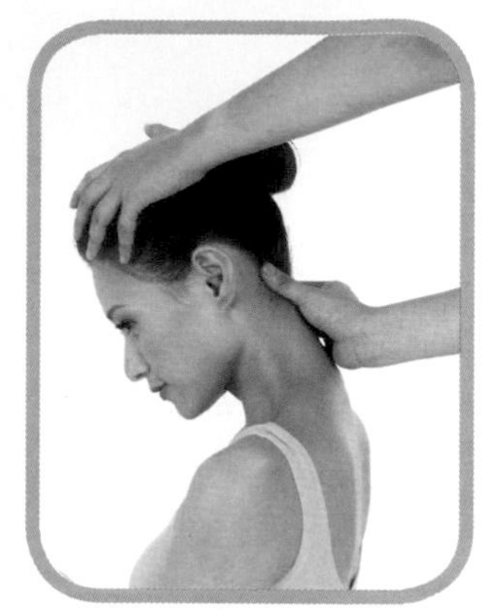

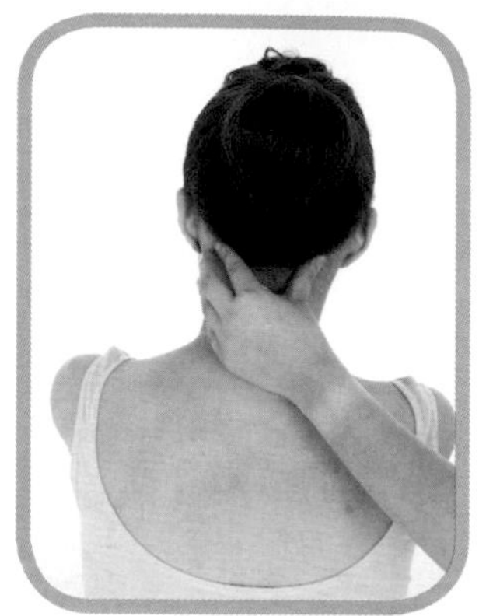

耳後凹陷處推揉

用大拇指指壓耳後的凹陷處，並用指尖以斜上方向按摩推揉，當按到上顎深處時會發出聲響。此外，在按摩時，爲避免頭部轉動而影響指壓位置及施力力道，請以另一手撐住頭部爲佳。

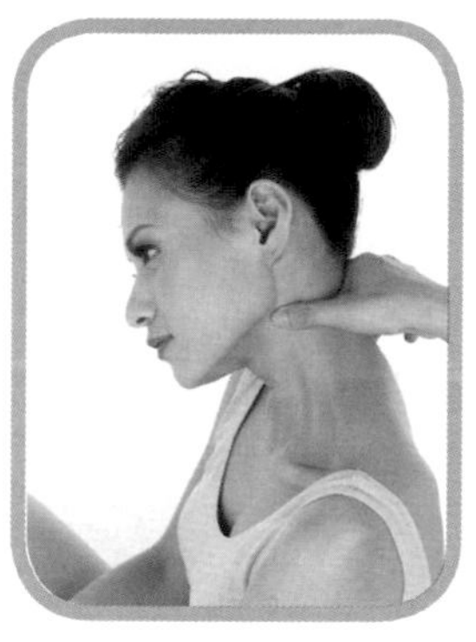

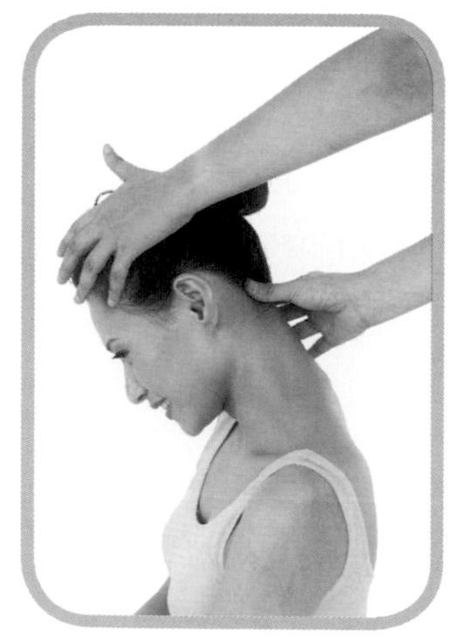

頸側肌按壓

按摩頸部側面的肌肉時，應先抓住脖子使其固定，再由上往下以大拇指按壓。此處也要分成四點來進行，其技巧在於施力要輕且平均，並慢慢按壓。

肩

用手肘下壓來消除肩酸，肩胛骨的酸痛則用大拇指按壓

肩膀是骨頭較多的地方，所以力道容易被分散，很難按到真正酸痛點。故在進行肩部按摩時，避免彎腰駝背。而按摩左右肩胛骨時，請曲膝抱腿而坐，以集中力道按摩。此時，大拇指再輕輕施力於左右兩肩（注意：用指尖來按壓），手指才不會受傷。

如果酸痛十分嚴重，建議請他人的手肘來下壓痛處，以緩解肩膀酸痛的不適感。另外，由肩胛骨兩側所引起的疼痛，可經常指壓此處舒緩，療效相當好！

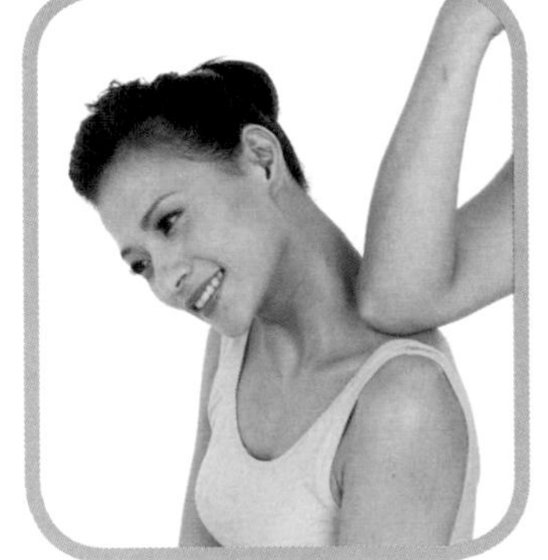

肩窩處下壓

被按摩者挺直背脊、坐正，按摩者的手肘置於肩膀頂端，並以身體的力量垂直施加於肘部，確定肘頭不會滑動後，再慢慢增加力量，直到肩膀酸痛消除爲止。

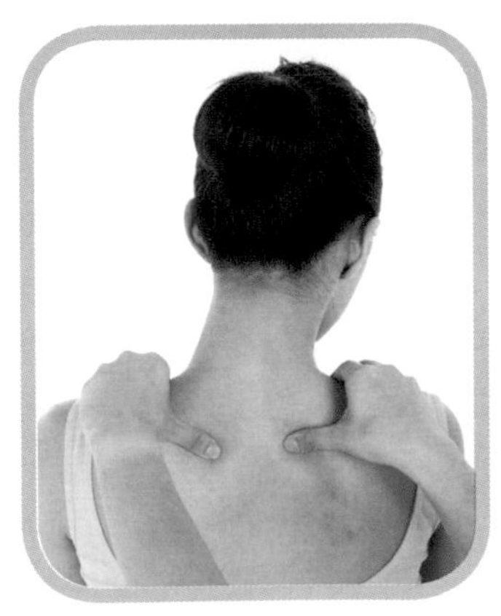

肩後肌肉

四指抓住肩膀頂端後，大拇指扣住肩後肌肉，左右手並同時施力，以身體力量輔助下壓，否則若以單手指施力很容易受傷。

肩胛骨及背骨指壓

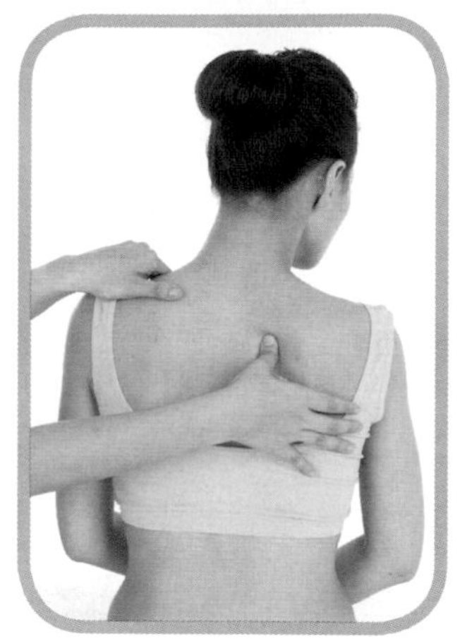

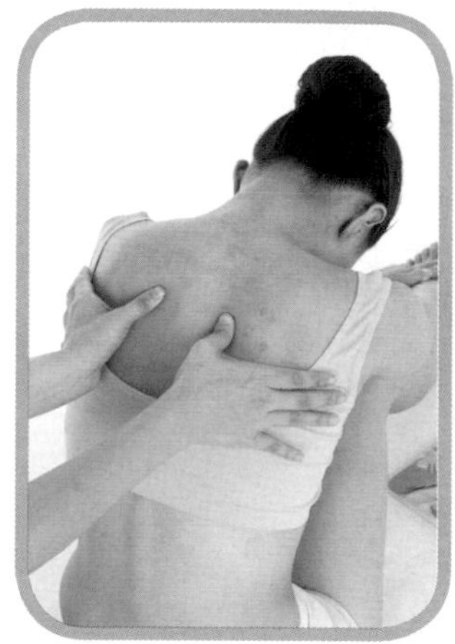

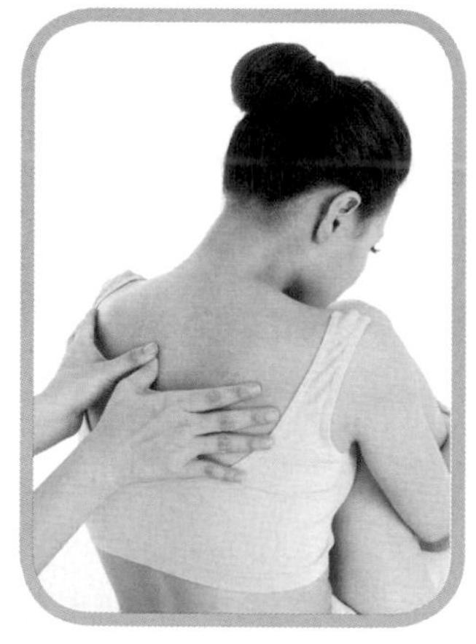

按摩肩胛骨及背骨之間時，應以大拇指來施力，但請記得須以四指支撐，以免傷到手指；若能再交疊兩手大拇指來按摩，更可深入穴道指壓之效。

另外，當要按摩不易指壓的部位時，可遵循下述方法：酸痛嚴重的部位，可將慣用手的大拇指交疊於另一根拇指上，如此一來，其力道不僅較爲平均、穩定，還能施展較強的力量。而此時指壓者伸直手臂，將身體全部力量集中在手臂上，更能達到指壓效果。

背・腰

脊椎骨兩側的肌肉以左右拇指同時按壓，腰部則以手肘慢慢推揉

脊椎兩側有支撐脊椎的長條肌，而長條肌發達的人都有所謂的背肌，但通常坐辦公室的白領階級與長期久站的工作者，此肌肉容易變得僵硬。故脊椎骨看起來會有凹陷的感覺，以致於脊椎骨和肋骨，難以馬上區分。

此處介紹的穴道指壓法會緩解背部僵硬，內臟也會開始湧出活力，以增進食慾及體力。同時也能消除煩悶的思緒，使頭腦變得清楚起來。

脊椎兩側按壓

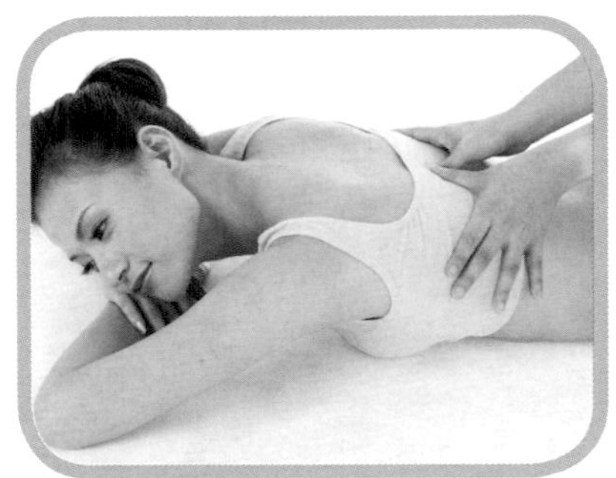

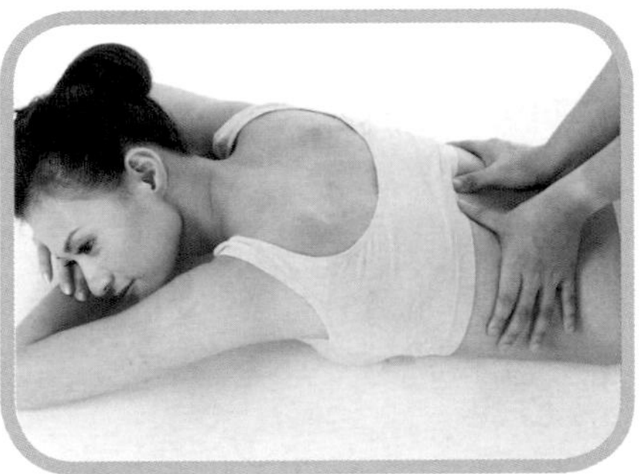

脊椎骨兩側外移3公分處是長條肌凸起部分，可自肩膀開始沿著此處按壓到腰部。如果想徹底治療背脊酸痛，可集中力道於兩手大拇指並按壓同一側（如左圖），但如果酸痛不是很嚴重，可左右兩手同時按壓兩側（如右圖）。

腰骨

腰骨位於腰際下方，如單用手指按壓，不僅疼痛難耐且不易施力，應當換手肘來下壓。而按壓部位應避開中央脊椎處，可在脊椎骨左右的3～5公分肌肉處垂直施力，並慢慢增加力道。

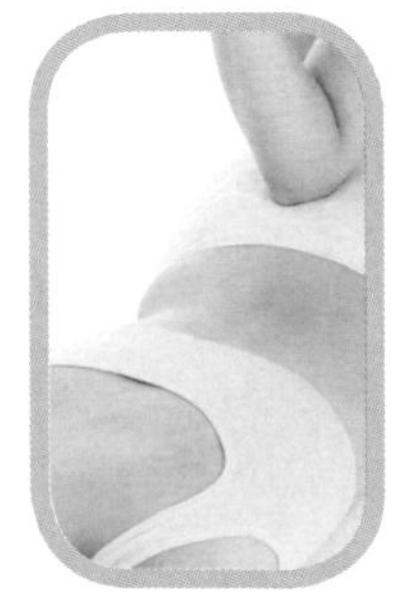

胸・腹

大拇指按壓胸部，手掌畫圓輕按腹

由於針對腹部及胸部進行按壓的情況很少，因此切忌太過刺激的力道傷及臟腑，應以輕輕施力爲佳。

而按壓手臂與肩膀的接合處，對肩膀酸痛及感冒有治療效果；指壓胸骨上方，則能改善咳嗽及胸口鬱悶的情形。

腹部按摩則最好是手掌，以輕按摩的方式來溫暖、按摩腹部，如此能增加腸胃蠕動，有效消除便祕。

胸骨指壓

由上而下指壓胸部中央的胸骨及左右肋骨。由於此處較爲狹窄，須半立起大拇指來指壓，並深入肋骨空隙處點壓。

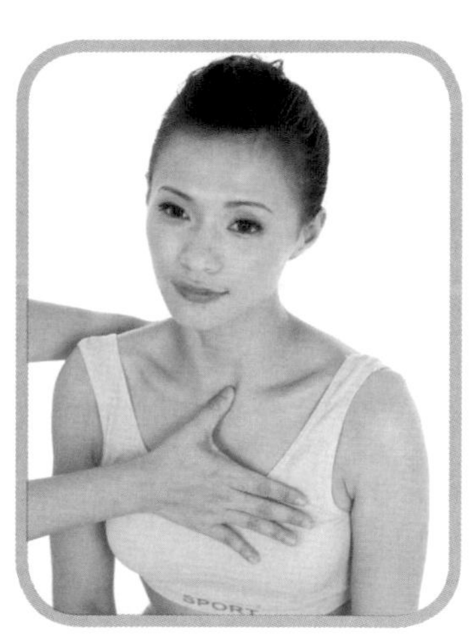

腹部推揉

手心置於腹部並輕輕按住，以畫圓圈的方式滑動，其方向與食物通過腸道的路徑相同，也就是順時針按摩。

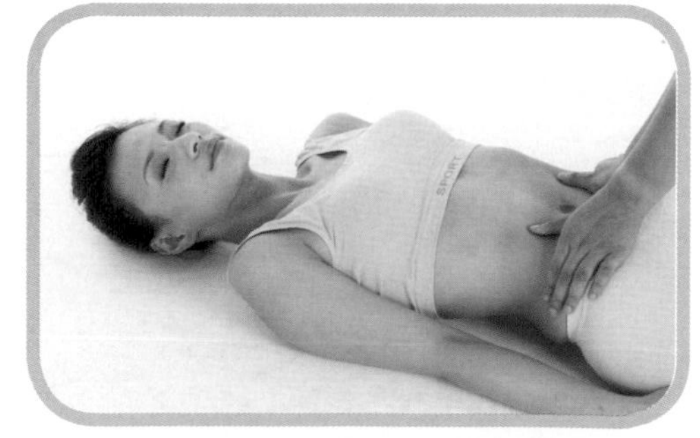

手臂

前臂酸痛仔細推揉

辦公室所引發的工作症候群，莫過於壓力的累積、感冒時引發的喉嚨疼痛及手臂酸痛。當有這些症狀時，按壓前臂會有明顯的硬塊，此時必須用大拇指仔細推揉，以軟化硬塊。

指壓時，採坐姿最佳，但是如果手臂太過僵硬而難以按摩，亦可採取仰臥的姿勢，並抓住被指壓者的手臂來指壓。這個方法的好處在於按摩時，能平均力道，不容易分散。

當硬塊推散後，手臂的麻痺感便會消失，此時會發現喉嚨痛、躁熱及紊亂的思緒都不見了。

坐姿時按前臂

採取坐姿時，用一隻手抓住並支撐住被指壓者的手臂，以慣用手來指壓。其方法爲大拇指壓住穴道，然後推揉，使其硬塊被推散。

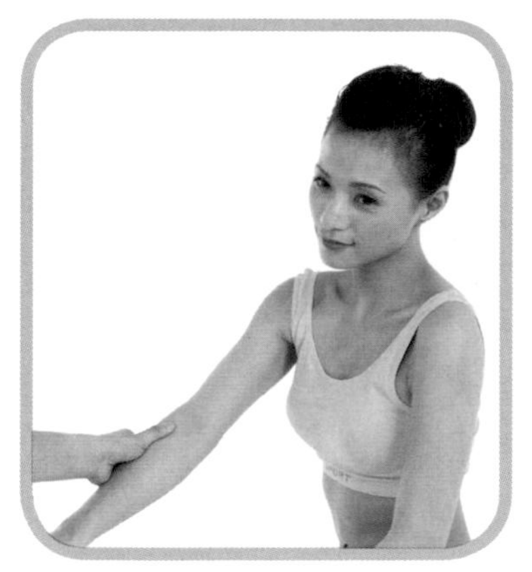

臥姿時按前臂

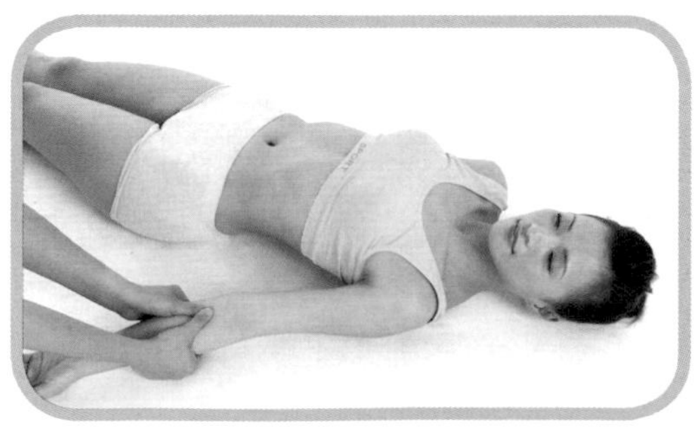

採取臥姿時，兩手抓住被指壓者的前臂，左右大拇指交疊按壓。此法最能給予強烈刺激，有效減輕酸痛。

手

大拇指交互按壓手掌，手指也要仔細地指壓

這個方法值得推薦給長期使用電腦的人。在消除手掌的僵硬感後，即使是再複雜繁瑣的工作，也能得心應手。由於手骨乃是組織構造較爲複雜的地方，故必須以指腹仔細按摩。若能經常按摩手，將能使手部運動較爲靈活。

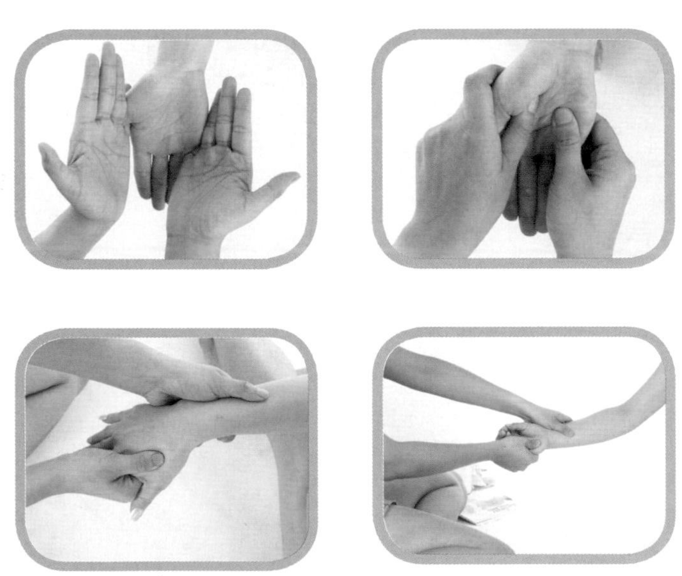

如果要按摩大拇指及食指間的凹處，如左上圖以左右小指掐住並固定，以大拇指來按摩掌心（如右上圖）。重點是有節奏地交替推揉，最後再按摩食指及中指間（如左下圖），無名指及小指間（如右下圖），以手指指腹來推揉。

腿

抓住雙腿以指壓來消除疼痛

按摩整條腿要從腿部與臀部的接合處往腳尖按摩，而大腿到膝蓋的部分應分成5～6點按壓，並且力道要較輕。按到大腿前側時，膝蓋會承受一些壓力，故在膝蓋處上鋪毛巾即可消除。而腰痛時，大腿後側會有緊繃感，所以要按摩到酸痛解除爲止，才能舒緩大腿後側肌肉。

而進行到膝蓋周圍的按摩時，請注意不要讓膝蓋承受太大的壓力，必須小心進行。

此外，腳底容易發冷及有生理痛的人，如果能使小腿及腳尖的氣血通順，則不適感也會因而獲得改善。

大腿前側指壓

指壓大腿前側時，應扣緊大腿，以兩手大拇指來按壓。按壓者須伸直手臂，慢慢施加身體重量至手指力道，即可達到舒緩效果。

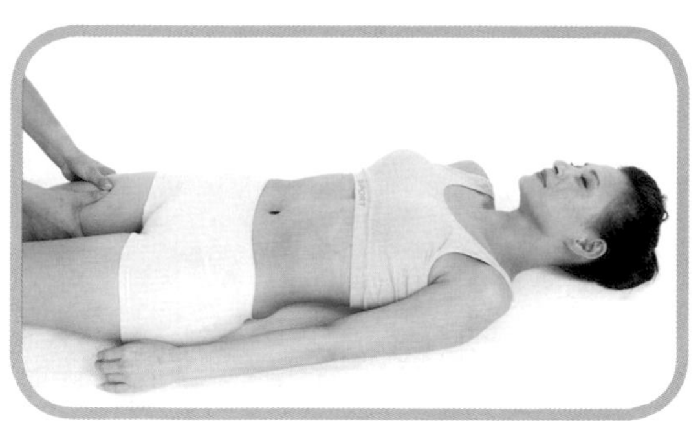

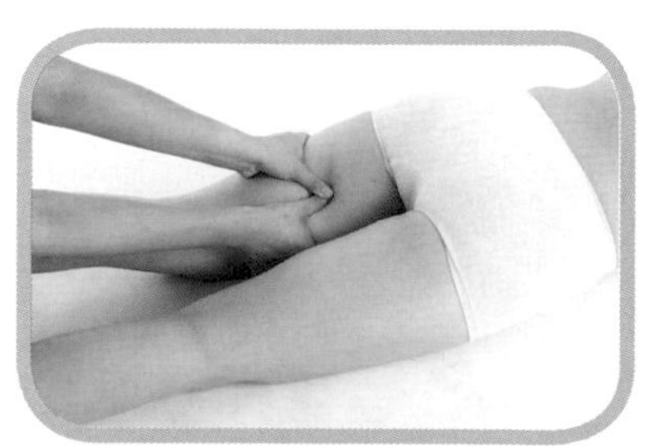

大腿後側指壓

按壓大腿後側的要領，與大腿前側相同。應一邊按壓一邊以手指揉開僵硬腫塊，如此一來，惱人的腰痛便會消失了。

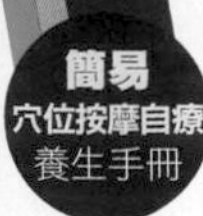

膝蓋附近按壓

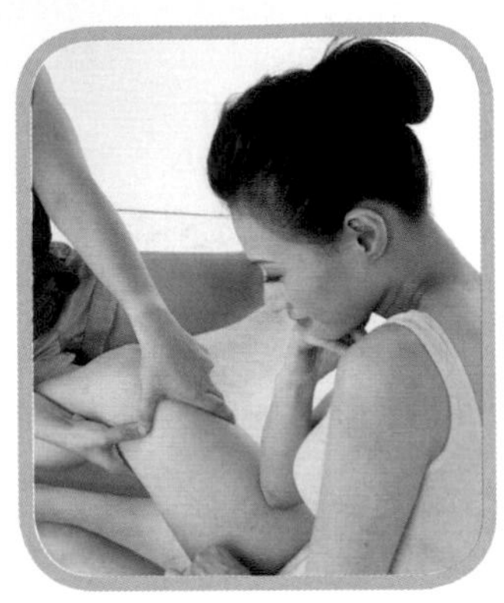

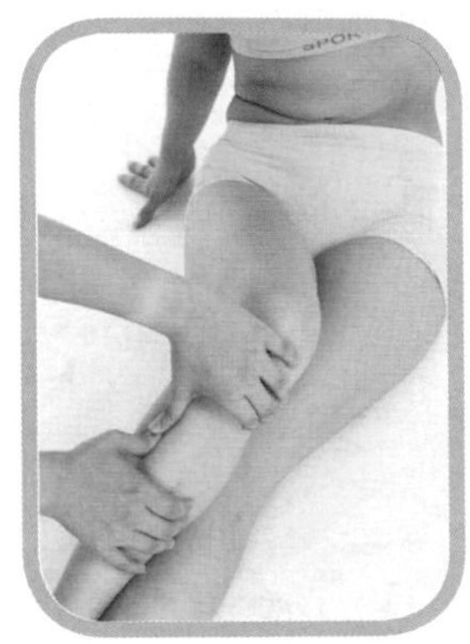

膝蓋疼痛可按摩大腿內側穴道（如左上圖），以舒緩膝蓋不適。但此處若強力按壓，會有疼痛感，故力道宜放輕。而膝蓋骨周圍的指壓法，則以右上圖的方式來指壓，力道隨耐痛力而定。

小腿抓捏

小腿骨及小腿肚以單手抓捏方式來按摩，但要注意其內側為敏感地帶，勿以太強力道來按壓。此外，常因腳底冰冷而難以入睡的人，睡前可以仔細按壓此處，並轉動腳踝，其寒足症狀將會改善許多。

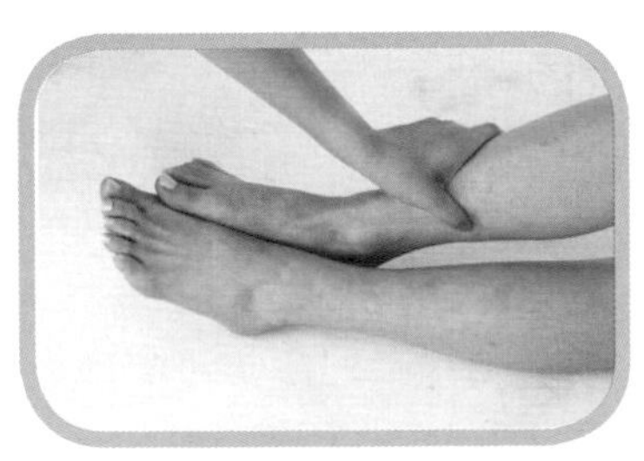

腳底按壓

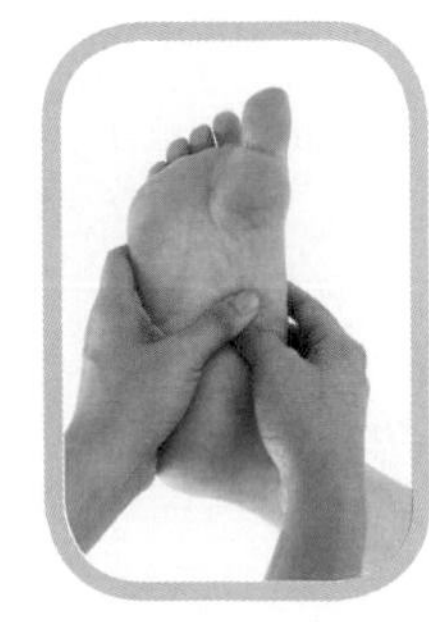

因工作站了一天或是穿高跟鞋走路，會讓腳的僵硬及疼痛使人難受，此時腳底指壓能迅速消除疲憊感。其方法為雙手大拇指交疊，仔細按壓腳底中央至逐漸暖和起來，不適感則隨之消散。

尋找穴道的訣竅

利用指節測量穴道位置

尋找穴道時，如果只以公分來作爲尋找的標準，是無法正確找到穴位，因爲手腳長度以及身體胖瘦往往因人而異。所以，自古以來沿用的「手指測量法」爲最佳的取穴技巧。以個人的手指來測量的話，其身型差異性的問題也會解決。

尋找的步驟是先找到骨頭及關節大約的位置，然後再依書上所指示的手指寬度來尋找。以下將介紹測量指法及取穴技巧。

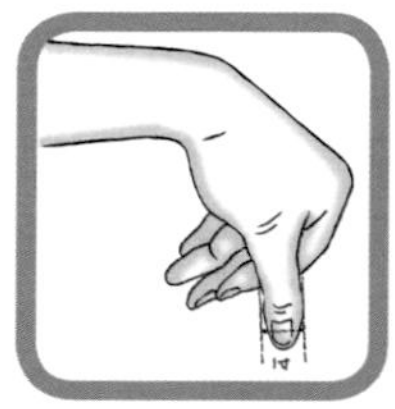

一根手指寬：
以拇指最粗的寬度來測量

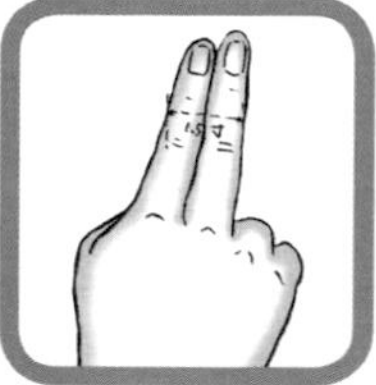

兩根手指寬

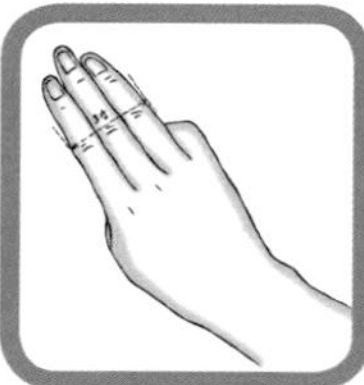

三根手指寬

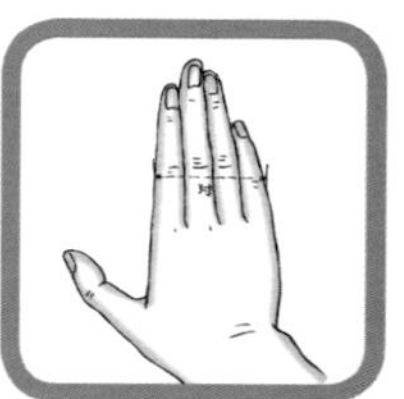

四根手指寬

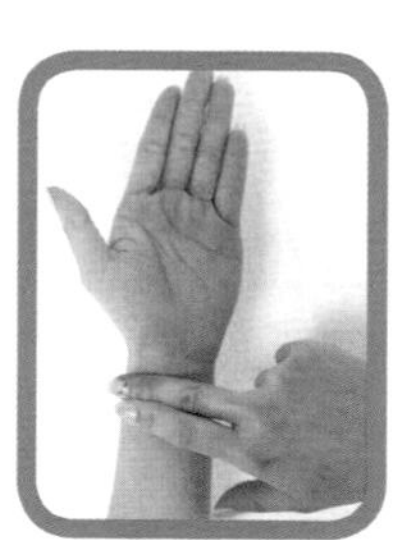

內關：
位於手掌側，在手腕往手肘方向移兩根手指寬的地方。

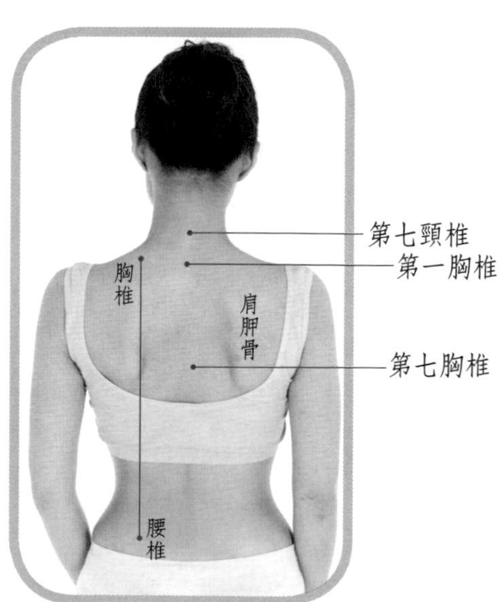

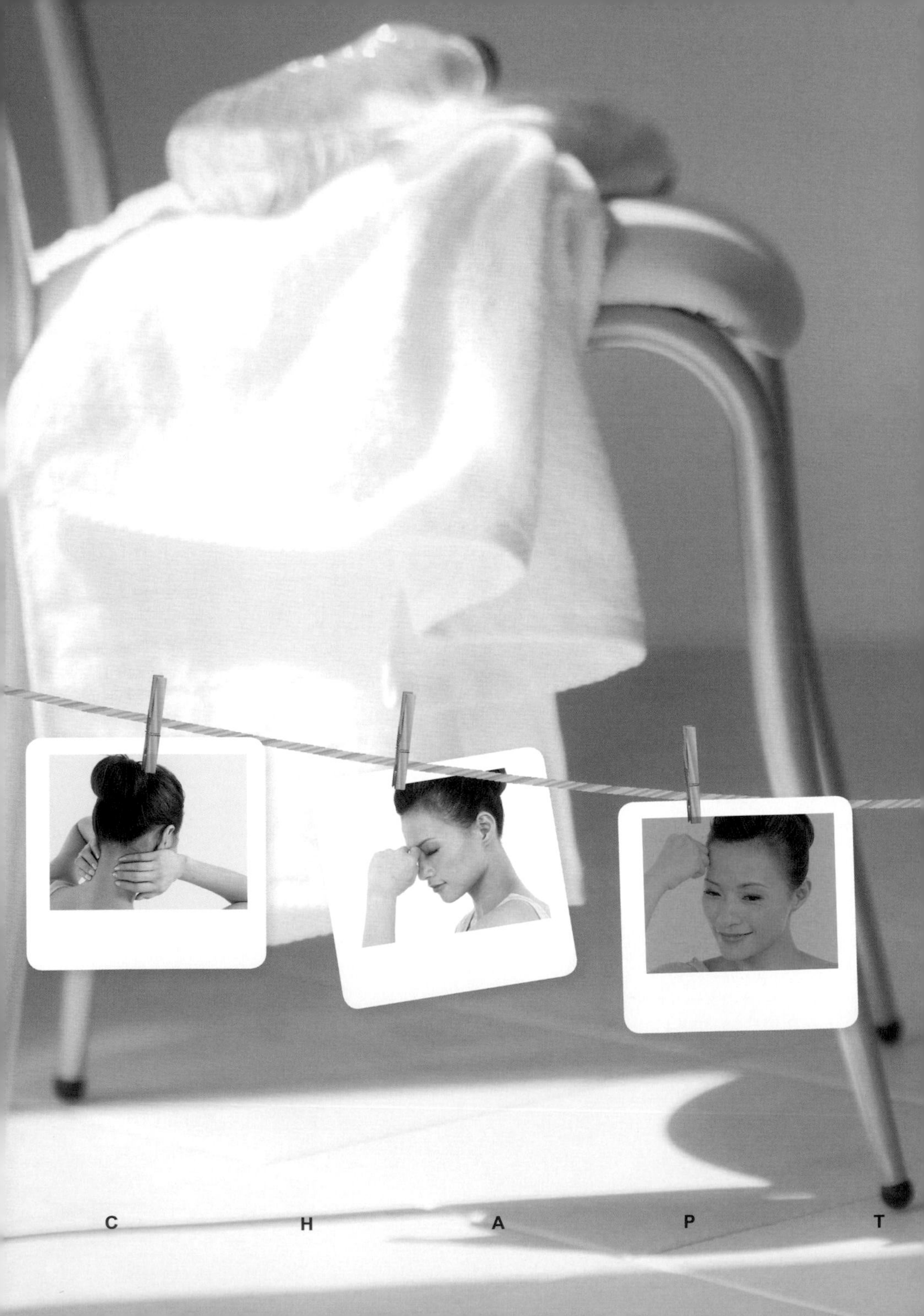
C H A P T

第1章
過度疲勞常見症狀

現代人生活忙碌，常為了課業、工作導致作息不正常，諸如眼壓過高、頭暈目眩、耳鳴等皆是過度疲勞所致，故除了飲食正常、生活有規律外，本章所介紹的穴位按摩亦能達到天然的舒緩療效！

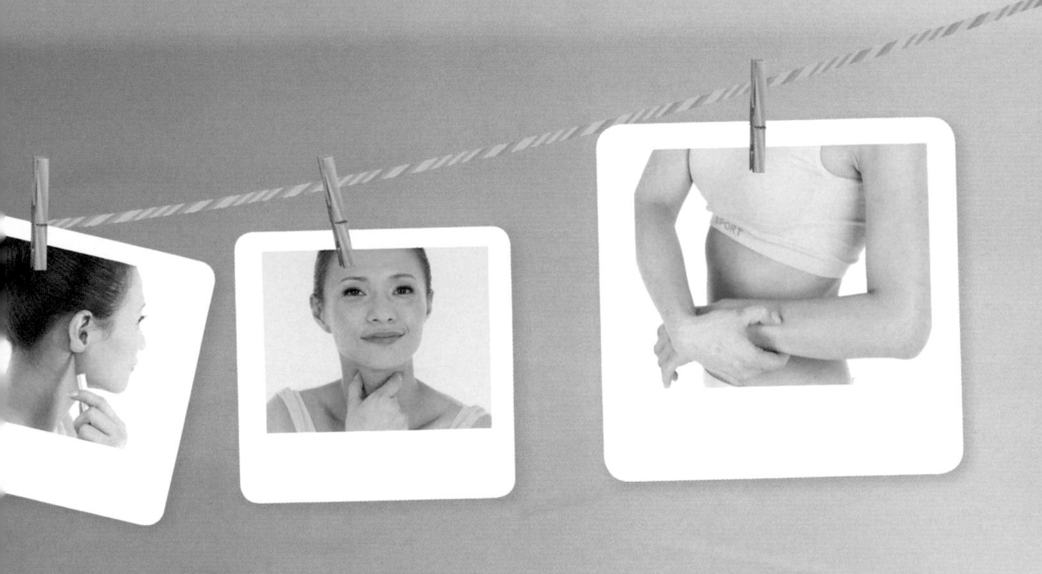

E R 0 1

S O R E E Y E S

舒緩眼壓

瞳子髎、睛明 降低眼壓

消除眼睛疲勞，指壓眼頭及眼尾

工作往往需要長時間注視電腦螢幕，而現代人回家後大多數也會待在電視與電腦前，如此一來便容易造成眼睛負擔，甚至使視力減退，有時更會引發頭痛、噁心及嘔吐。故當盯螢幕一至二小時並感到有點疲倦時，應稍做休息。而眼尾尾端的瞳子髎能消除眼睛疲勞，可用畫圓的方式按摩。此外，眼頭也有個可治眼睛痠疲的睛明穴，用一般力道按壓即可，舒緩眼睛的酸澀感，讓視物更加清晰。

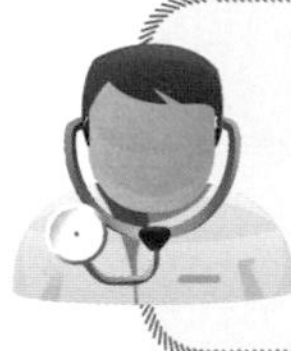

臨床表徵	療效到位穴
1.眼睛疼痛	1.瞳子髎
2.視物模糊不清	2.睛明

部位

1.瞳子髎：位於眼尾外移約一個大拇指寬度的凹陷處。按壓此處能有效刺激眼睛深處。

2.睛明：位於眼頭的穴道。沿眼周的眼骨按摩可達刺激效果。

養生便利貼

儘量減少光線反射所帶來的眼部刺激，電腦螢幕高度應以舒適為佳。並注意不定時讓眼睛休息，當連續用眼一小時時，應當休息五到十分鐘為宜。

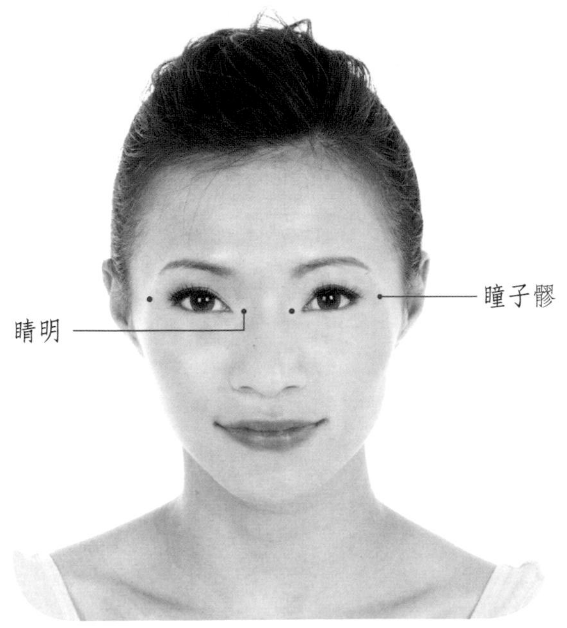

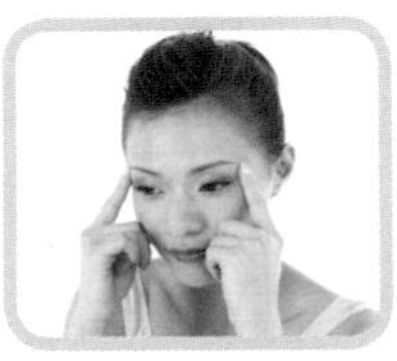

穴道按摩技巧：**點壓眼尾外側的瞳子髎時，應以中指壓住食指來穩固力道。**

力道：中。節奏：中。時間：3分鐘。

方式：**用左右手的食指壓住瞳子髎，且食指與中指要交疊，以畫圓般的方式指壓眼骨凹陷處。**

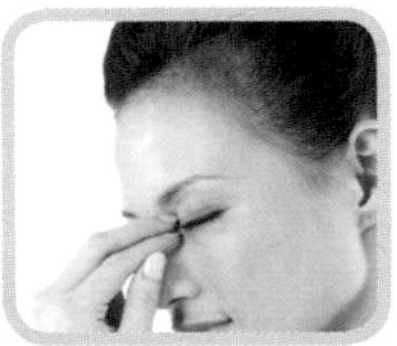

穴道按摩技巧：**按眼頭的睛明穴可消除眼睛痠疲。**

力道：中。節奏：長。時間：5分鐘。

方式：**眼頭的睛明穴能舒緩眼睛痠疲，其手法為將食指及中指交疊來按壓此處。注意不要傷到眼球，應緩慢施力、輕輕指壓。**

E Y E H Y P E R E M I A

滿眼血絲

攢竹、眼球　保養眼睛

刺激眉頭攢竹穴，改善眼睛充血

眼睛疲憊時，剛開始會出現視力模糊、酸澀感、眼皮沉重等現象，最後便會造成眼球疼痛、充血等。此外，因用眼過度或睡眠不足而引起的滿眼血絲，按摩眼球將可減緩這種情形。

而消除眼睛疲勞亦可按壓位於臉部的攢竹穴。指壓臉部穴道的原則，本應以輕微的力道按摩，但按壓此穴時，可施以稍強力道，透過手指的輕輕按摩，可達到減緩眼睛充血的情況。此外，手指猶如冰涼的毛巾，置於眼球上可大幅改善眼睛充血的情形，恢復原本的健康明亮。

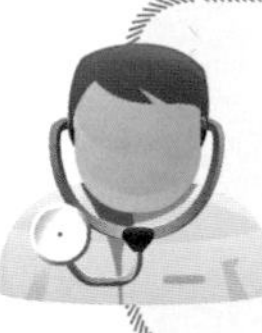

臨床表徵	療效到位穴
1.視力不清	1.攢竹
2.眼睛酸澀	2.眼球

部位

1.攢竹：位於左右眉毛的眉頭。
2.眼球：位於眼球四周，並且按摩時，眼球要上下轉動。

養生便利貼

在按摩眼睛附近的穴道時，剛開始要用較輕的力道，之後再慢慢加重，並且應注意手部清潔以及指甲長度，避免傷害到眼球。

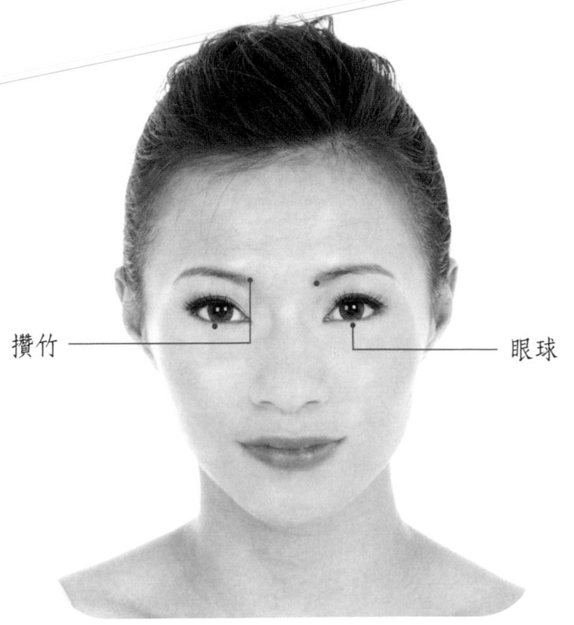

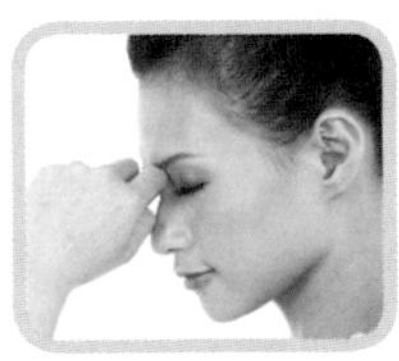

穴道按摩技巧：**沿著眼骨邊緣以食指關節來按壓。**

力道：強。節奏：中。時間：3分鐘。

方式：**攢竹穴要用食指關節來按壓。當按摩細筋時，手指要上下揉動。右側按壓完後，再換左邊。**

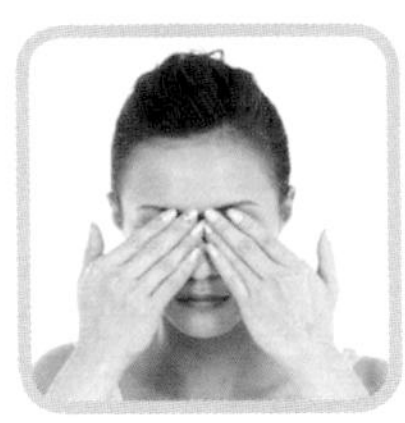

穴道按摩技巧：**四指貼住眼球並輕柔施力。**

力道：弱。節奏：長。時間：5分鐘。

方式：**手掌彎成碗狀的樣子，四指貼在眼球上，配合呼吸，輕輕施力於眼球，每次動作約停留10秒鐘。**

Point Column

按壓眼部穴道的手請保持乾淨

眼睛是非常敏感的部位，按摩眼睛附近的穴道時，剛開始的力量要輕，之後再慢慢加重。由於雙手會接觸到眼球，因此手部要保持清潔，指甲太長的人也要注意不要傷到眼球。

ITCHING EYES

眼睛過敏

臨泣、承泣 減緩搔癢

指壓瞳孔下方、髮際穴道，消除搔癢感

有花粉症或過敏體質的人，每到春、秋兩季等季節替換，眼睛便會搔癢難耐，甚至打噴嚏和咳嗽，要緩和眼睛過敏的症狀，可指壓穴道來消除。首先，若是對花粉過敏，應先去除眼睛周圍的花粉，再按眼睛下方的穴道，避免直接用手揉眼，否則花粉會進入眼中而加重症狀。

並且，應保持外出回家時，先洗手及沖洗眼睛的良好習慣，甚至更換衣物等；如果眼睛開始發癢，可進行瞳孔下方的穴道指壓，再逐漸移至髮際的臨泣。若已嚴重影響到大腦思考時，可加長時間來按壓臨泣穴。

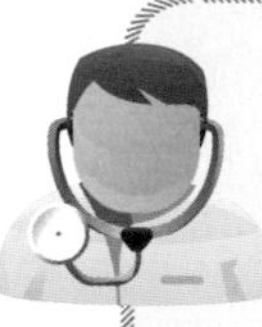

臨床表徵	療效到位穴
1.輕度畏光、流淚	1.臨泣
2.眼睛會分泌黏絲狀物質	2.承泣

部位

1.臨泣：位於眼睛正上方，距髮際1公分左右處。
2.承泣：位於眼睛正下方骨頭邊緣。

養生便利貼

盡可能避開過敏原，如花粉，灰塵等，若眼睛發癢時，應先冷敷，不可手揉或熱敷。飲食方面，要避免吃羊肉及魚蝦類等易過敏食物。

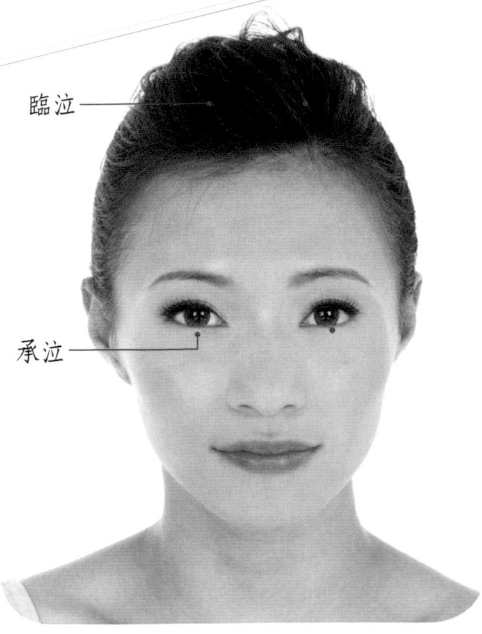

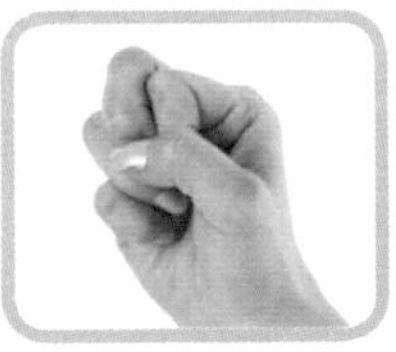

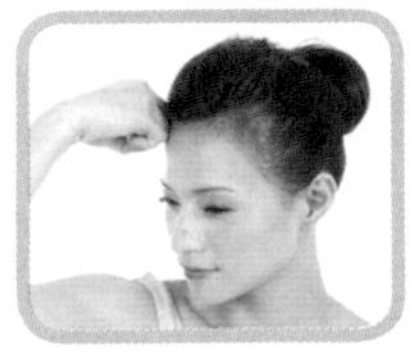

穴道按摩技巧：**手握拳，以指節按壓髮際的臨泣穴。**

力道：強。節奏：中。時間：3分鐘。

方式：**由於臨泣穴是頭骨部分的穴道，按摩時用輔助工具會更有效果。如果是自己進行指壓，則以手指關節按壓穴點，能使眼睛明亮清晰，停止搔癢。**

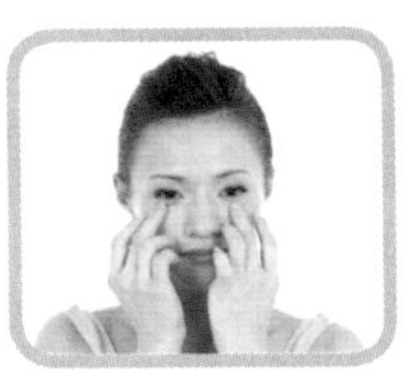

穴道按摩技巧：**以中指按壓瞳孔下方的承泣穴，緩和眼睛發癢。**

力道：中。節奏：長。時間：5分鐘。

方式：**因穴道靠近眼球，為求安全起見，請以最穩固的力道進行，點壓時盡量將著力點放在下方，再循序漸進地加強力道。**

T I N N I T U S

耳鳴

■翳風、完骨 停止聲擾

按摩到位，停止耳鳴煩擾

耳鳴的原因眾多，通常由頸肩酸痛及身心疲勞引起。另外，也有因為中耳及耳管痙攣所導致的耳鳴。此時施以穴道治療，是最為有效且無副作用的。

首先，透過指尖找到耳垂後凹陷處的一條粗筋，然後以拇指壓住筋上的穴道推揉，如果手指無法施力，可改試原子筆筆端輕緩按摩。另外，也可以將拳頭置於完骨穴上，施加重力，即可輕鬆緩和耳鳴症狀。無論是左耳或右耳產生耳鳴，指壓兩耳後的穴道皆可達到最好效果。

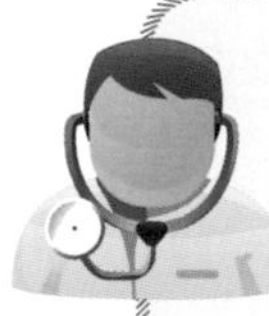

臨床表徵	療效到位穴
1.耳內或顱內有聲音	1. 翳風
2.規律性耳鳴者，多與血管跳動一致	2. 完骨

部位

1.翳風：位於耳垂下方後的凸出骨與下顎骨間的凹陷處。
2.完骨：從耳後骨凸出處下方，約上移2公分左右即是。

養生便利貼 因腎虛引起的耳鳴、耳聾者，應少吃溫燥食物；而脾虛病人則忌飲濃茶、咖啡、酒等刺激性飲料。另外，應多食用含豐富的鐵或鋅等食物，如豆製品就是不錯的選擇。

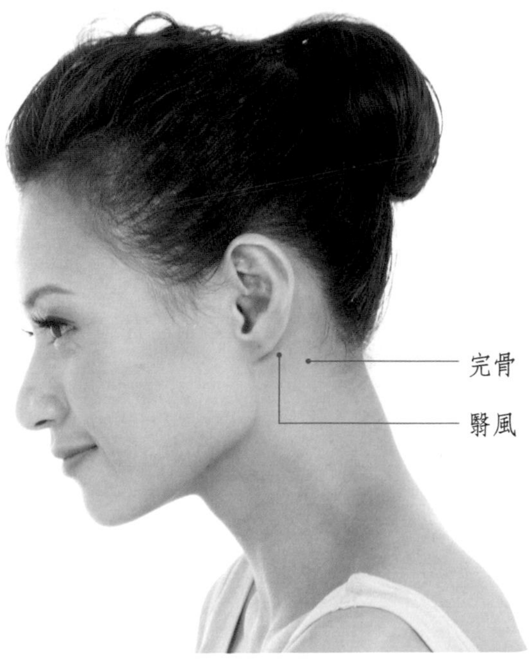

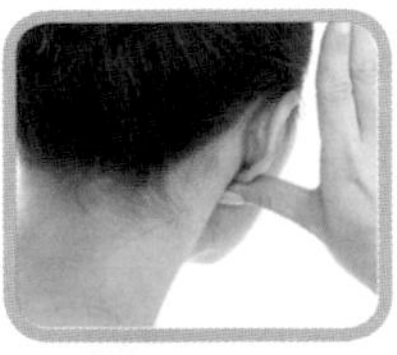

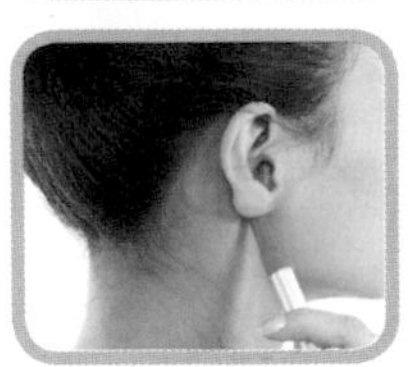

穴道按摩技巧：**以大拇指向上推壓翳風穴。**

力道：中。節奏：中。時間：3分鐘。

方式：**大拇指置於穴道上，由凸出骨下方往上推揉，將刺激傳到中耳。如耳鳴仍未得到改善，可用筆尖等前端較尖的小物品點壓此穴，以達到療效。**

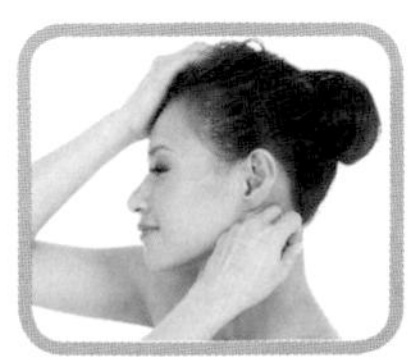

穴道按摩技巧：**用拳頭來按壓較難施力的完骨穴。**

力道：強。節奏：中。時間：3分鐘。

方式：**握拳並將中指關節放在完骨穴上，以頭部重量來施壓。其方法為稍稍抬高下巴，另一隻手壓住頭部施力，如此便能將刺激傳遞到深處。**

D I Z Z I N E S S

暈眩

竅陰、翳風 解除暈眩

壓力引起的暈眩，可指壓頸部穴道

頭暈目眩的情況通常以女性居多，例如突然起身或是坐著卻感覺頭暈。若排除遺傳疾病以及其他生理病痛的因素，會出現此症狀者，多數是因為家庭、工作或人際關係不順所導致的壓力造成。其實，透過輕柔按摩頸部前後、兩側，然後再以手指推揉位於耳後的竅陰、翳風，便可使身心舒暢，達到紓壓之效。若每天持之以恆，暈眩症狀會逐漸消失，壓力亦可於無形中得到緩解。

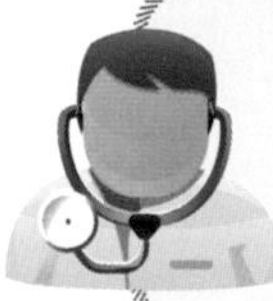

臨床表徵	療效到位穴
1.眼前感到天旋地轉	1.竅陰
2.眼前發黑	2.翳風

部位

1.竅陰：位於耳朵後，在耳後硬骨與耳垂根部之間的凹陷處。
2.翳風：位於耳垂下方後的凸出骨與下顎骨之間的凹陷處。

養生便利貼

經常發生頭暈目眩的人，應維持良好生活作息；忌飲酒、咖啡等刺激亢奮性食物；並應多補充維生素C等含量豐富的水果，如檸檬、葡萄、奇異果等。

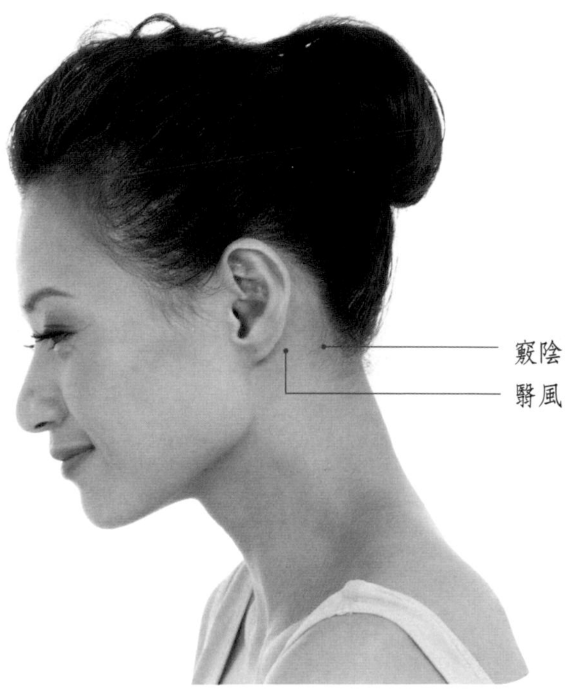

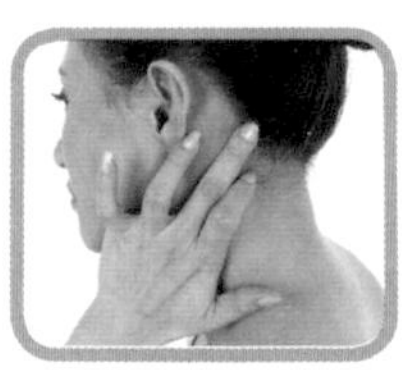

穴道按摩技巧：**以中指壓住竅陰穴左右揉動。**

力道：中。節奏：中。時間：5分鐘。

方式：**以中指壓住穴道，再以左右揉動的方式按摩。當耳朵及喉嚨深處感覺到從穴位傳來的刺激時，才算真正得到效果。**

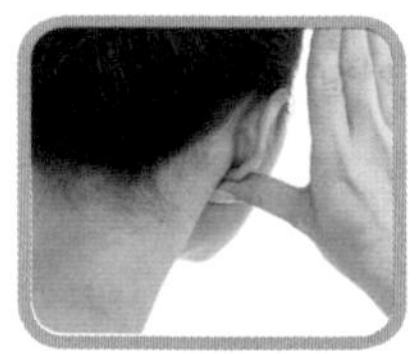

穴道按摩技巧：**用大拇指向上推揉翳風。**

力道：中。節奏：中。時間：3分鐘。

方式：**以大拇指由耳垂後凸出骨下方往上推揉，當中耳有刺痛感時，才算達到緩解療效。**

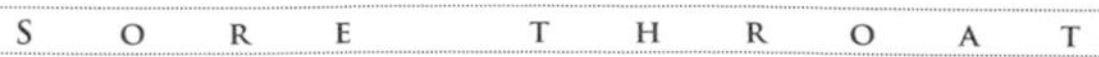

SORE THROAT

喉嚨疼痛腫脹

水突 減少疼痛

壓捏喉結兩旁穴道，消除喉嚨不適

一般的小感冒常常會出現喉嚨疼痛、吞嚥困難的現象，嚴重時甚至會影響說話，故透過按摩能有效減緩喉嚨不適。由於喉嚨發炎時，往往伴隨著發燒等症，故喉嚨痊癒的話，發燒的現象亦會解除。

在舒緩喉嚨發炎的症狀時，因其兩側肌肉會緊附在喉嚨骨上，故用手指輕輕推揉四周，便能使肌肉得到舒展，同時緩和疼痛及腫脹。

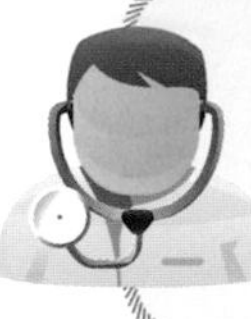

臨床表徵	療效到位穴
1.喉嚨乾、喉嚨發紅 2.吞嚥食物時會疼痛	水突

部位

水突：位於喉結的斜下方，即胸鎖乳突肌中央往前頸移3公分左右處，約在喉骨的邊緣。

養生便利貼

平時應注意感冒受涼，飲食宜清淡，避免菸、酒、辛辣、過冷、過燙及帶有腥味的刺激性食物。蜂蜜、番茄、楊桃、檸檬、青果、海帶、蘿蔔、芝麻、生梨、甘蔗等潤養肺腎陽液的食物，可適量選食。

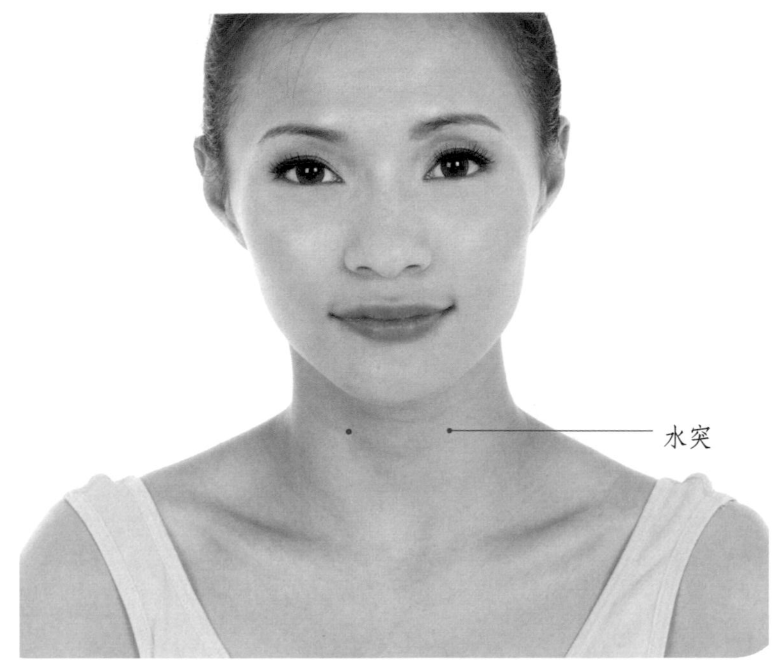

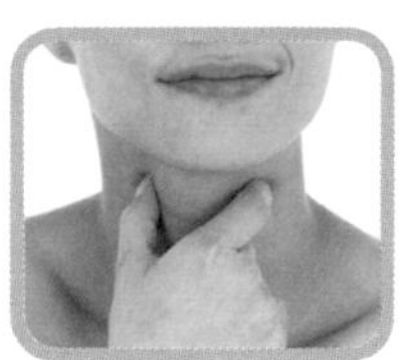

穴道按摩技巧：**掐住喉結的水突穴進行指壓。**

力道：**中**。節奏：**中**。時間：**3分鐘**。

方式：**大拇指及食指掐住喉骨深入指壓，如此即可消除喉嚨附近肌肉的僵硬感，但要控制力道的強弱，以免傷及喉嚨。**

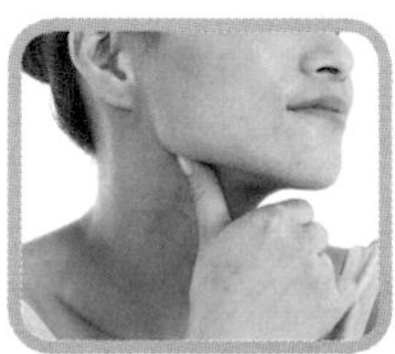

穴道按摩技巧：**讓胸鎖乳突肌變得更柔軟。**

力道：**中**。節奏：**中**。時間：**3分鐘**。

方式：**當喉嚨腫痛的時候，大多是由於背後往鎖骨方向延伸的胸鎖突肌產生僵硬之故，此時只要用大拇指推揉，便能緩和肌肉緊繃之感。**

S T R E S S

黑眼圈

瞳子髎、攢竹　促進眼周循環

擊退熊貓眼的特效穴

現代人經常挑燈夜戰的工作、念書，加諸壓力大，導致情緒不穩，進而影響眼周皮膚過度疲勞或老化，甚至靜脈血管也因此循環緩慢，造成眼周表皮紅血球細胞供氧不足，使得二氧化碳、老廢物質及毒素累積過多，最終形成慢性缺氧、血液滯流，導致黑色素沉澱，黑眼圈便就此出現。

尤其現在女性經常使用化妝品，也會因深色的化學物質滲入皮膚而造成色素沉澱，甚至因化妝而經常拉扯眼周，造成皮膚產生皺紋而使外觀膚色加深，形成黑眼圈。故在此介紹瞳子髎、攢竹等兩個特效穴，經常輕輕點壓兩穴，將能促進血液循環，淡化黑眼圈。

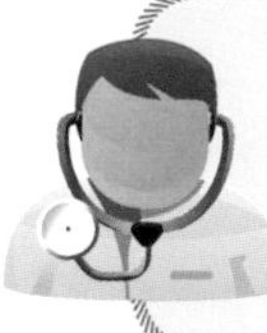

臨床表徵
眼周出現深色色塊

療效到位穴
1.瞳子髎
2.攢竹

部位

1.瞳子髎：位於眼尾外移約一個大拇指寬度的凹陷處。按壓此穴能有效刺激眼睛深處。

2.攢竹：位於左右眉毛的眉頭。

養生便利貼
可多吃富含維他命E的芝麻，以滋養眼球和眼周肌肉；而具有鐵質的海帶，可促進血紅蛋白增生，加強眼周輸送氧的速度。另外，經常注視電腦的上班族適量喝些綠茶，能淡化黑眼圈。

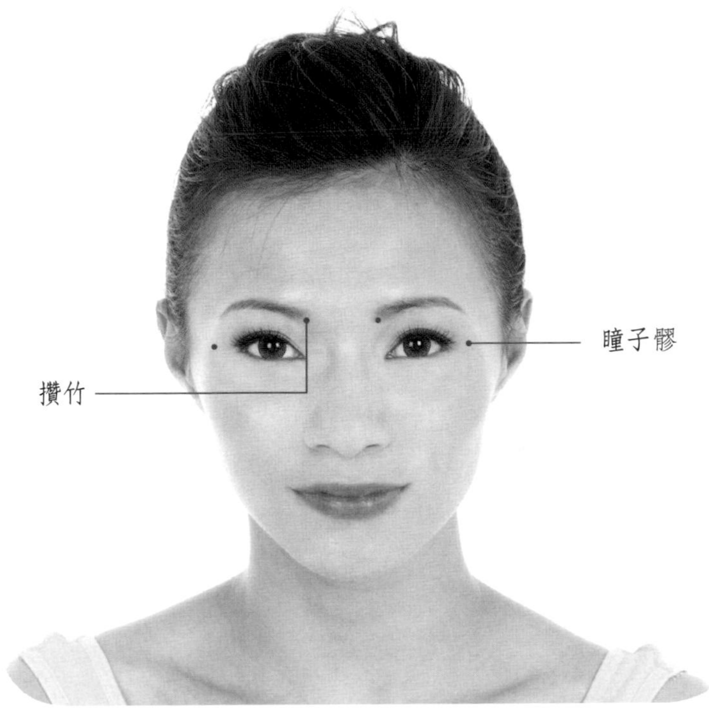

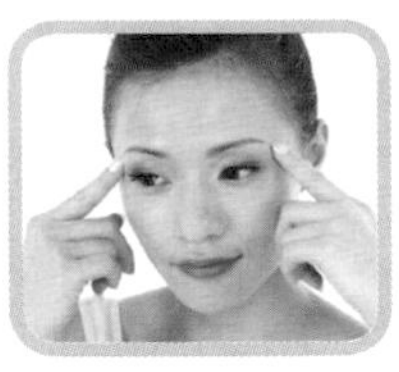

穴道按摩技巧：**以中指交疊食指之上的手法按壓眼尾外側的瞳子髎。**

力道：中。節奏：中。時間：3分鐘。

方式：**左右手食指壓住瞳子髎，以畫圓手法按壓眼骨凹陷處最有效。**

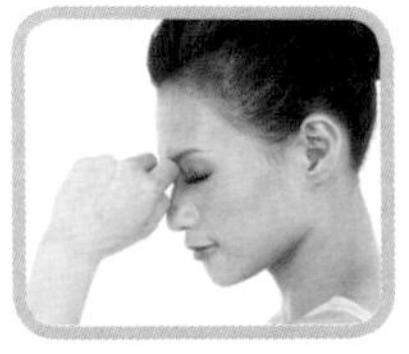

穴道按摩技巧：**利用食指關節，沿著眼骨邊緣按壓。**

力道：強。節奏：中。時間：3分鐘。

方式：**攢竹穴要用食指關節來按壓，才能深入穴道。當按到細筋時，手指應上下揉動來緩解緊張的細節。左右並各進行一次。**

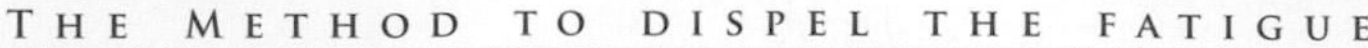

另類舒緩疲勞法

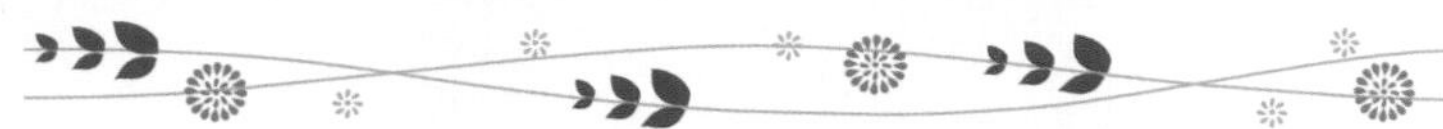

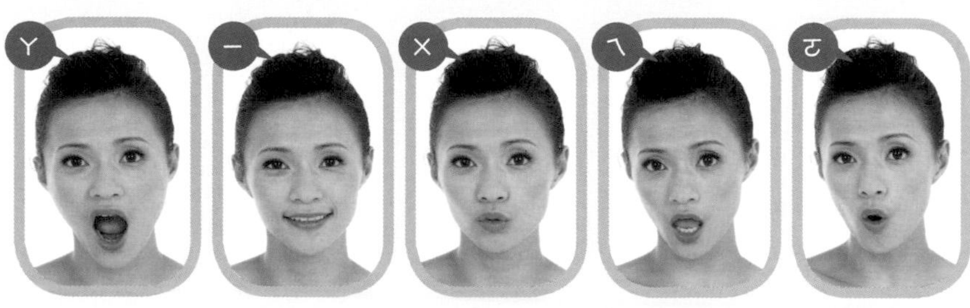

消除倦容：洗臉時的臉部體操

利用洗臉時張開嘴巴大聲喊：「ㄚㄧㄨㄟㄛ」。然後再逐字地用力做出嘴形，並停留5秒鐘再放鬆肌肉，此爲有效消除疲勞的臉部體操，並可緊緻肌膚，具有美容效果。如此重複幾次，可完全消除臉部疲勞與僵硬。

蔬果大補帖

緊緻肌膚好氣色：蘆薈、番茄、香蕉

蘆薈中的維生素E可預防皺紋產生，且可多吃具有胡蘿蔔素、維生素A等消除皺紋的番茄；另外，香蕉亦可預防皮膚感染或發炎，故可經常食用上述食材，保養皮膚。

THE METHOD TO DISPEL THE FATIGUE

另類舒緩疲勞法

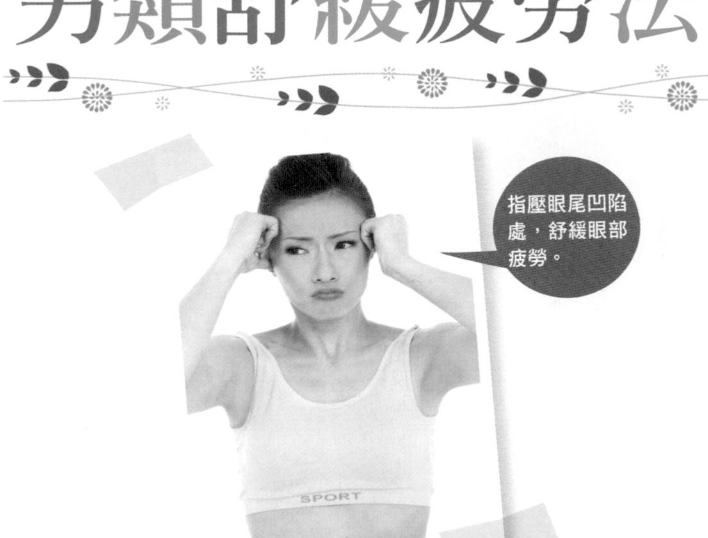

消除眼部疲勞：指關節按壓法

長時間處理文書或注視電腦畫面，容易造成眼睛酸澀、疲倦，此時可用指關節頂住眼尾與耳朵向上垂直延伸線的交點處，並深入指壓，經常按摩可獲得改善。

初期按摩時會稍感疼痛，但忍耐一陣子並持續指壓，因眼睛疲憊所造成的視力模糊或看物吃力現象，將漸漸改善。

蔬果大補帖

吃出靈活眼睛：西瓜、奇異果、綠色花椰菜、紅蘿蔔

西瓜富含維生素A以及β-胡蘿蔔素，有助於改善夜盲症、乾眼症；奇異果則有維生素E可防止視網膜病變，綠花椰菜擁有葉黃素能預防白內障，而紅蘿蔔則是家喻戶曉的眼睛保健蔬菜，豐富的維生素A可改善視力、消除眼壓。

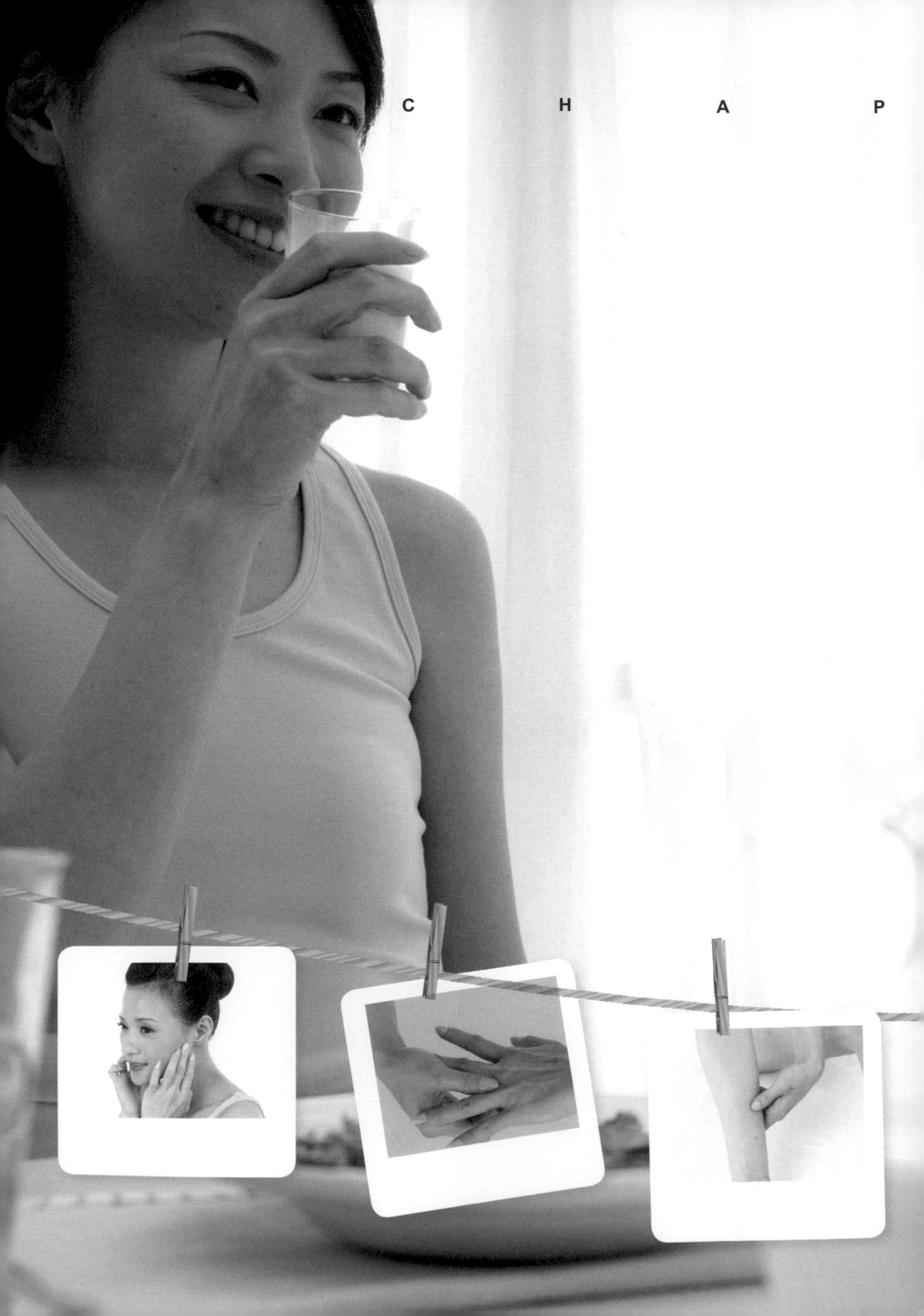
C H A P

第2章 情緒壓力引發症狀

身處在生活緊張且高度競爭的社會裡，情緒經常處於緊繃狀態，故龐大壓力便隨之而來，連帶身體也出現如失眠、煩躁憂鬱、精神不振等警訊。因此，以下將介紹緩解壓力的特效穴，幫您解除壓力所帶來的身體不適。

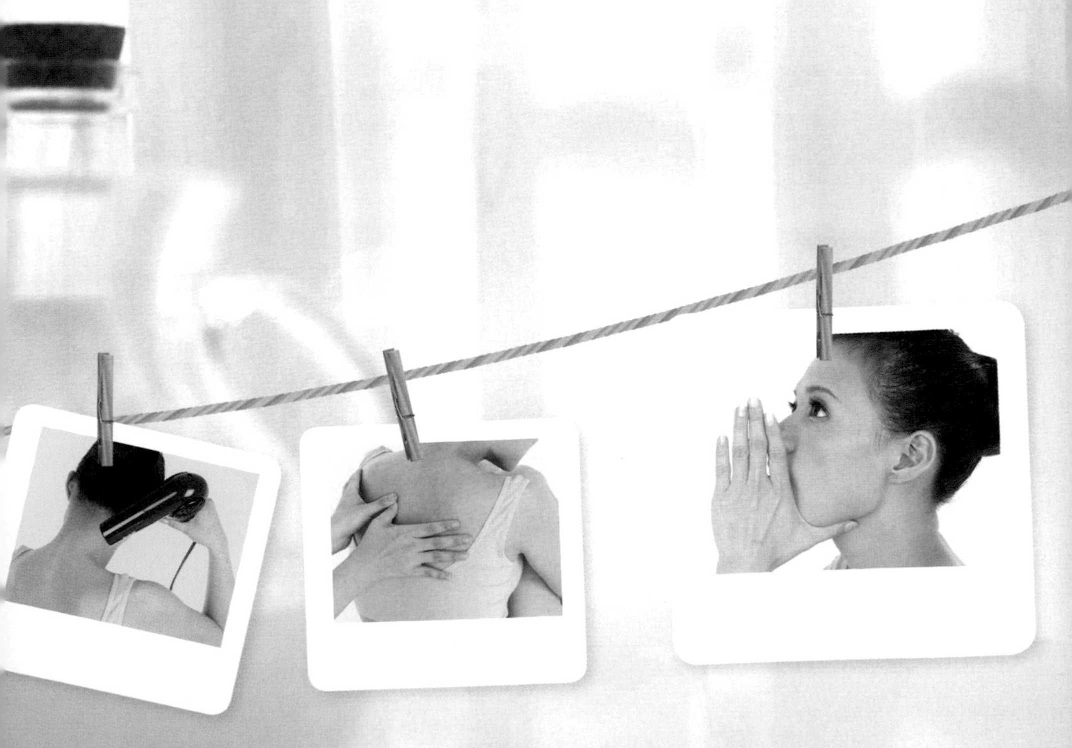

S T R E S S

煩躁不安

巨闕、神道 排解憂鬱

調整自律神經，安定情緒

人多少都有心情煩躁不安的時候，而這多是因頭腦及身體的自律神經失衡所致。當感到心情煩悶時，可藉由運動來伸展身體肌肉，以此緩解情緒。若無法立即運動，調整呼吸來紓壓的方法亦可，即一邊採腹式呼吸一邊伸展背肌。

或者，可以先用吹風機吹熱背部的神道穴、心窩的巨闕穴及手肘外側。甚至，也能利用小工具來溫熱穴道，藉此調整自律神經，改善憂鬱症狀。若用吹風機吹背部不好操作或是場合不允許的話，可改以按摩巨闕穴及手肘外側。在指壓巨闕穴時，要記得邊吐氣邊進行，而手肘部位則以手掌來溫熱即可達到相同療效。

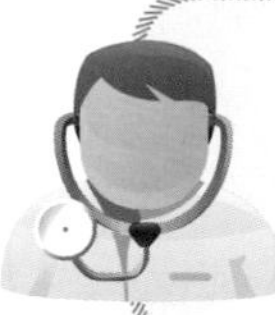

臨床表徵	療效到位穴
1.心熱鬱煩	1.巨闕
2.心急躁動	2.神道

部位

1. 巨闕：位於心窩中央，即胸骨中央的凹陷處下方約兩根手指寬處即是。
2. 神道：位於背部，第五胸椎棘突起下側即是。

養生便利貼

以吹風機溫熱巨闕穴及手肘外側，藉此調整自律神經讓心情好轉；但指壓巨闕穴時要邊吐氣進行；而手肘部位則以掌溫來溫熱即可。

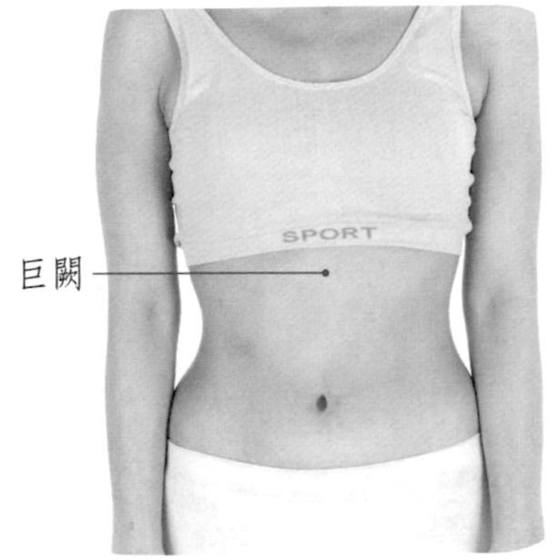

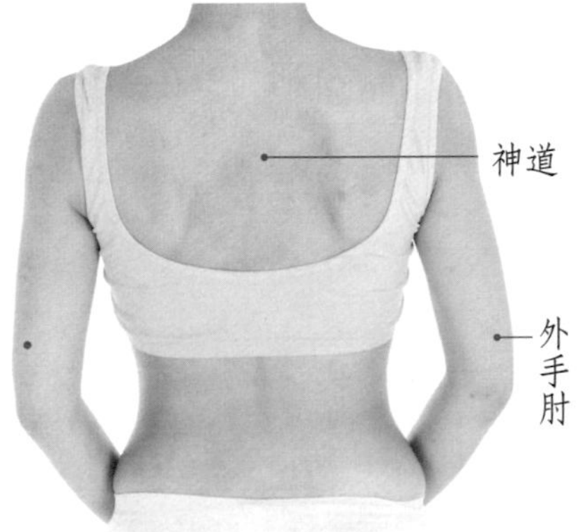

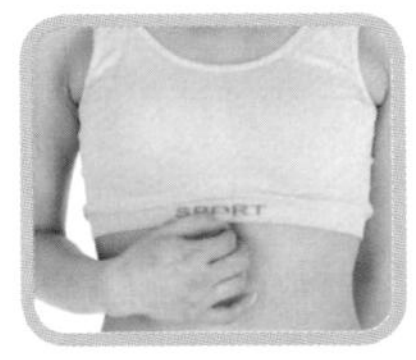

穴道按摩技巧：**配合呼吸來指壓心窩的巨闕穴。**

力道：中。節奏：中。時間：5分鐘。

方式：**四指併攏指壓心窩處的巨闕穴，其技巧在於身體稍微往前傾，並配合呼吸進行。**

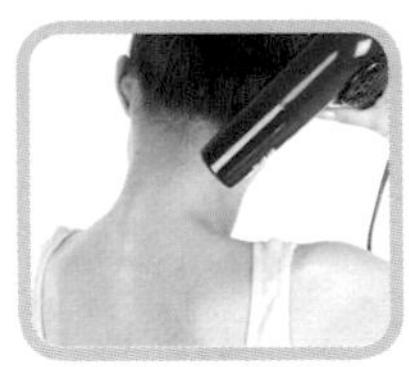

穴道按摩技巧：**利用吹風機慢慢溫熱背部的神道穴。**

力道：中。節奏：短。時間：5分鐘。

方式：**左右搖晃吹風機，讓熱風溫熱神道穴後，馬上將吹風機移開，重複幾次相同動作即可。**

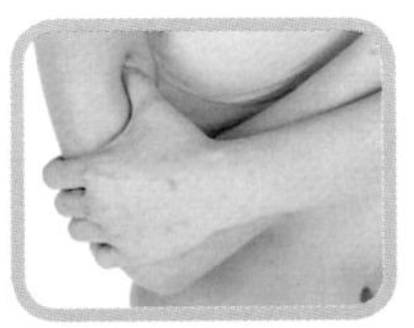

穴道按摩技巧：**用手掌溫熱外手肘。**

力道：中。節奏：長。時間：5分鐘。

方式：**可先搓熱手掌，然後再用手掌溫熱外手肘數分鐘即可。**

I N S O M N I A

失眠

■膈俞、三陰交　一夜好眠

刺激背、足穴道，消解緊張

一般人認為睡不著並不會造成什麼問題，但對有長期失眠毛病的人而言，卻是痛苦難耐。失眠往往是由於工作及生活上的壓力導致情緒緊張而難以入眠，故白天經常精神不濟。在此介紹一些簡單的穴道按摩，以有效紓解白天所累積的壓力。在洗完熱水澡後，可先調好舒適的燈光再進行指壓，能達到助眠效果。

其位於背部的膈俞穴經過指壓後，可緩解緊繃的神經，放鬆心情；若同時溫暖雙腳，更能暢通血液，幫助入睡。此外，當刺激腳部的三陰交時，還能幫助人們進入深層睡眠。

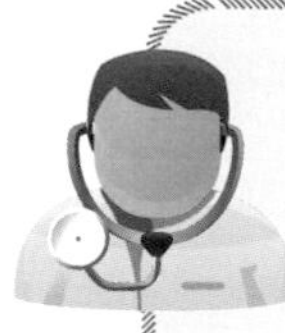

臨床表徵	療效到位穴
1.白天精神狀況不佳	1.膈俞
2.反應遲鈍	2.三陰交
3.夜晚精神亢奮	

部位

1.膈俞：位於背部，即第七胸椎棘突起下側，脊椎骨兩側約兩根手指寬的地方（即脊椎旁3公分處）。

2.三陰交：內踝骨中心往上移約三根手指處，即在脛骨後緣。

養生便利貼

要消除失眠症狀，床的硬度和枕頭高度宜適中；生活要有規律，並定時休息，以清淡而富含蛋白質、維生素的飲食為宜，且晚餐不宜過飽，睡前亦不飲茶和咖啡等刺激性飲料，以免精神亢奮。

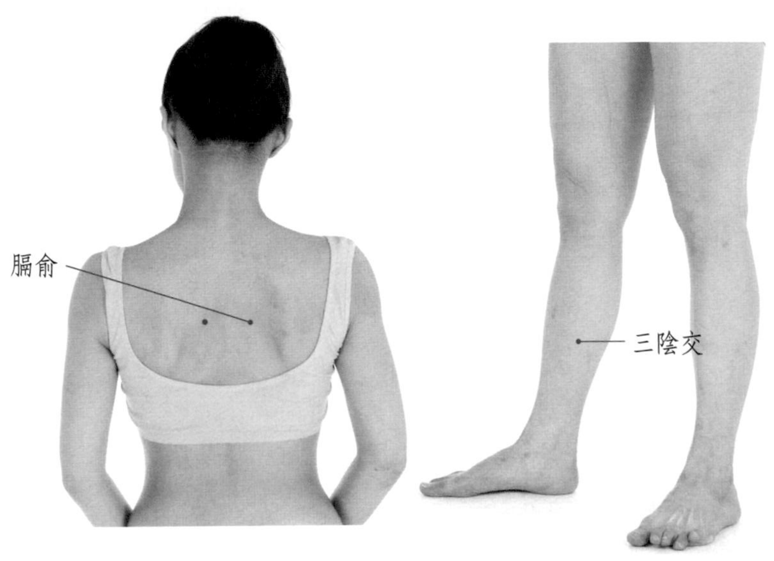

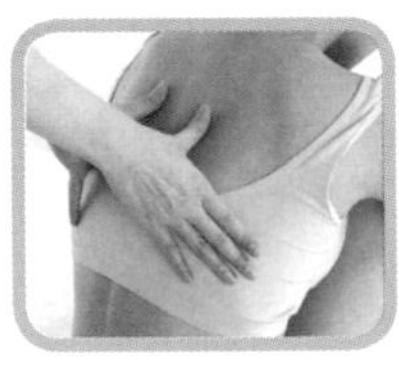

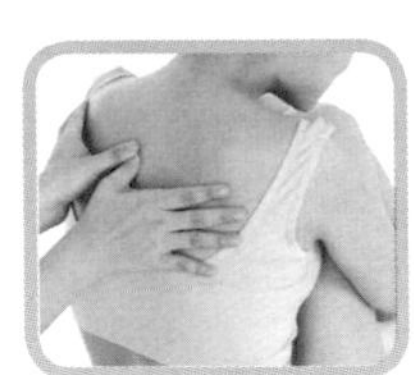

穴道按摩技巧：**可同時指壓脊椎左右的膈俞穴，但若肌肉嚴重僵硬時，可分次先加強一穴。**

力道：中。節奏：中。時間：5分鐘。

方式：**坐在地上，請別人代為指壓（如左圖上所示），同時按壓左右兩側的膈俞穴；但如果肌肉僵硬嚴重，可一次加強一邊穴位（如左圖下所示）。**

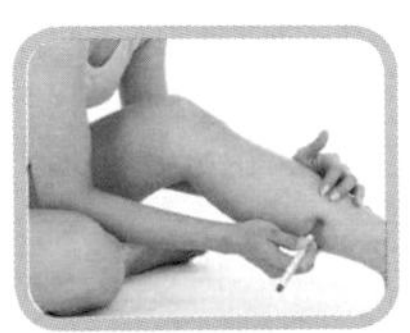

穴道按摩技巧：**溫熱雙腳後，以原子筆指壓三陰交穴。**

力道：中。節奏：中。時間：5分鐘。

方式：**三陰交穴是解決女性朋友們腳底冰冷的特效穴，按壓技巧應從骨頭後方往前施力下壓才能深入穴道。**

P A L P I T A T I O N

心悸焦慮

心俞、郄門　緩和情緒

指壓背、手穴道，消除心悸緊張

若情緒容易緊張焦慮，心臟會因此而加速跳動，倘若遇到重要考試或會議時，往往會因緊張過度而喪失表現機會，故以下將介紹兩種特效穴，幫助您鎮定心情。

首先，位於背部的心俞穴，有調整心臟機能的功用。可在重要日子的前一刻，請別人指壓此穴，使心情鎮定下來，讓您擁有冷靜的頭腦去思考與判斷。

若無法減緩壓力與緊張，還可指壓郄門穴（位於手臂），有助於緩和心悸。以大拇指適度按壓並配合反覆的深呼吸來進行，很快就能鎮定情緒。

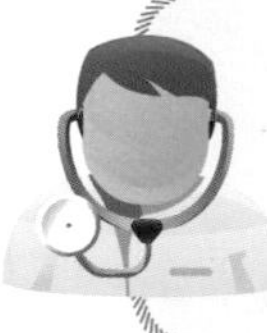

臨床表徵	療效到位穴
1.善驚易恐	1.心俞
2.心神不寧	2.郄門

部位

1.心俞：位於背部，即第五胸椎棘突起下側，脊椎骨往左右移約兩個手指寬的地方（即脊椎旁3公分處）。

2.郄門：位於手掌側的手臂上，約在前手臂中央處。

養生便利貼

平時應保持樂觀並穩定情緒，避免憂思驚恐。飲食要節制、清淡，以易消化吸收的低脂、低鹽食物為主，可建立良好的運動習慣，但過於激烈性者應避免。

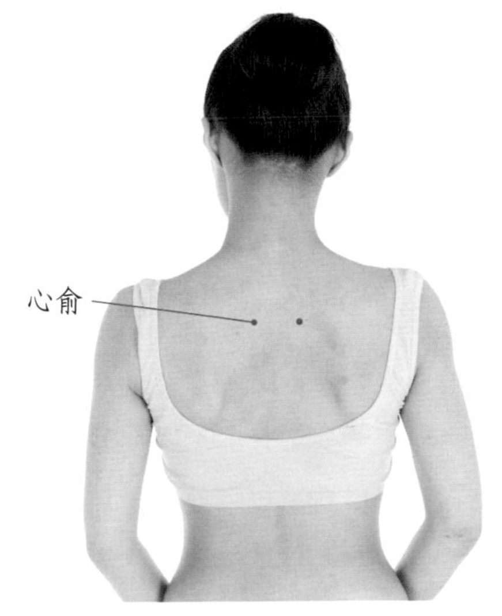

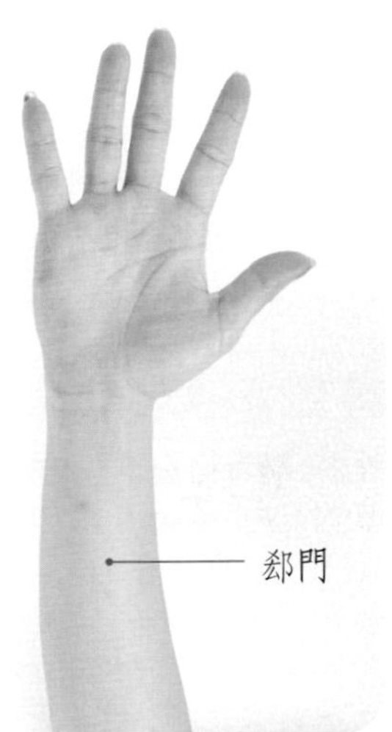

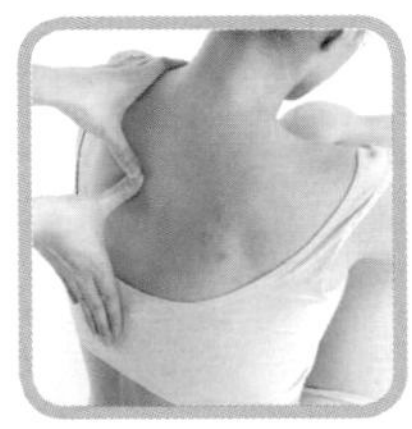

穴道按摩技巧：**左右大拇指交疊後對準心俞穴，一次先指壓一邊穴道。**

力道：強。節奏：中。時間：5分鐘。

方式：**坐在地上，雙手抱膝，可幫助指壓者的力道集中。而指壓者的左右拇指必須重疊，一次只按壓一邊，如此交替重複。**

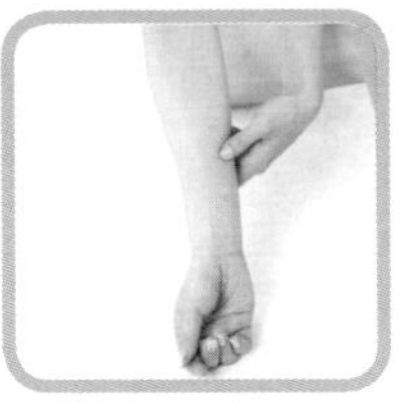

穴道按摩技巧：**推揉手臂粗筋以刺激郄門穴。**

力道：中。節奏：中。時間：3分鐘。

方式：**一手扣住另一隻前手臂並以大拇指壓住穴道，待找到粗筋後，再以指尖刺激即可緩和心悸。**

Point Column

平靜情緒的腹式呼吸法

情緒緊張時，呼吸會呈現淺平而急促的狀態，這時要改以腹式呼吸法調整，情緒便會在不知不覺中平穩下來。首先，先深呼吸，將氣慢慢推到腹部，待逐漸暖和後，便能迅速穩定緊張的情緒。

T I R E N E S S

精神萎靡

身柱、俞穴　精神飽滿

調整自律神經，找出活力

刺激穴道是否真的能讓人精神振奮呢？事實上，指壓的原理在於放鬆肌肉以暢通血液循環，進一步提振精神，故臨床已證實其天然療效。

而能集中精神的穴道，包含位於背部的身柱穴，以及在脊椎兩側的俞穴。其支撐背部的大肌肉正位於脊椎骨兩側，由此經過的重要神經為自律神經，故按摩俞穴能使背部肌肉放鬆，同時也可平衡其自律神經。而身柱穴有治癒小兒驚風的功效，因此治療時針灸此處，能鎮定神經，提高兒童專注力。

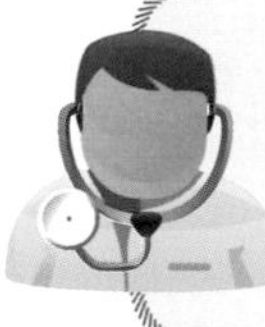

臨床表徵	療效到位穴
1.容易疲勞、疲憊	1.身柱
2.做事提不起勁	2.俞穴

部位

1.身柱：位於背部，即第五胸椎之下。
2.俞穴：分布在背部，從肩胛骨上端到腰際上方，約在脊椎骨左右兩側兩根手指寬的地帶。有肺俞、心俞、膈俞、肝俞、膽俞、脾俞等穴道，而「俞穴」就是這些穴道的總稱。

養生便利貼

平日作息應維持規律，並均衡飲食。適當的運動可避免產生憂鬱，另外也應注意睡眠充足，保持最佳精神狀態。

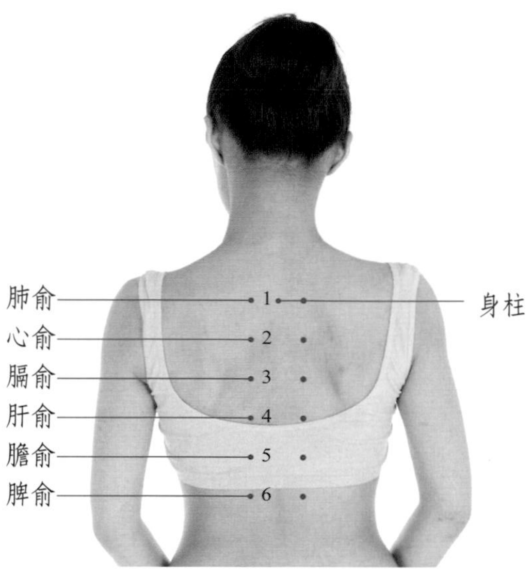

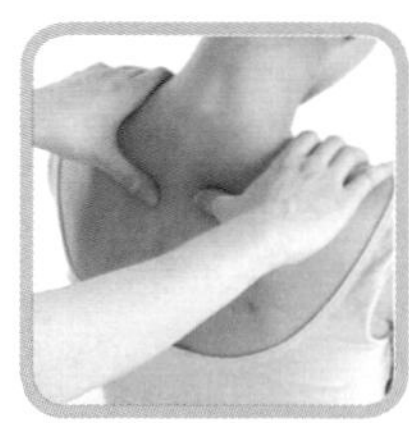

穴道按摩技巧：**四指併攏置於左右兩肩，接著再指壓穴道。**

力道：中。節奏：中。時間：5分鐘。

方式：**手放在左右兩肩，大拇指向下張開，置於第一個穴道之上（肺俞），指壓者必須伸直手肘，同時按壓左右兩個穴道。**

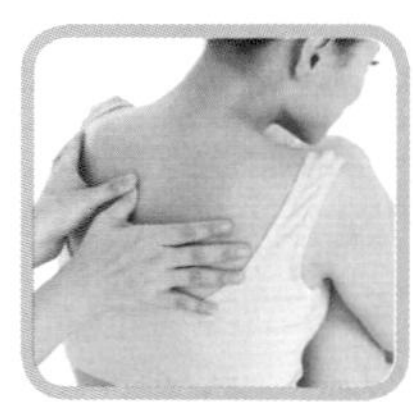

穴道按摩技巧：**慢慢移動拇指來交叉按摩第2～6個穴道**

力道：中。節奏：中。時間：5分鐘。

方式：**右手的大拇指壓在第二穴道之下，左手大拇指放在第二穴道；接著，右手指壓住第三穴道而左手壓在第三穴道之下，如此交叉進行按壓。之後，亦可點壓身柱，力道不可太強，以免傷及脊椎。**

Point Column

消除身心疲勞

分布在背部兩側的俞穴是應用範圍較廣的穴道，只要沿著脊椎骨兩側按壓，便能舒緩身心。此外，若在指壓的同時，發現某個部位特別僵硬，可加強此處，這對身體的疲憊及無力感均有良好功效。

D I Z Z I N E S S

自律神經失調

頸肌、外關、手三里　思緒清晰

按壓頸、手穴道，解除頭昏暈眩

自律神經失調容易造成腦部充血及暈眩，嚴重者將危及性命，此時應按摩頸部及手部穴道，讓頭部過多的血液能往下流，使其正常循環，避免頭昏眼花而無法思考。

暈眩的病理亦是如此，發生症狀時應先輕輕轉動脖子，再進行穴道指壓，尤其手三里及外關穴可特別加強，此外，時常推揉頸肌亦能達到舒緩之效。

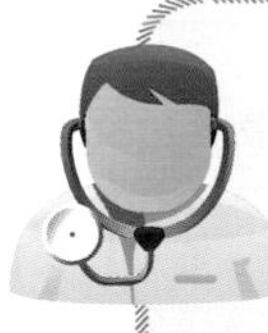

臨床表徵	療效到位穴
1.站立或坐時感到暈眩	1.頸肌
2.腦部充血	2.外關
	3.手三里

部位

1.頸肌：頸骨的左右側有頸肌經過，指壓時要特別針對僵硬的肌肉作重點推揉。

2.外關：位於手臂的手背側，手腕往肘部方向移動約兩根手指寬的地方即是（距手腕3公分處）。

3.手三里：彎曲手肘時，內側會產生一些橫紋，其穴位爲靠近大拇指側往手指方向移約有兩根手指寬的地方即是（距內側橫紋3公分處）。

養生便利貼

保持運動習慣以增加肺活量與促進血液循環，避免攝取過多含鹽以及高脂肪食物。

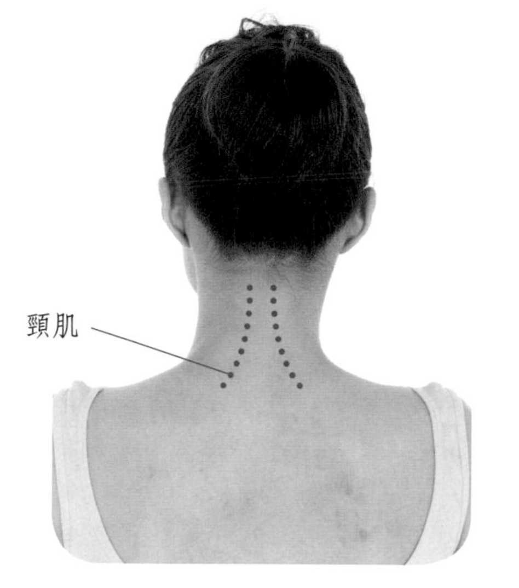

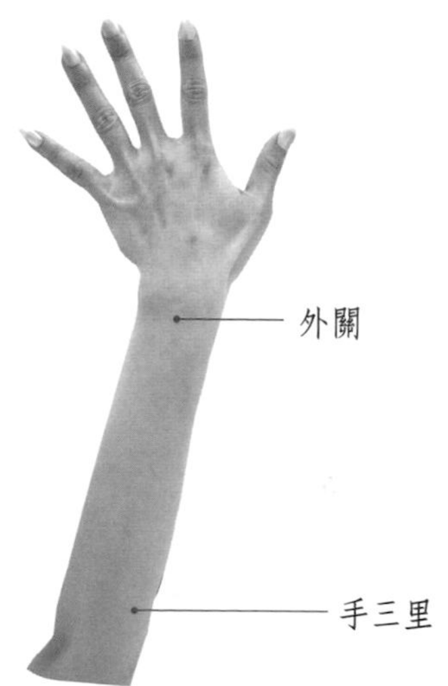

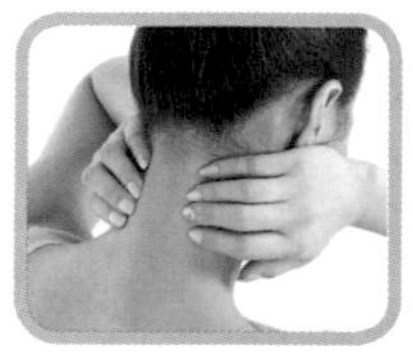

穴道按摩技巧：**四指併攏推揉頸肌僵硬部分。**

力道：弱。節奏：中。時間：5分鐘。

方式：**手指併攏，以指尖同時指壓左右頸肌，接著下移2公分再進行按壓，以此類推。**

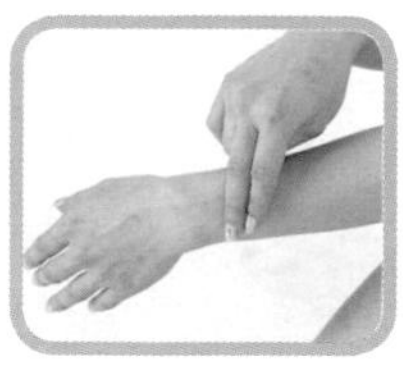

穴道按摩技巧：**抓住手腕，以大拇指揉動外關穴。**

力道：中。節奏：中。時間：3分鐘。

方式：**量出距手腕約兩根手指處，如左圖上所示；接著以大拇指按壓外關穴。此時應立起指尖與皮膚成垂直方向推揉穴道，可消除暈眩感。**

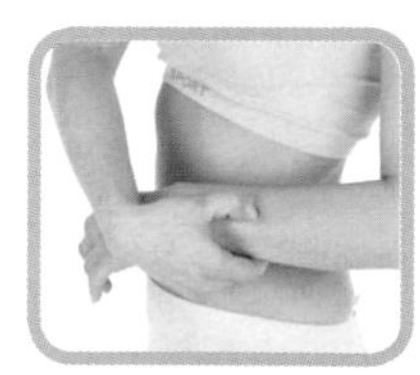

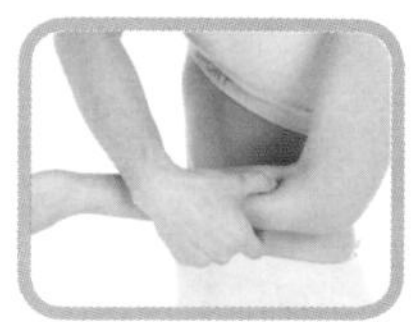

穴道按摩技巧：**加強刺激手臂的手三里更有療效。**

力道：中。節奏：中。時間：3分鐘。

方式：**抓住手臂前部，然後將拇指放在手三里上，接著立起指尖，以好像要嵌入肉中似地點壓，效果更佳。**

TOOTHACHE

牙痛

■下關、頰車、列缺 終止疼痛

點壓耳前穴位，緩解牙痛不適

牙痛除了齲齒引起之外，也有其他原因造成的牙齦腫痛，通常是因身心疲勞所引起的三叉神經疼痛，此時穴道指壓便能產生療效。依其疼痛部位可分上齒及下齒，其治療重點亦有所異。耳前的上關穴為治療上齒；下顎骨頭凸出的頰關穴為治療下齒。原則上，臉部指壓的施力要輕柔，但遇疼痛時可以施加稍強的力量以達到效果。

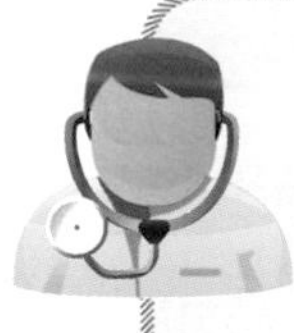

臨床表徵	療效到位穴
牙齒疼痛，咀嚼困難；遇冷熱酸甜時，疼痛加重。	1.下關 2.頰車 3.列缺

部位

1. 下關：位於耳朵附近，從耳前一直向臉頰骨延伸過去，其骨頭凹陷處即爲下關穴，對於上齒腫痛的治療相當有效。
2. 頰車：爲下巴的下顎骨附近，從下顎骨中央處向前指壓，下巴處會有麻麻的感覺，能有效治療下齒腫痛。
3. 列缺：位於橈骨莖突的上方，腕橫紋上1.5寸處，即左右兩手虎口相互交叉時，當一手食指壓在另一手腕的橈骨莖突上之小凹窩處。

養生便利貼

飲食宜清淡，盡量吃南瓜、西瓜、荸薺、芹菜、蘿蔔等清胃火及肝火的食物，甚至橄欖、無花果、草莓、百合、石榴、冬瓜、空心菜、金銀花、西洋參等亦可多吃。爆米花、炒花生、荔枝、羊肉、鵝肉等容易上火者應少吃。此外，應保持排便順暢，否則糞毒上攻也會導致牙痛。

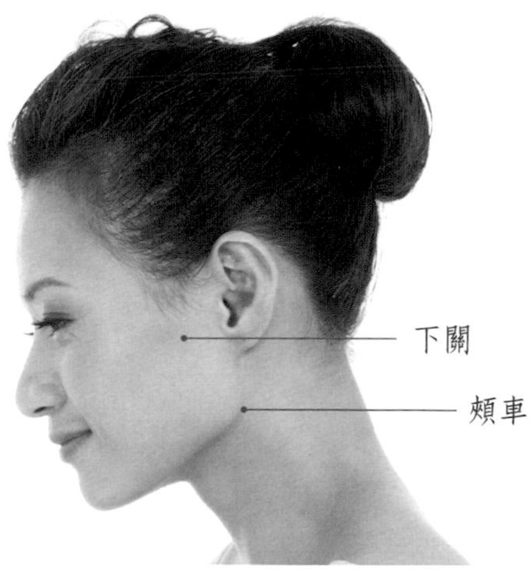

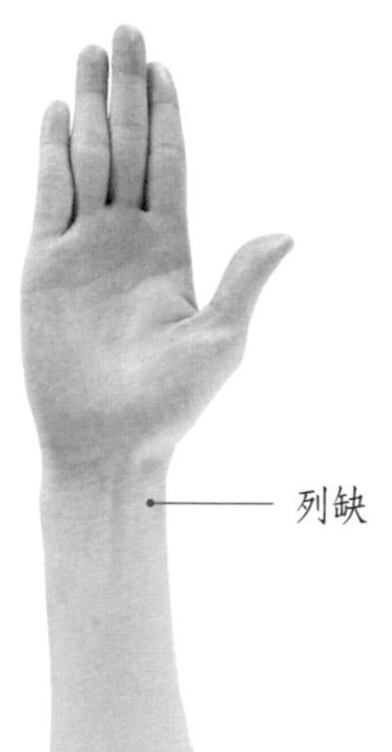

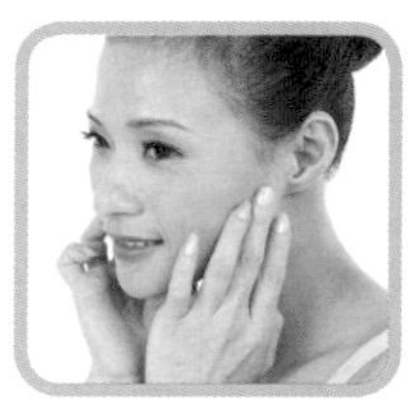

穴道按摩技巧：**指壓下關穴可消除上齒腫痛。**

力道：強。節奏：中。時間：3分鐘。

方式：**中指放在耳前的下關穴上指壓。其按摩重點在指頭貼緊臉頰壓揉，施以略微會感到疼痛的力道來按壓此穴。**

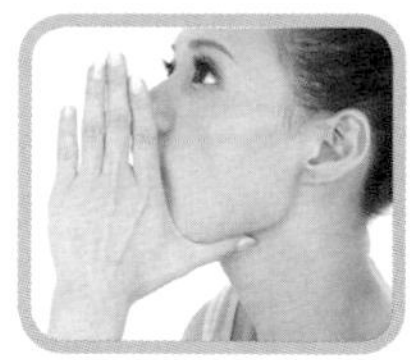

穴道按摩技巧：**下齒腫痛可指壓下巴的頰車穴。**

力道：中。節奏：中。時間：3分鐘。

方式：**大拇指置於頰車穴上，如果只是朝前方推壓的話，手指沒辦法集中力量，所以最好將四指放在臉頰上以便施力。**

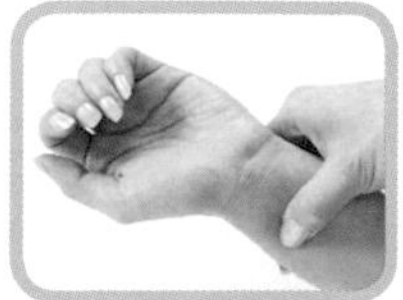

穴道按摩技巧：**刺激手腕的列缺穴消除腫痛。**

力道：中。節奏：中。時間：3分鐘。

方式：**對於下齒的腫痛，可刺激手腕靠近大拇指側的列缺穴。以大拇指按壓可將刺激傳遞至下齒，有效緩解不適。**

F E E L I N G   U N W E L L

呼吸不暢

■肩井、肩胛骨、井穴 減緩不適

呼吸不暢，是身體累積太多廢物

呼吸不順暢，多是由於肩膀、肩胛骨間的肌肉僵硬所致，故先找到僵硬部位，再加以按摩，可紓解肩膀及肩胛骨的緊繃，以調節呼吸順暢，而背部的僵硬現象也會減緩。另外，刺激、指壓指尖的穴道，也能將長期累積在肩膀及肩胛骨的廢物一一排出，並能轉化鬱悶的心情，如果想抒發日常生活的壓力，可試試按壓井穴。

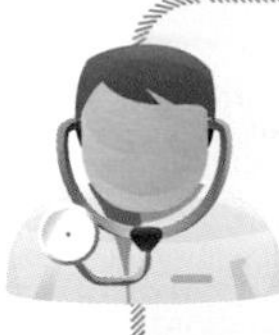

臨床表徵	療效到位穴
1.呼吸不順暢	1.肩井
2.背部肌肉僵硬	2.肩胛骨之間
	3.井穴

部位

1.肩井：位於頸部與肩膀的連線上，也就是左右兩側的肩頭。此穴不僅對肩膀酸痛有特殊療效，還可緩和胃部不適。

2.肩胛骨之間：身體感到不適時，此處通常會異常僵硬。指壓重點是沿著左右肩胛骨的地方施力，使此處緊繃肌肉得到鬆弛。

3.井穴：其爲10個指尖穴道的統稱。由於指尖是非常敏感的地方，按壓此處時如果有疼痛感，就表示達到效果。

養生便利貼 維持正常作息與均衡飲食，避免長時間姿勢不良。此外，可多運動以增加自身抵抗力。

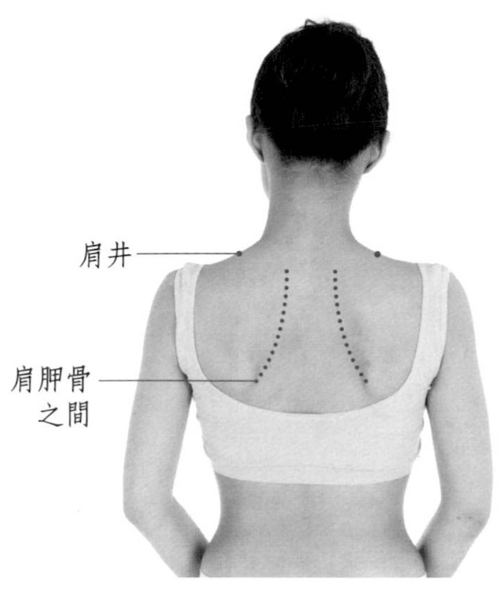

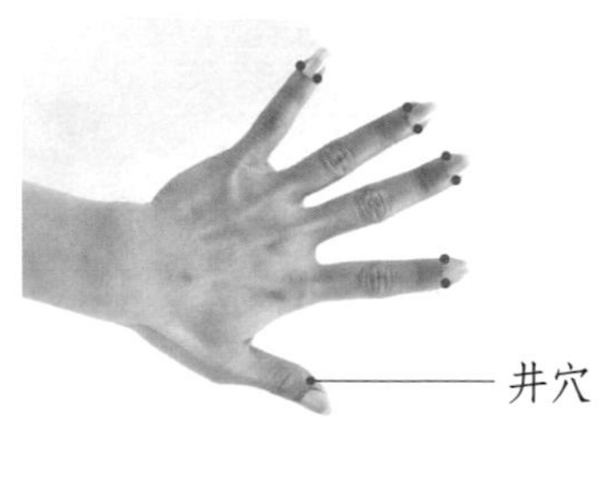

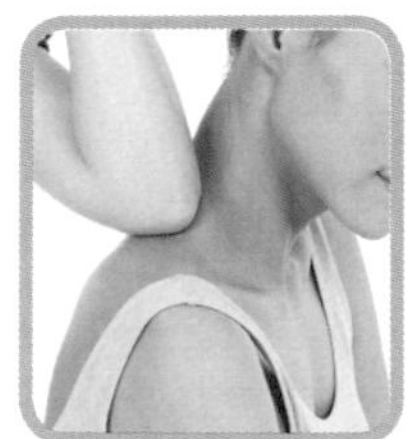

穴道按摩技巧：**用手肘重壓肩井穴，可消除身心疲憊。**

力道：強。節奏：長。時間：5分鐘。

方式：**當身體不舒服且自己指壓又效果不彰時，可請他人代為效勞。一般肩井穴用手肘按摩效果最佳。將手肘置於肩井穴後的上方，並且慢慢施力，勿讓力道分散以便達到療效。**

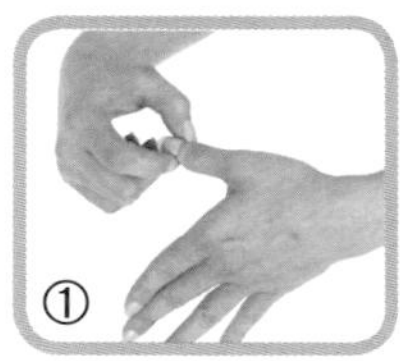

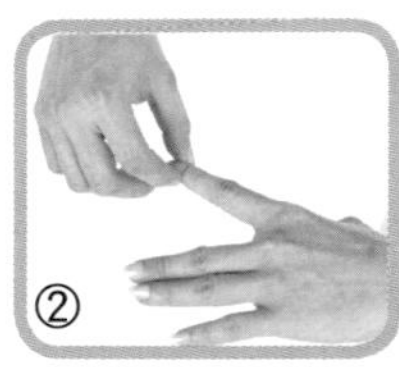

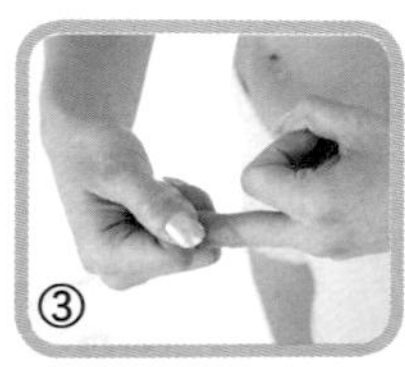

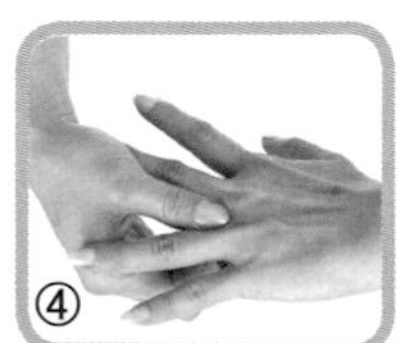

穴道按摩技巧：**以壓、揉、捏三種手法來刺激井穴。**

力道：中。節奏：短。時間：3分鐘。

方式：**從拇指開始以捏壓指尖的方法（參照步驟①②）刺激井穴；接著，再掐住指頭來刺激指尖（參照步驟③）最後再抓捏各手指連接的部位即可（參照步驟④）。**

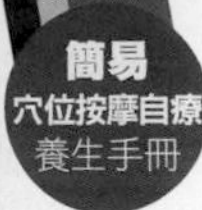

THE METHOD TO DISPEL THE FATIGUE

另類舒緩疲勞法

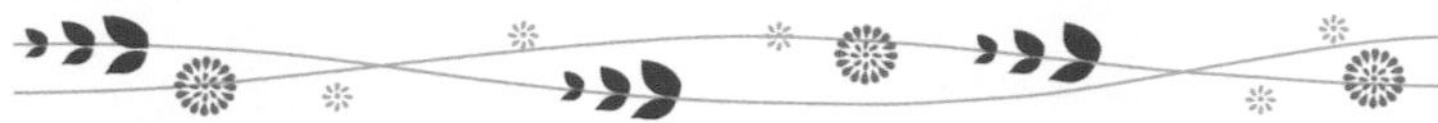

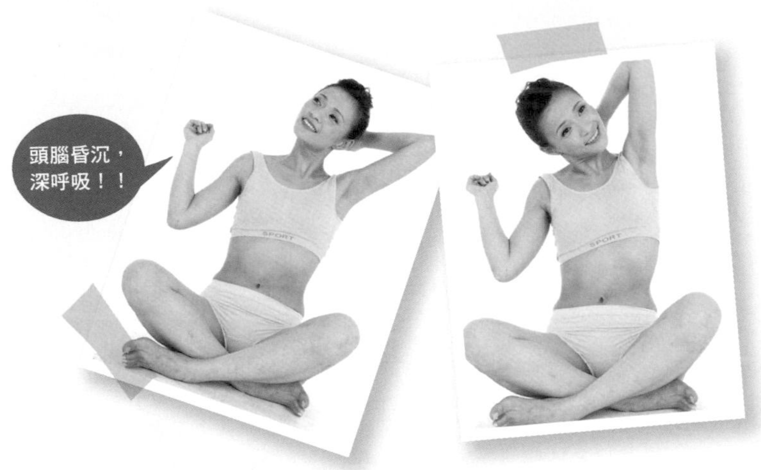

轉頭擴胸：擊退睡意

當頭腦需要冷靜思考時，睡意卻偏偏不斷襲來，這不僅令人難熬，精神也無法集中。若能暫時小睡片刻當然很好，但無法倒頭就睡時該怎麼辦呢？

這時請先深呼吸，張開手臂擴胸，可感到前胸筋骨得到舒展；重複幾次動作後，讓血液流到腦部，使大腦得氧以醒腦，精神也就變好，而工作效率自然也就提升。

蔬果大補帖

振奮精神良效蔬果：金針花、玉米

金針花含有卵磷脂、鈣與磷，具有鎮定安腦的作用，對活化腦細胞有幫助；而玉米則含多種胺基酸，可促進大腦細胞的代謝，增加腦力。

THE METHOD TO DISPEL THE FATIGUE

另類舒緩疲勞法

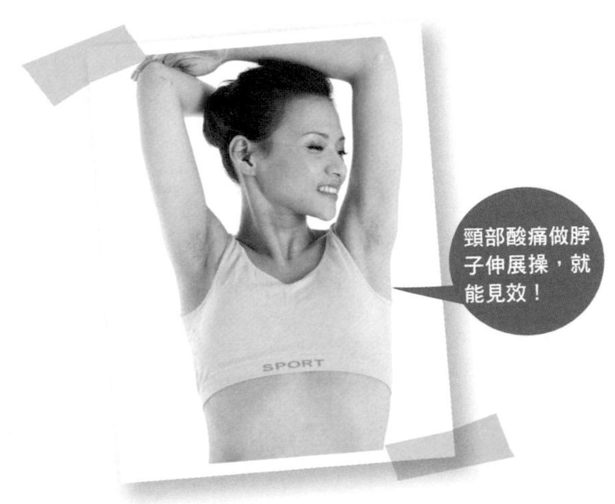

簡單轉動脖子：頸部酸痛馬上消

頸部酸痛容易引發頭痛，此時只要做脖子伸展操，就能馬上見效。方法爲慢慢將頭往旁邊轉，利用頸部出力以達伸展之效。此爲一項適合在辦公室做的運動。

蔬果大補帖

消除疲勞從口入：香蕉、草莓、青蔥

香蕉含鎂，能有效消除疲勞；而草莓所含高維生素C能增加抵抗力，預防感冒。青蔥則多含鉀、鈣、維生素C 、E以及蒜素，能改善現代人長期累積的肩膀酸痛、體力虛弱等症狀。

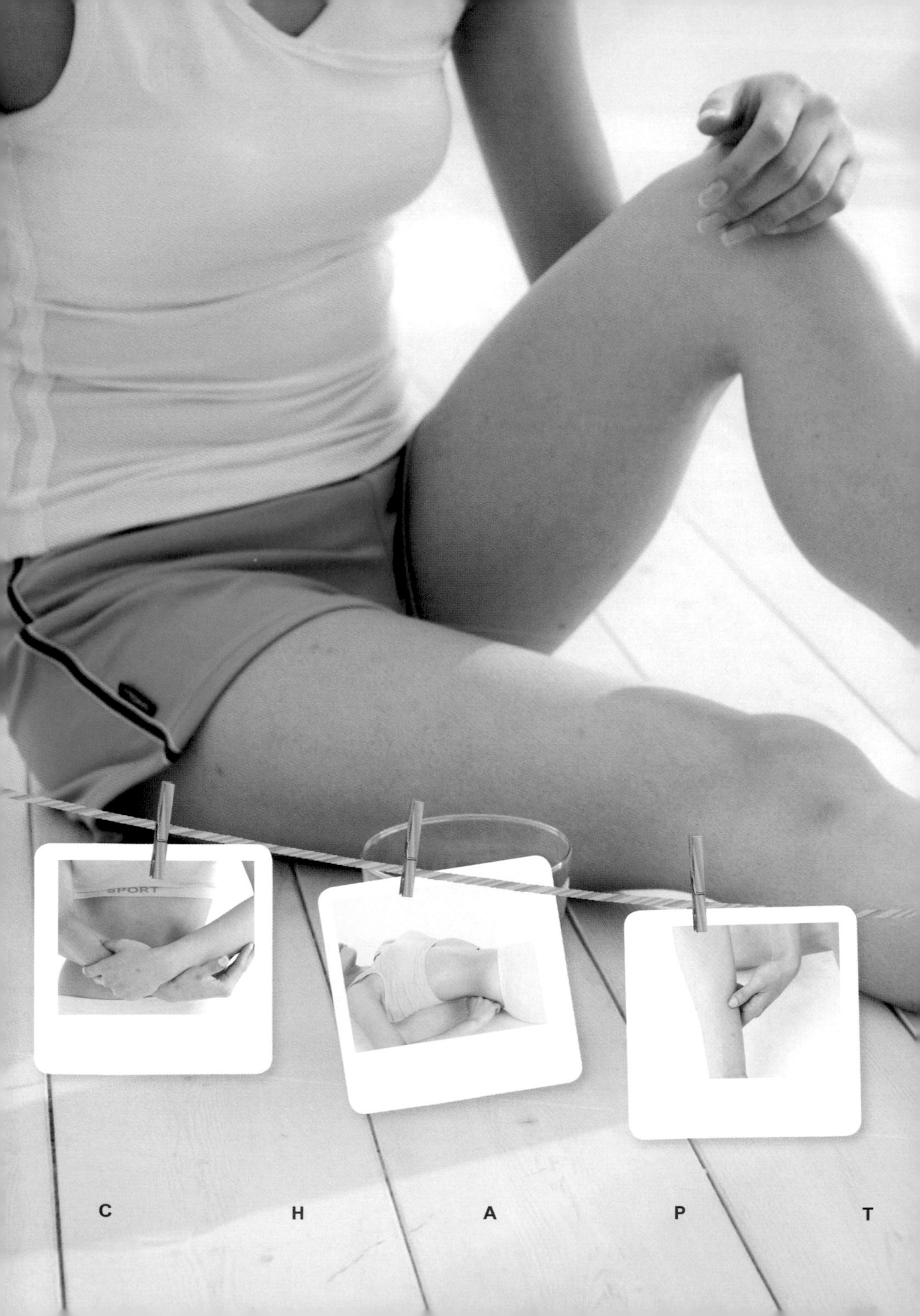
SPORT
C H A P T

第3章
內科：身體內部機能修復

已有研究顯示，人體其實自有大藥，可透過穴位按摩來舒緩體內所出現的小病痛，如常見的消化不良、便祕、嘔吐、頻尿等，皆能藉由以下所介紹的穴位幫助您改善不適，恢復最佳體能！

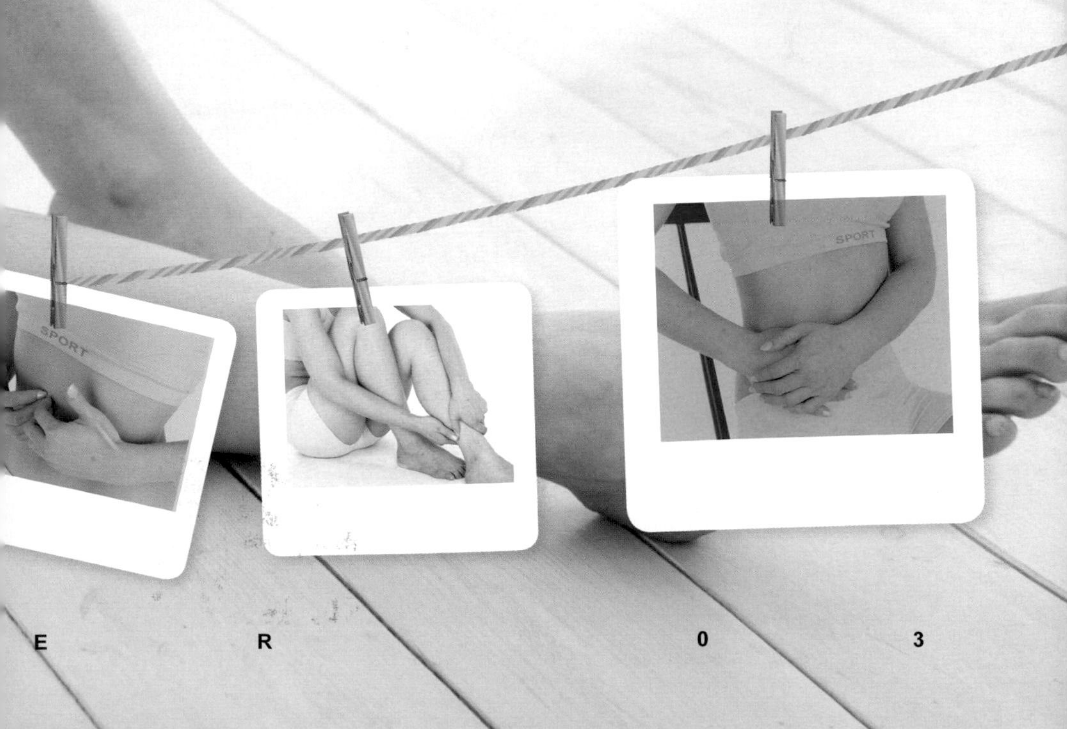

E R 0 3

D Y S P E P S I A

消化不良、沒食慾

中脘、胃俞　促進食慾

腹背穴道，提升腸胃機能

胃部是各內臟中最易因壓力而受損的器官，不僅會降低腸胃的消化機能，還會使食物停留胃中，造成消化不良、食慾不振的現象。

一旦出現此種症狀時，可指壓位於腹部的中脘穴緩解。中脘穴位於胃的正上方，按壓此穴能有效治療胃部不適、異常等毛病；再指壓背部的胃俞穴，能有效調整胃部機能，其按摩方式為雙手握拳，置於背後對準胃俞穴，上半身向後仰以身體重量來施力，能舒緩疲乏的胃，維持胃部正常運作。

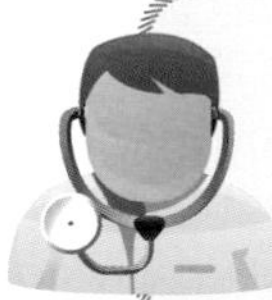

臨床表徵	療效到位穴
1.胃部活動緩慢	1.中脘
2.食慾不佳	2.胃俞

部位

1. 中脘：位於上腹部中線中央，正好是心窩和肚臍的中間，指壓此穴時必須配合呼吸來進行。
2. 胃俞：此穴位於第十二胸椎棘突起下側，脊椎骨左右兩側約兩根手指頭寬度處（即脊椎骨左右3公分處）。

養生便利貼

飲食須定時、定量，可使腸的消化液分泌及蠕動形成規律，攝入食物才能得到消化，防止食慾不振的情形發生。在三餐之外，也不要隨意吃零食，因兩餐之間吃大量糖果、糕點等高糖食物會造成消化液分泌紊亂，進而使食慾降低。

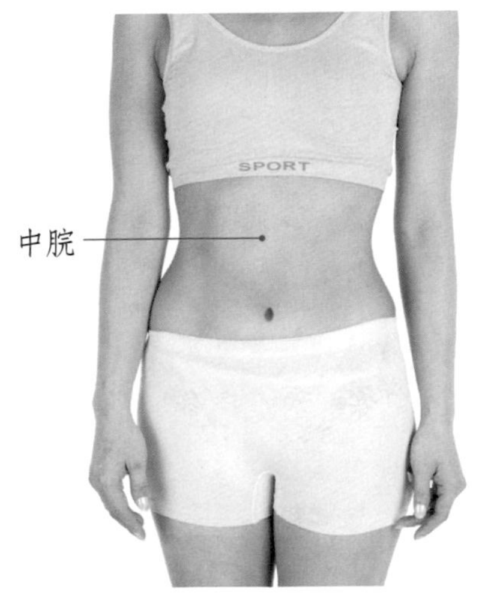

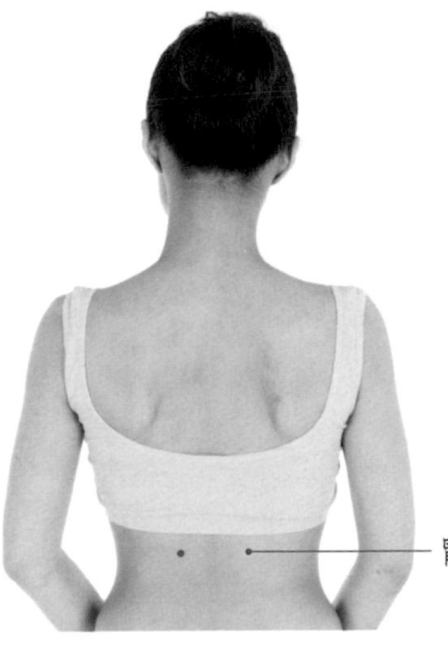

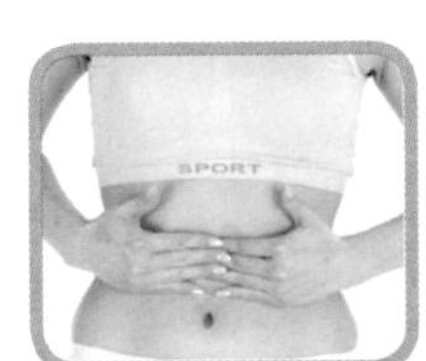

穴道按摩技巧：**配合呼吸，用雙手指尖刺激中脘穴。**

力道：中。節奏：長。時間：3分鐘。

方式：**左右手併攏，兩手指尖交疊在腹部的中脘穴上，並配合呼吸緩慢施力。指壓時，上半身可稍微往前傾，會更容易按壓到腹部肌肉。**

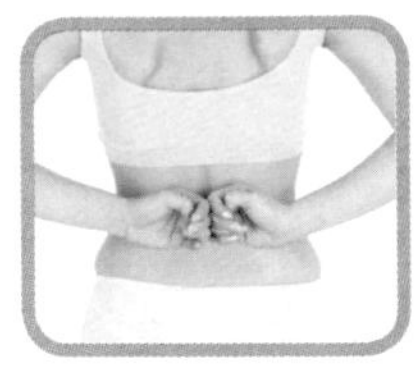

穴道按摩技巧：**將拳頭置於背部胃俞穴並以體重施力。**

力道：中。節奏：中。時間：5分鐘。

方式：**握緊雙拳放在背部的胃俞穴上，再慢慢向後仰，運用身體重量來施力。**

Point Column

利用暖暖包溫熱腹部

對於腹部的中脘穴及背部的胃俞穴而言，溫熱療法相當有效。以熱毛巾或暖暖包放在穴道上溫熱，並躺一會兒，將發現胃部會有舒適感。熱敷時間大約只要3～5分鐘即可。

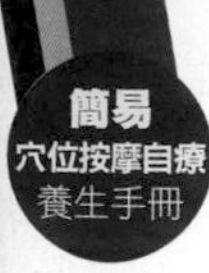

D R U N K   H A N G O V E R

宿醉不適

■期門、肝俞 解緩不適

別讓宿醉影響肝功能

宿醉時，會出現頭重腳輕、無法直線走路以及胃部不適等現象，這代表人體肝臟的負荷量過重了。因此，若能經常指壓期門、肝俞穴便可提升肝臟機能，藉此讓身體平衡。

在指壓背部穴道時，建議抱膝坐在地板或是椅子上，指壓者才可對穴道施力。並且必須邊施力邊調整力道，才能讓被指壓者感到舒暢且無壓迫感。

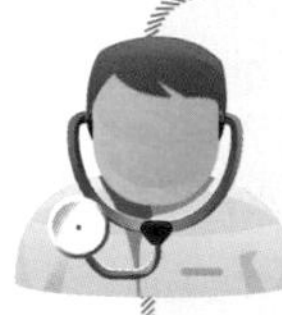

臨床表徵	療效到位穴
1.疲勞頭痛	1.期門
2.眩暈噁心	2.肝俞
3.焦慮易怒	

部位

1.期門：正好位於心窩與腹筋的正中央，也就是由上往下數的第九根肋骨下方。此穴須配合呼吸進行指壓。

2.肝俞：位於背部第九胸椎棘突起下側，脊椎骨左右兩側約兩根手指寬處（即脊椎骨左右3公分處）。

養生便利貼

根據研究顯示，一次過量飲酒，其對人體的危害不亞於輕型肝炎；經常過量飲酒者，容易導致肝硬化，所以應禁止酗酒。

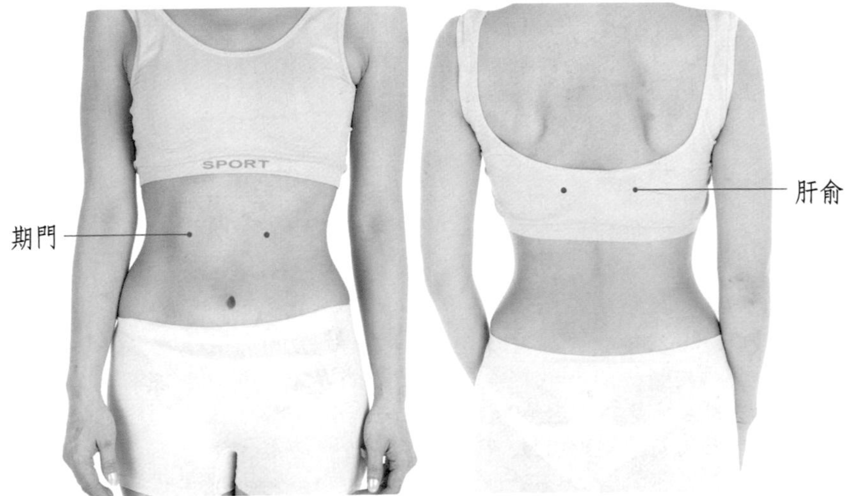

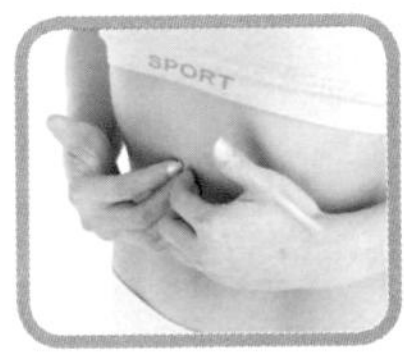

穴道按摩技巧：**直接按壓期門穴至肋骨處能提升肝功能。**

力道：**中**。節奏：**中**。時間：**3分鐘**。

方式：**指壓此穴的重點是斜斜地從肋骨邊緣往上按壓，並且配合呼吸進行，由於肝臟位在右側期門穴下方，所以按摩此處時要特別仔細。**

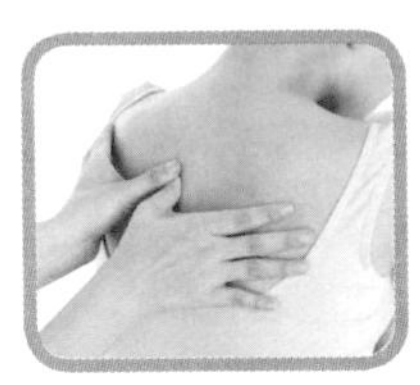

穴道按摩技巧：**以稍強的力道一次按壓一邊的肝俞穴。**

力道：**強**。節奏：**中**。時間：**5分鐘**。

方式：**雙手大拇指交疊，一次一邊按壓肝俞穴。按摩時，指壓者的手肘要伸直，並以身體重量來施壓，才不會傷到手指。**

Point Column

以溫水衝擊穴道

洗澡時，用稍熱且衝擊力道較強的溫水沖淋背部「肝俞穴」，並且一邊吐氣一邊沖淋此穴，才能達到良好的刺激效果。

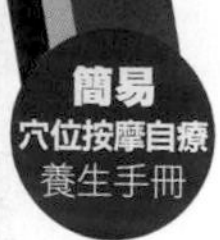

S I C K N E S S

暈車嘔吐

內關、合谷 止暈止吐

暈車指壓內關穴，嘔吐指壓合谷穴

當乘車、搭船遇到路途顛簸而感到暈眩不適時，有些人多服用暈車藥來預防，但藥物會傷害身體，故利用指壓舒緩是最健康的方式。其中，按壓內關穴能有效改善暈車帶來的噁心、嘔吐、眩暈，但雙手都需要按摩，才能達到最佳功效。

市面上販售類似防止暈車、像手錶般的手帶，其設計會覆蓋住手腕上的一個凸出點，此凸出點就是內關穴，能防止暈車。或者，也可立起指尖來刺激穴道，以緩和暈車所帶來的不適。另外，亦可刺激合谷穴，能有效抑制嘔吐感。

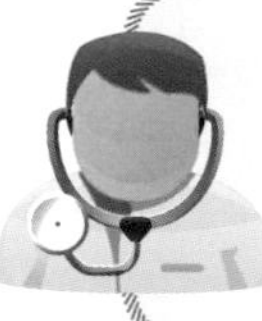

臨床表徵	療效到位穴
1.上腹不適、頭暈	1.內關
2.噁心想吐	2.合谷

部位

1.內關：位於手掌側，從手腕往手肘方向移兩根手指寬的地方（即距手腕4公分處）。

2.合谷：位在手背，於大拇指與食指之間，當我們張開手指時，此穴就位在大拇指骨頭與食指骨頭交接處。

養生便利貼

平時多做轉頭、彎腰、轉身及下蹲等動作，可增加前庭的平衡訓練；乘車時最好閉目養神，盡量不要搖頭晃腦，可將頭靠在椅背上休息，以減少行車震動時的刺激。

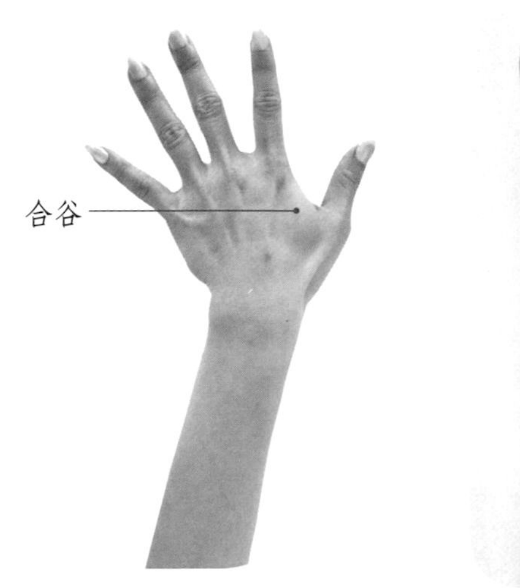

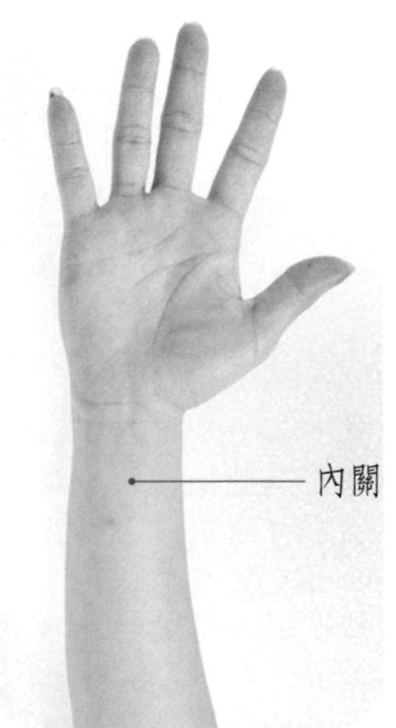

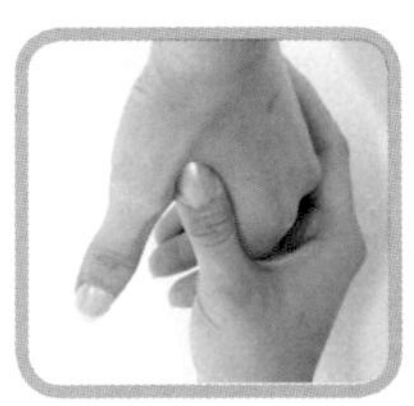

穴道按摩技巧：**用手指揉捏大拇指根處的合谷穴，此時手掌會有刺痛感。**

力道：強。節奏：中。時間：3分鐘。

方式：**將拇指置於合谷穴，其他四指扶住手背，朝食指方向施力，如果用稍強力量（讓指甲痕跡留在皮膚上）按壓的話，能抑制嘔吐感。**

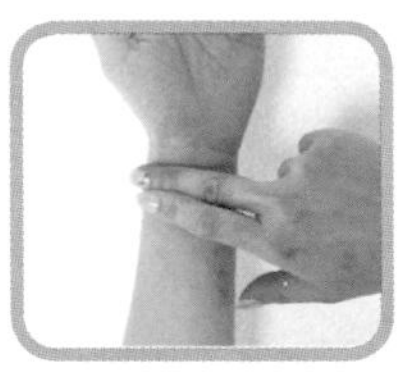

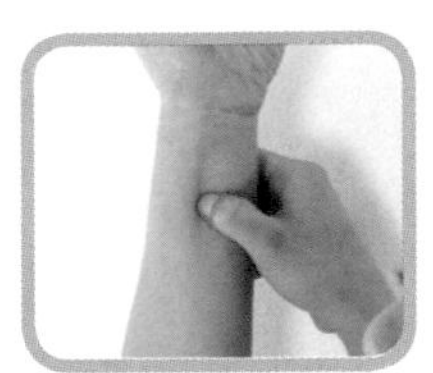

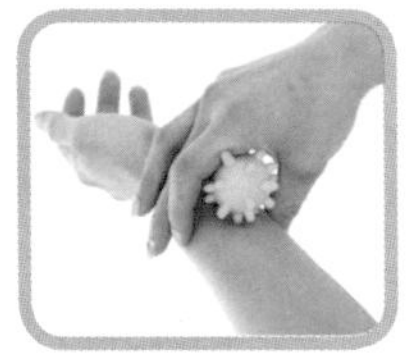

穴道按摩技巧：**手腕上的內關穴可用拇指或按摩球來刺激。**

力道：中。節奏：中。時間：5分鐘。

方式：**手指置於手腕上，平行測量出約兩根手指寬的地方即為內關穴，此時拇指稍微立起按壓此處，或用按摩球等圓形物品滾壓亦可。**

D I A R R H E A

腹瀉

大腸俞、溫溜 緩和腹瀉

抑止腹瀉按腰手

腹瀉是指排便時間間隔縮短，並伴有腹絞痛、糞便呈液狀等情形，而造成腹瀉的原因，不外乎是食用生冷或不新鮮食物以及暴飲暴食等，甚至壓力過大也會使腸胃機能漸趨脆弱而不堪負荷。若腹瀉程度還不至於要吃止瀉藥，可嘗試按壓位於腰部的大腸俞穴及手部的溫溜穴來緩解症狀。尤其大腸俞穴還可使因壓力而造成受損的腸道恢復正常的功能。

或者，也可在浸浴時溫暖腰部與臀部肌肉後，再進行指壓，其療效會更加彰顯。按摩大腸俞時，身體平躺，雙手握拳置於大腸俞處，以身體重量來施壓，即可減輕腹瀉情形。

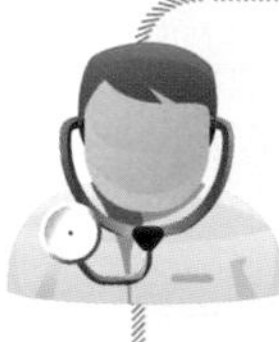

臨床表徵	療效到位穴
1.排便次數增多	1.大腸俞
2.液狀或糊狀稀便	2.溫溜
3.腹部持續絞痛	

部位

1. 大腸俞：位於腰骨，也就是第四腰棘突起下，即脊椎骨左右兩側約兩根手指寬處。
2. 溫溜：位於手臂，靠近大拇指側往肘部延伸，指壓此穴時可感覺碰觸到筋脈。

養生便利貼

發病初期，飲食應以營養而又不加重腸胃負擔為原則，一般宜選擇清淡流質的食物，如米湯、淡果汁和麵湯等。而在排便次數減少後，可進食少油的肉湯、牛奶、豆漿、蛋花湯、蔬菜汁等流質飲食；接著，依情況進食清淡、少油、少渣的半流質食物；在恢復期至腹瀉完全停止時，食物應以細軟、易消化為宜。且每天都應吃些富含維生素C的食物。

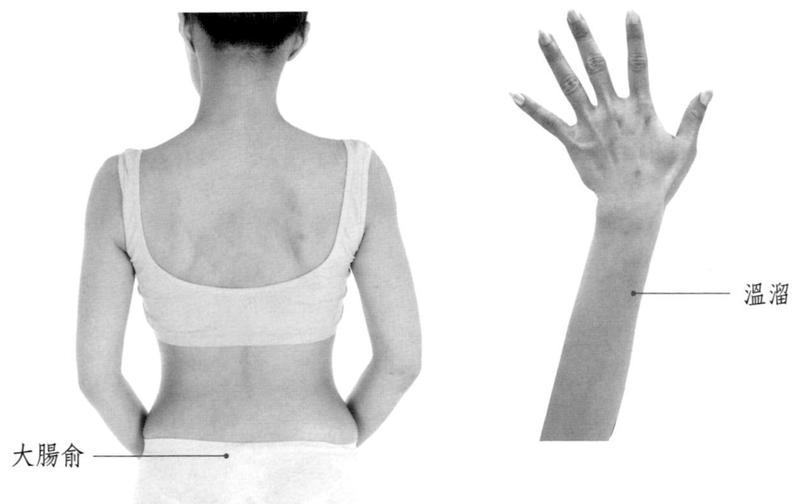

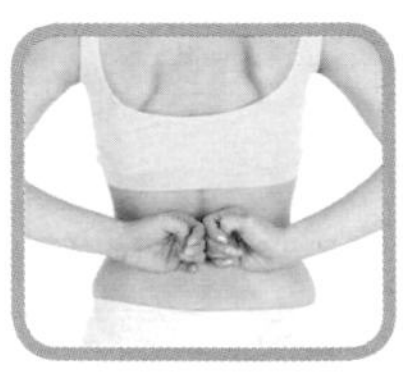

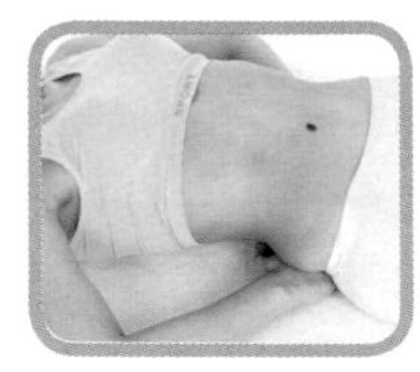

穴道按摩技巧：**以身體重量來刺激大腸俞。**

力道：強。節奏：長。時間：5分鐘。

方式：**拳頭置於大腸俞穴，仰臥，以體重的力量來刺激穴道。若覺得力道不夠，可握緊拳頭，曲膝為之，加重下壓的力量。**

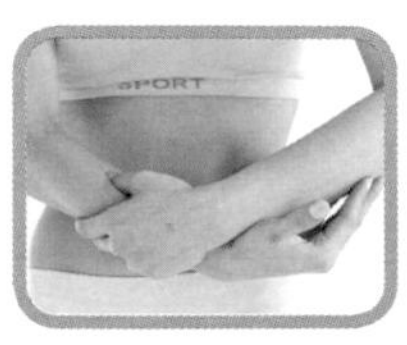

穴道按摩技巧：**刺激溫溜穴，手掌及手肘會有刺痛感。**

力道：強。節奏：中。時間：3分鐘。

方式：**手掌向上、手肘略為彎曲，將手輕輕托住彎曲的前臂，大拇指正對著溫溜穴指壓。**

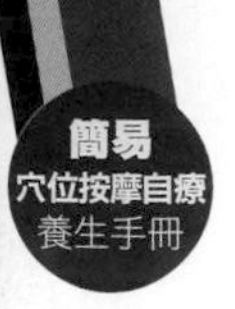

CONSTIPATION

便祕

大腸俞、大巨 排便順暢

指壓腹背，排便暢通無阻

便祕的症狀多發生於女性，如食用過量的精緻食物、蔬果纖維攝取少或是欠缺運動等都會導致排便不暢，而日積月累的壓力，亦是其主因之一。

欲解決此症狀，腹部左右兩邊的大巨穴有其特效，尤其左邊的大巨穴，接近大腸終點，按摩此處可刺激腸胃；而位於背部的大腸俞也可調整腸道。同理可論，按摩左側靠近大腸終點的大腸俞穴亦最有效果。進行指壓療法時，先同時按壓兩側，再仔細按摩左側，效果更顯著。

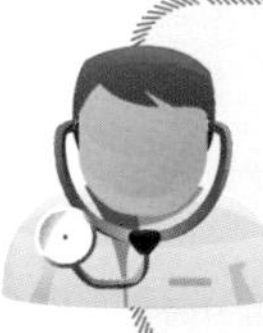

臨床表徵	療效到位穴
1.排便次數減少	1.大腸俞
2.糞便乾燥	2.大巨

部位

1.大腸俞：彎腰時會顯現在腰骨上，也就是第四腰棘突起下，脊椎骨左右兩側約兩隻手指寬的地方。
2.大巨：位於腹部，肚臍斜下方約三隻手指的距離即是。

養成每天定時排便的習慣，即使沒有便意也要定時如廁，以建立排便反射。並應多吃富含維生素B2及富含粗纖維的食物，禁食溫燥少吃性澀收斂的食物。

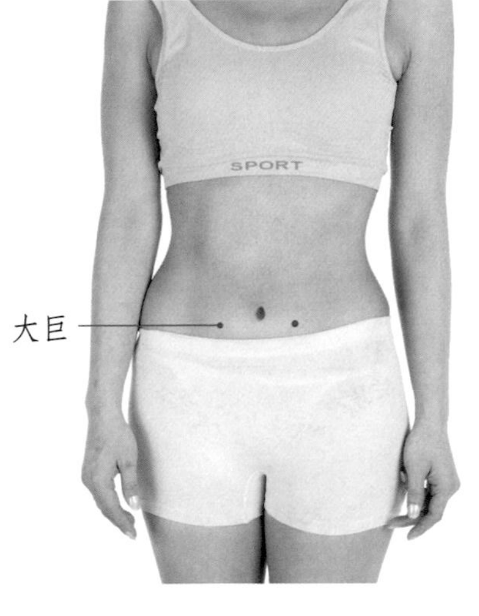

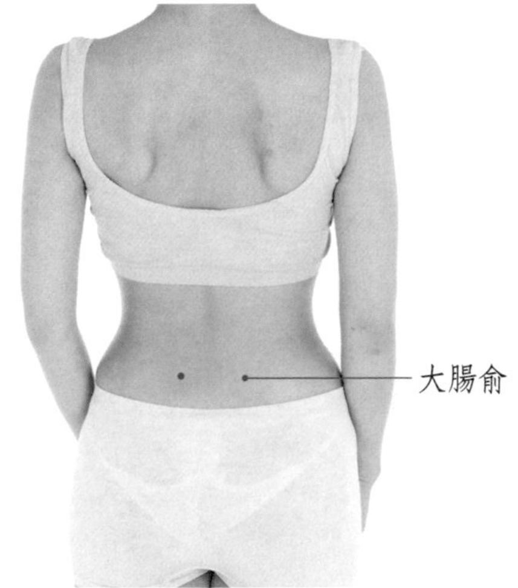

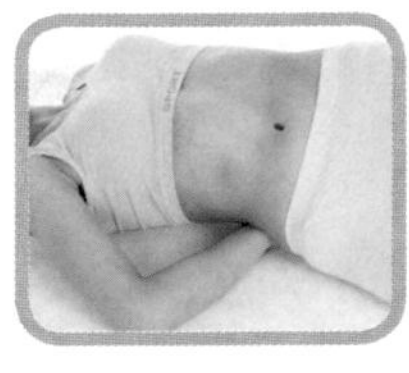

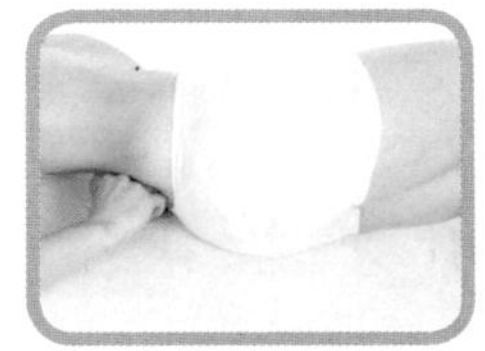

穴道按摩技巧：**變換膝蓋左右側方向來刺激背後的大腸俞穴。**

力道：中。節奏：長。時間：5分鐘。

方式：**仰臥曲膝，拳頭置於背後的大腸俞穴，接著再慢慢下壓，將兩膝併攏倒向左右側，甚至可集中力量加強刺激左邊的大腸俞穴。**

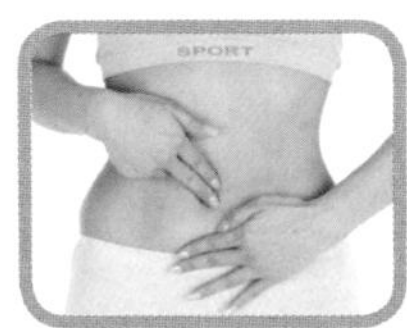

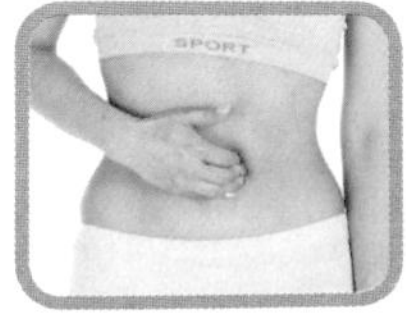

穴道按摩技巧：**刺激左側的大巨穴可預防便秘。**

力道：中。節奏：中。時間：3分鐘。

方式：**位於肚臍斜下方，並以三根手指來測量穴道位置，找到大巨穴後，手指併攏置於穴道上，配合呼吸揉壓。**

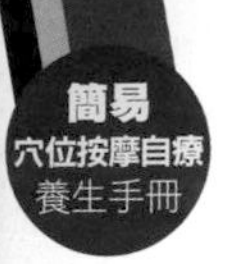

I N F L A T I O N

脹氣

■腹結、關元　排氣解脹

刺激腹部穴道，有助排氣

腹部脹氣是現代人常有的毛病，因用餐後沒有起來走動仍是坐在位子上，使得食物不能充分消化而產生脹氣。此外，若當移動身體時出現陣陣疼痛，則意味著並非只是單純脹氣，有可能是其他疾病的症狀。以下將介紹腹部穴道療法，可有效促進腸胃蠕動，幫助排氣，意即放屁。

首先是腹結穴，其位於肚臍斜下方，按壓此處可活化腸胃運作。若能伴隨下腹部的關元穴按壓，更可有效刺激肛門前的直腸，以順利排氣。指壓此兩處穴道後，可在腹部用手掌按摩畫圓，幫助腸胃蠕動。

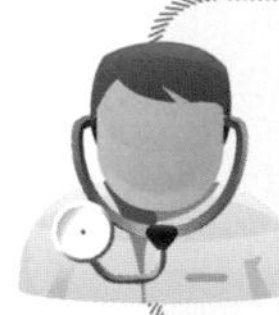

臨床表徵	療效到位穴
1.感到腹部脹滿	1.腹結
2.腹部伴隨輕微絞痛	2.關元

部位

1.腹結：肚臍各往左右移約六根手指頭的寬度（10～12公分），再下移1.5公分就是腹結穴。

2.關元：位於下腹部，可用自己的手指測量，在肚臍下方約三隻手指的距離（肚臍下4～5公分處）。

不易消化的食物應避免食用，如炒豆等；且不要進食太快或邊走邊吃；此外，不良情緒會減弱消化功能，將造成胃氣增加而使腹脹更嚴重。

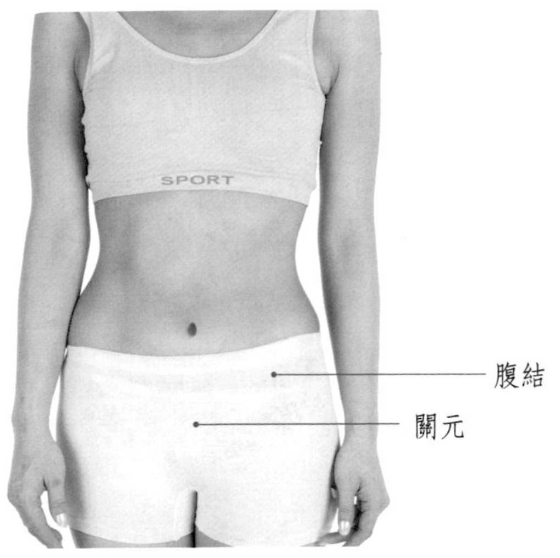

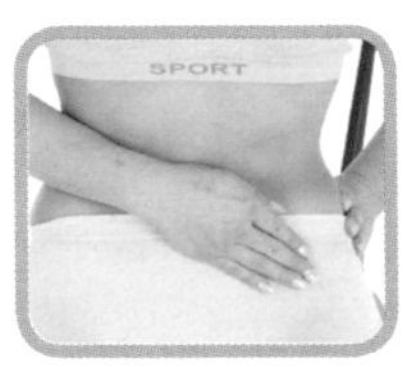

穴道按摩技巧：**以指壓左側的腹結穴為主，可刺激腸胃蠕動。**

力道：**中**。節奏：**長**。時間：**3分鐘**。

方式：**左側的腹結穴最能促進大腸蠕動。首先將四根手指頭併攏，以其指尖按壓左右兩側穴道，尤其可加強左側的腹結穴。**

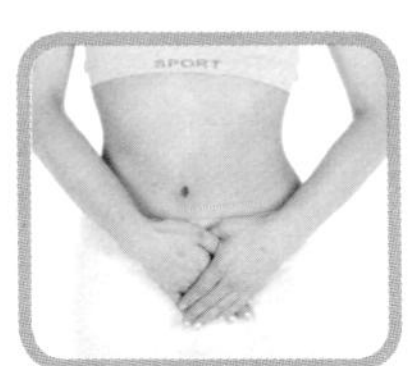

穴道按摩技巧：**以下壓的方式按壓關元穴可刺激直腸。**

力道：**中**。節奏：**長**。時間：**5分鐘**。

方式：**左右手指併攏放在穴道上，為了能有效刺激直腸，應配合吐氣，往斜下方指壓，這樣才能讓腹內脹氣行走到肛門附近。**

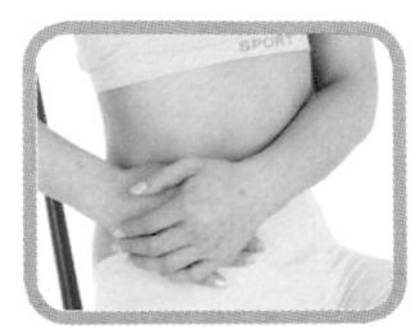

穴道按摩技巧：**採順時鐘方向按摩腹部。**

力道：**弱**。節奏：**長**。時間：**3分鐘**。

方式：**順著食物在大腸內行經的方向以順時鐘方向按摩，如此便能順利排氣。**

SYCHNURIA

頻尿

中極、膀胱俞　減緩頻尿

按壓腹臀，別讓頻尿打擾你

過度疲勞與累積龐大壓力時，身體便會出現異常，如頻尿等。在女性的生理結構上，尿道靠近陰道和肛門，故容易因細菌入侵而引發相關疾病，常見的有尿道炎、膀胱炎，並常會伴隨頻尿症狀。

而憋尿也常會導致頻尿，如長途駕駛的司機、長時間久坐或不方便如廁等職業，皆是頻尿好發族群。由於頻尿相當難根治，最好的方式就是避免憋尿，同時可以透過刺激穴道、多喝水、常如廁等方式預防。

而指壓下腹部的中極穴與臀部的膀胱俞時，會感覺到膀胱及尿道有刺痛感，此時多加按摩可減少因尿意頻頻卻尿量少的情形。

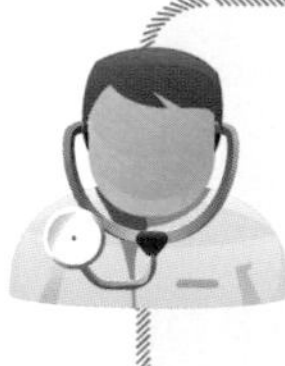

臨床表徵
1.有強烈尿意但尿量少
2.膀胱感到壓迫以及有輕微脹痛感

療效到位穴
1.中極
2.膀胱俞

部位

1.中極：位於肚臍正下方約四根手指寬處（距肚臍6～7公分）。
2.膀胱俞：位於脊椎骨和尾椎骨連結線的中央，並往左右移約兩根手指的寬度即是。

養生便利貼
無論工作再忙也不要憋尿，甚至也不要因不方便如廁等而延誤排尿，免得膀胱過度膨脹而造成發炎。

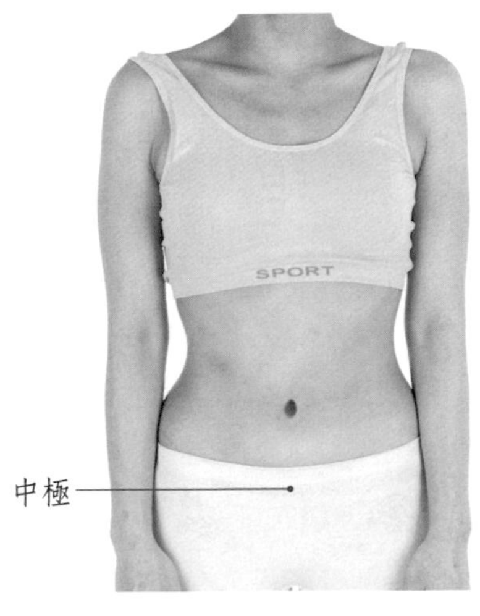

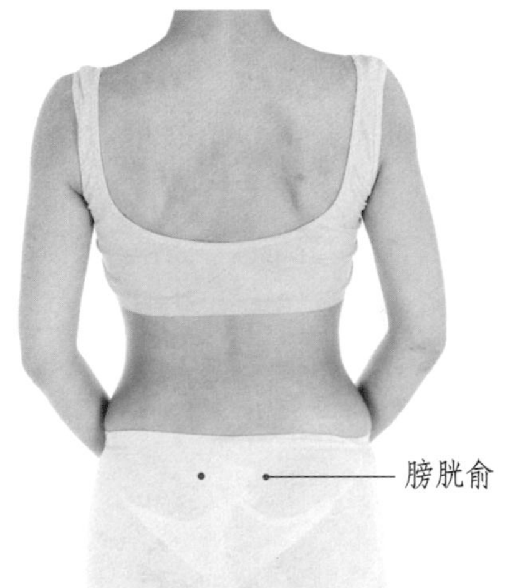

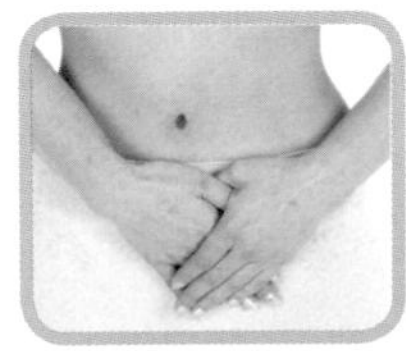

穴道按摩技巧：**溫暖手掌，並置於中極穴上，可治癒下腹部的不適。**

力道：弱。節奏：長。時間：5分鐘。

方式：**將雙手搓溫後，兩手掌交疊於下腹部的中極穴上，直到產生溫熱、舒適之感。**

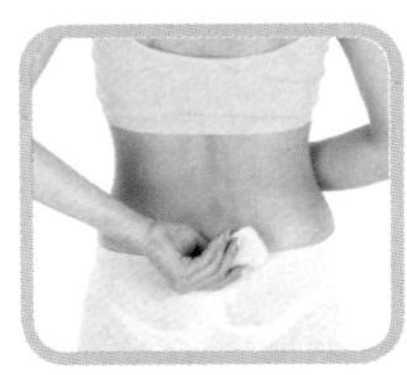

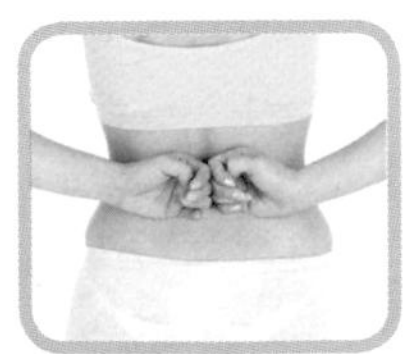

穴道按摩技巧：**用暖暖包溫熱腰部的膀胱俞。**

力道：弱。節奏：長。時間：5分鐘。

方式：**用暖暖包溫暖左右兩邊的膀胱俞，或是仰臥將拳頭放在背後的穴道上，以身體重量下壓。**

S T R E S S

口臭

■地倉、天突　口氣清香

按摩到位，還你好口氣

口臭大多是因衛生習慣不佳而起，如飯後不刷牙、忽略舌苔清潔等，雖然嚼口香糖、噴口氣芳香劑可暫時改善，但只能治標不治本，故徹底做好口腔衛生才能有效根治。此外，也有因口腔潰爛、牙周病、臟腑器官失調所致，諸如便祕、肝功能衰竭、糖尿病等。這是因內部細菌感染造成，必須找專業醫生進行詳細檢查，並非口腔清潔便能解決的。

然而，若是單純的口臭，可藉由地倉、天突來解決口氣不佳的問題，經常按壓此處，不僅能使口氣清新，對身體亦有保健功效。

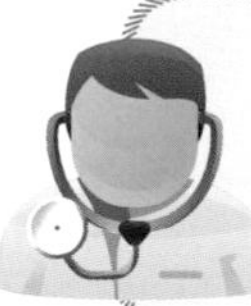

臨床表徵	療效到位穴
1.口內發出臭氣	1.地倉
2.牙齦充血發炎	2.天突

部位

1. 地倉：位於嘴角兩側，此處用手指指腹按壓較不易達到效果，必須改用指尖或前端尖銳的工具才能達到最佳效果。
2. 天突：位於頸部中央，喉結之下、胸骨之上的前方凹陷處。按壓時，應斜角朝下，向胸骨側的方向按摩。

養生便利貼

要養成飯後漱口的習慣，尤其應注意以牙線或牙籤剔除殘留在牙縫中的菜渣。且餐間吃些水果可防止口臭的產生。

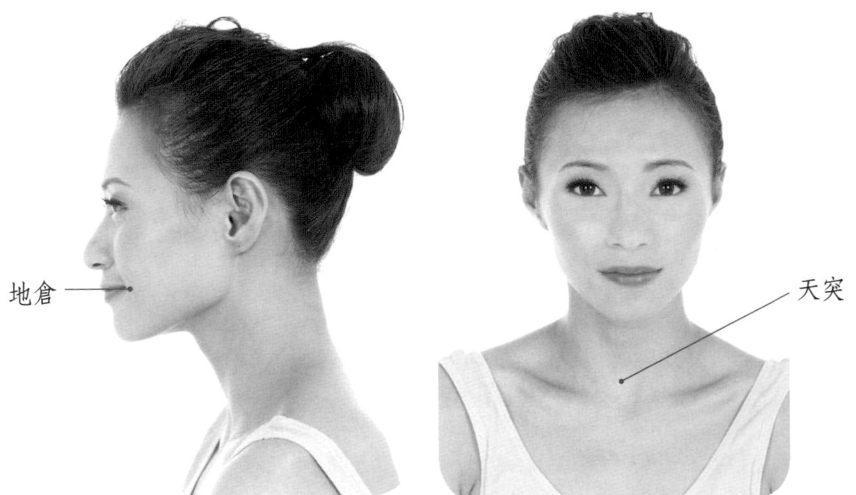

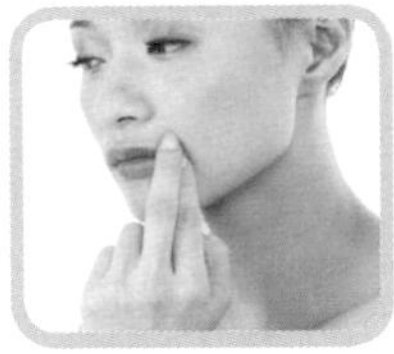

穴道按摩技巧：**將中指交疊在食指上，定點對穴按壓更具效果。**

力道：中。節奏：中。時間：3分鐘。

方式：**由於不容易鎖定嘴角附近地倉穴的按摩點，可將手指立起指壓。**

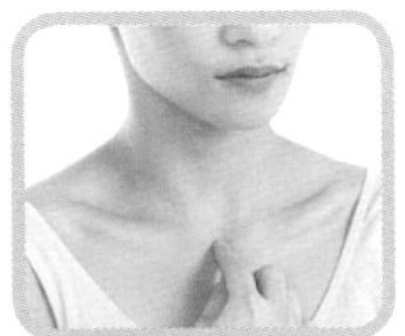

穴道按摩技巧：**以中指點壓天突穴。**

力道：中。節奏：中。時間：3分鐘。

方式：**位於左右鎖骨間的天突穴，若單是以食指的力量並不能達到預期效果，所以在指壓時必須改變施力方向，並不斷向胸骨方向施力，以將刺激傳到胸部。**

S T R E S S

白帶過多

太衝、三陰交　降低分泌量

有效解除白帶分泌過多的難言之隱

白帶是指女性陰道內白色或淡黃色的分泌物。在青春期、生理期、妊娠期時，白帶都有可能增加，以上皆屬正常現象。但若有以下現象便要注意是否為「帶下病」了，如白帶分泌比平時多、顏色異常，有難聞異味，並且陰部有搔癢症狀，或腰酸怕冷、小便清長，甚至腹痛便乾等症狀，便要就醫檢查了。

治療方法除了看醫吃藥、調整飲食外，亦可利用穴道按摩的方式增強免疫力，減輕白帶異常的現象。如太衝、三陰交等都是女性的特效穴，經常按摩此處，不僅可緩解婦科疾病所帶來的不適，甚至還能提升免疫系統的抗病能力。

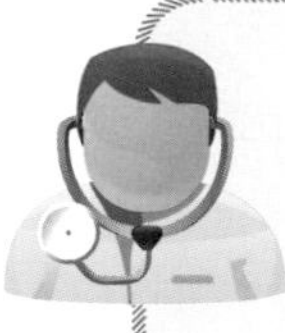

臨床表徵
1.白帶增多
2.顏色異常且有異味
3.陰部搔癢

療效到位穴
1.太衝
2.三陰交

部位

1. 太衝：此穴位於腳拇趾與腳食趾之間，往腳背上移動約兩根指頭寬的地方即是。
2. 三陰交：往內側足踝骨的中心上方移約三根手指寬處，在脛骨後側即是。

養生便利貼
忌食生冷及刺激性食物，如辣椒、洋蔥、大蒜等；但如烏骨雞、枸杞、豬肚、白果等溫熱、具滋補的食物可食用。並要經常保持外陰部乾燥，經期間更應注意陰部清潔。

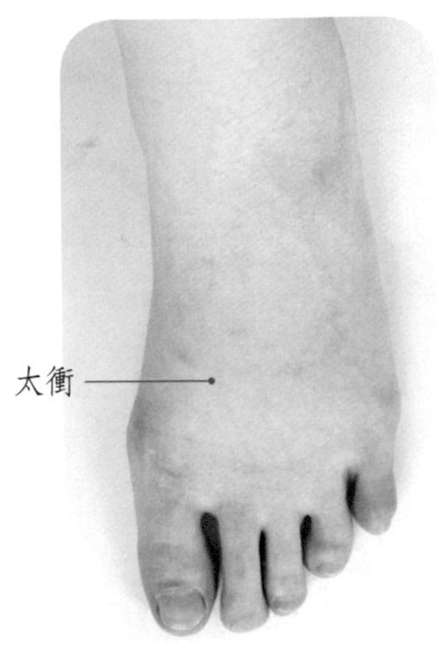

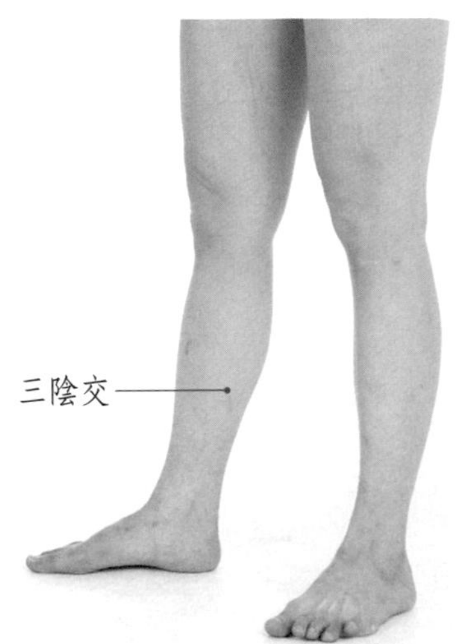

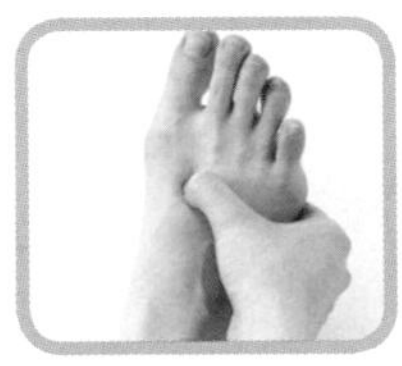

穴道按摩技巧：**推揉太衝穴，減少白帶分泌。**

力道：中。節奏：中。時間：5分鐘。

方式：**用大拇指按壓腳拇趾及腳食趾間上方的太衝穴，可加強力道在穴位上，使刺激能深入其中。**

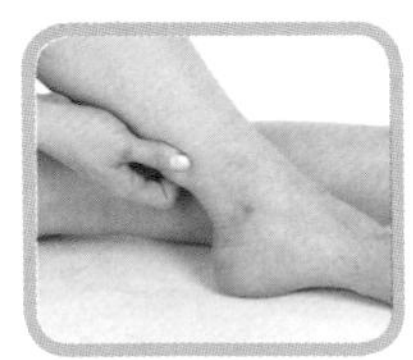

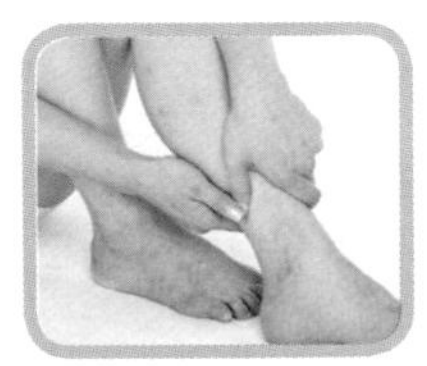

穴道按摩技巧：**刺激三陰交穴，緩解婦科疾病。**

力道：中。節奏：中。時間：5分鐘。

方式：**兩手抓住腳，將左右拇指重疊指壓三陰交穴，以慣用手在下方朝骨頭方向施力，以深入穴道。**

S T R E S S

青春痘

■外關、合谷　減輕發炎症狀

有效消除青春痘的紅腫發炎

青春痘是青少年時期常見的一種慢性毛囊皮脂腺炎的疾病。由於此時體內激素分泌旺盛，導致皮脂增加，並透過毛囊排出體表，當與空氣中的髒汙空氣混合後，便會堵塞毛囊，導致油脂和增多的廢物無法及時排除，最後便會導致細菌感染而形成青春痘。

事實上，這與內分泌失調或經常食用刺激性食物有關。因此除了改變飲食及生活作息外，經常按摩外關和合谷穴還能調整內分泌，防止青春痘的產生。

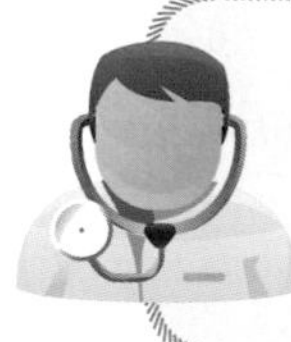

臨床表徵	療效到位穴
臉、肩、背出現紅腫小痘	1.外關 2.合谷

部位

1. 外關：位於手臂的手背側，手腕往手肘方向移約兩根手指寬的地方（約3公分）即是。
2. 合谷：在手背，其穴位於拇指與食指之間，當張開手指時，穴位就在拇指骨與食指骨交接處的前方。

養生便利貼

經常用溫涼的水清洗患部，不宜用較強的鹼性清潔品。在飲食方面，勿食用煎炸、重口味的食物，飲食宜多清淡，而蔬菜、水果應多吃，並保持排便正常。

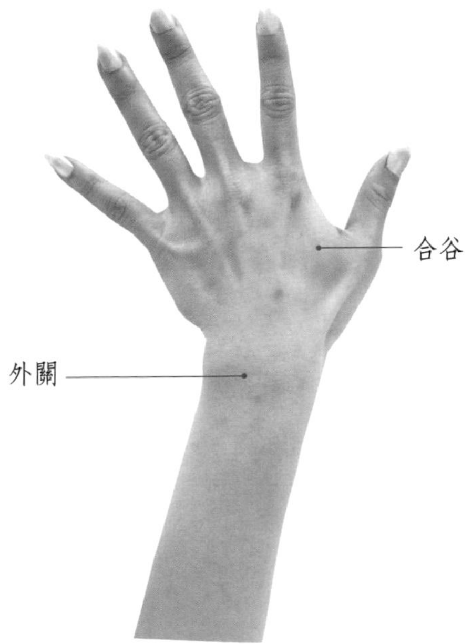

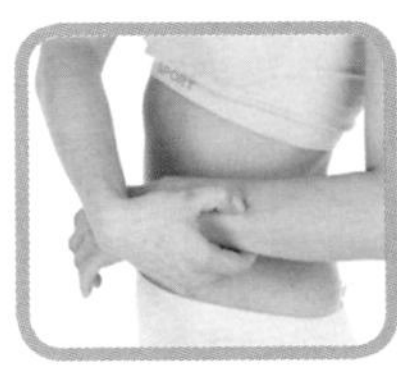

穴道按摩技巧：**以大拇指揉動外關穴，但要保持手腕固定，以免取穴困難。**

力道：中。節奏：中。時間：3分鐘。

方式：**以拇指按壓外關穴，並立起指尖與肌膚呈垂直方向推揉穴道。**

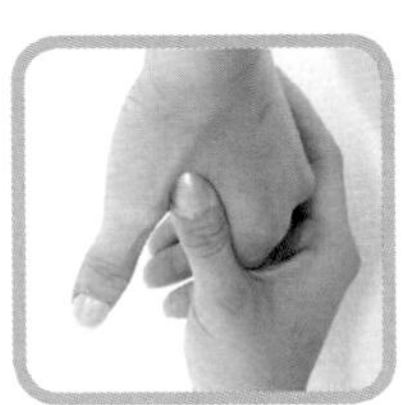

穴道按摩技巧：**用手指按壓拇指根處的合谷穴，以調整內分泌。**

力道：強。節奏：中。時間：3分鐘。

方式：**將拇指置於合谷穴，其他四指扶住手背，朝食指方向施力，經常按摩具有保健身體的效果。**

S T R E S S

月經不調

血海、公孫 調整經期

調整荷爾蒙，恢復正常經期

月經不調是指因卵巢功能不正常所引起的月經週期提前或延遲，甚至是經期紊亂或者月經過量或過少的症狀。而根據中醫剖析，月經提前者多因血熱，其症狀為經量多、顏色鮮紅、口乾易便祕、舌紅；虛熱者則是經量少、顏色淡、頭暈、腰酸等；此外，尚有因脾虛、氣虛、虛寒所引起的月經不調，應經過醫師診斷後方能確認原因，以對症治療。

此外，可透過天然的穴道按摩來調整內分泌，使經期趨於正常。如血海、公孫便是特效穴，經常按摩兩處，能調整荷爾蒙，達到保養身體之效。

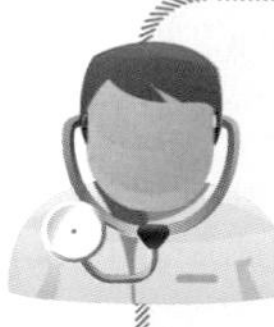

臨床表徵
1.經期提前或延遲
2.經量過多或過少
3.顏色鮮紅或過淡

療效到位穴
1.血海
2.公孫

部位

1.血海：用力伸直膝蓋時，膝骨內側一凹陷處之上方即是。
2.公孫：此穴位於腳拇趾趾根外側的凸出處，即中足骨的終點，意即腳掌（腳底）弧度的起始點。

養生便利貼
在情緒方面應保持精神愉快，避免壓力過大或情緒不穩；飲食方面，經期營養要豐富，多吃易消化食物，水、蔬菜要多補充；而月經快結束前，應多補充含蛋白及鐵、鉀、鈉、鈣、鎂的食物，如肉、奶蛋、動物肝等。

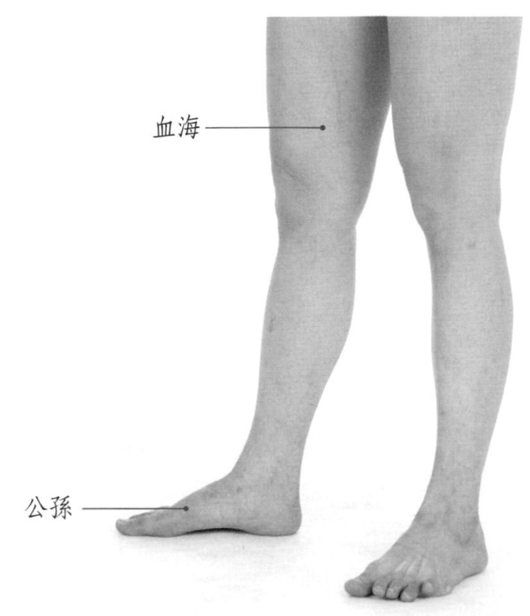

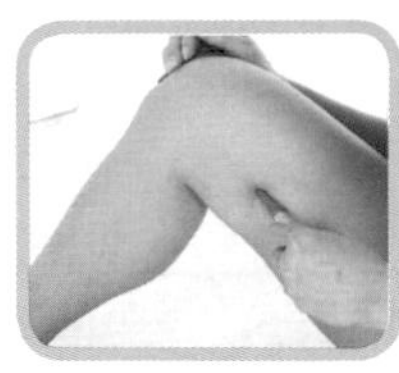

穴道按摩技巧：**用原子筆對準血海穴下壓。**

力道：中。節奏：中。時間：5分鐘。

方式：**彎曲一腳，用手指按壓血海穴或是用原子筆加強刺激，當深入穴道時，大腿及膝蓋都會有刺痛感。**

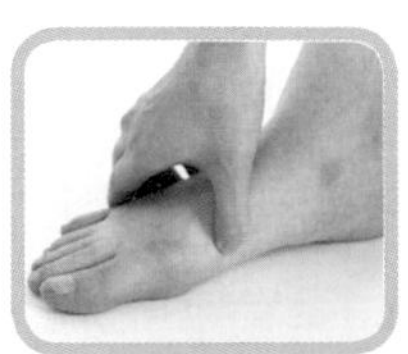

穴道按摩技巧：**按壓公孫穴，有效調整內分泌。**

力道：中。節奏：中。時間：5分鐘。

方式：**以手握住腳背，豎起拇指指尖按壓公孫穴。如果按摩位置正確，腳拇趾會有刺痛感，繼續按壓能達到療效。**

THE METHOD TO DISPEL THE FATIGUE

另類舒緩疲勞法

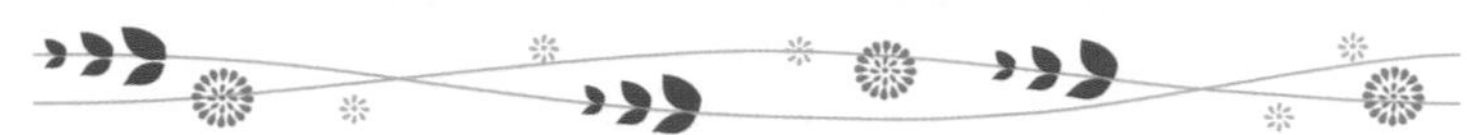

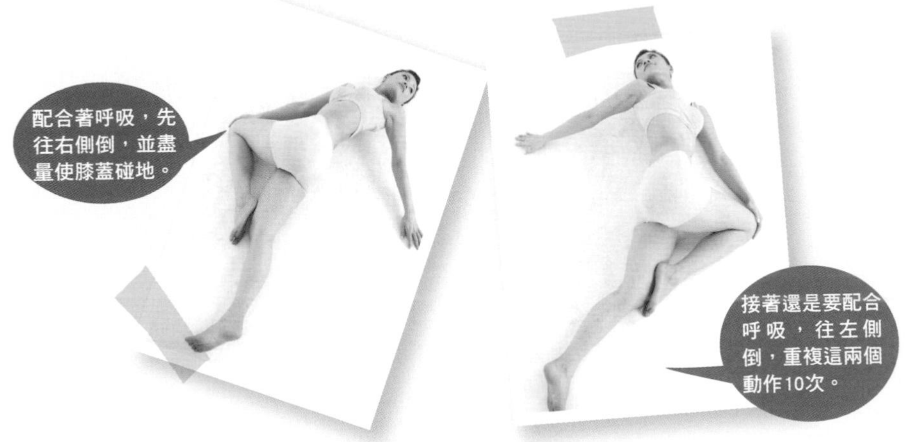

治療生理痛：扭腰運動

仰躺，將膝蓋彎曲並左右擺動，此時雙手稍微張開平放在地上，並慢慢扭動腰部，可舒緩經痛。尤其在生理期前的2～3天，每天持續做3回（共30次），可解除生理期第一天的劇烈疼痛，降低經痛發生頻率。

蔬果大補帖

解除生理期不適：山楂、櫻桃、桂圓

山楂具有活絡氣血、化瘀血的作用，故可改善經痛；而櫻桃因含高量鐵質，具有補血功效，適合女性服用；此外，桂圓可促進血液循環、活血，舒緩生理期的不適。

THE METHOD TO DISPEL THE FATIGUE

另類舒緩疲勞法

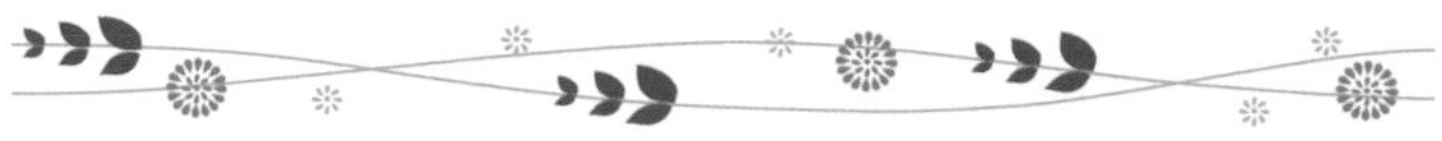

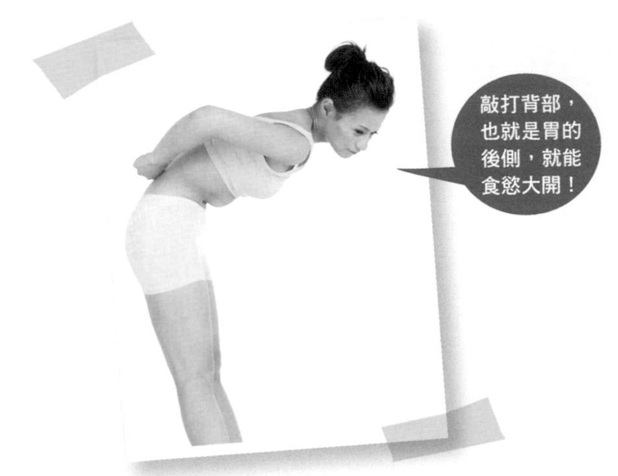

消除胃部疲勞：捶背運動

到了吃飯時間，是否還沒有食慾呢？建議此時敲打背部（即對應正面心窩到肚臍之間的部位），也就是胃的後側，只要敲打脊椎骨兩側3～4公分的地方，便可促進食慾。

蔬果大補帖

開胃健腸效能佳：百香果、桑椹

百香果含大量的膳食纖維，有助消化、開胃健腸的作用，桑椹則可促進胃液分泌，幫助消化、排便順暢。

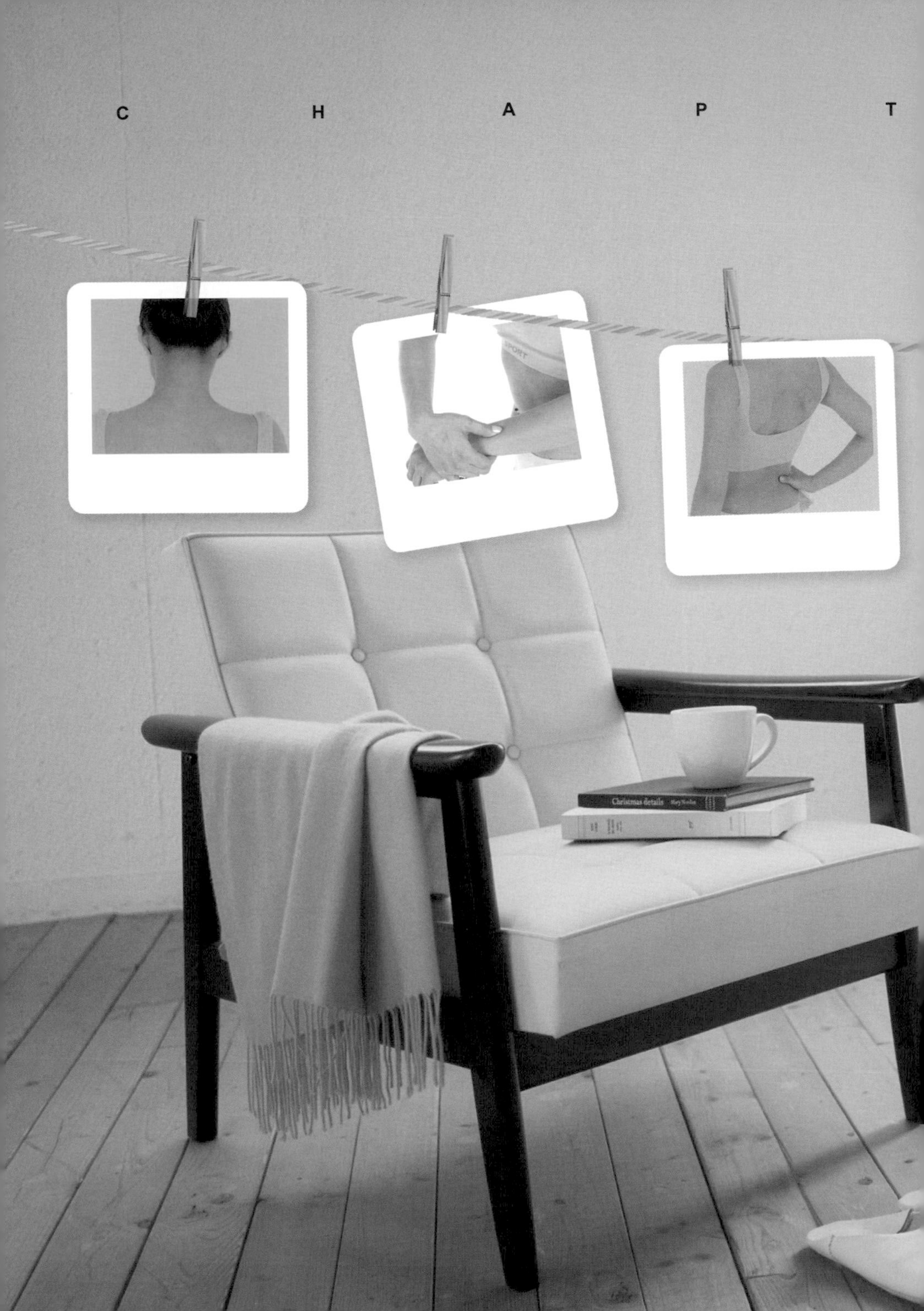
C H A P T
SPORT
Christmas details

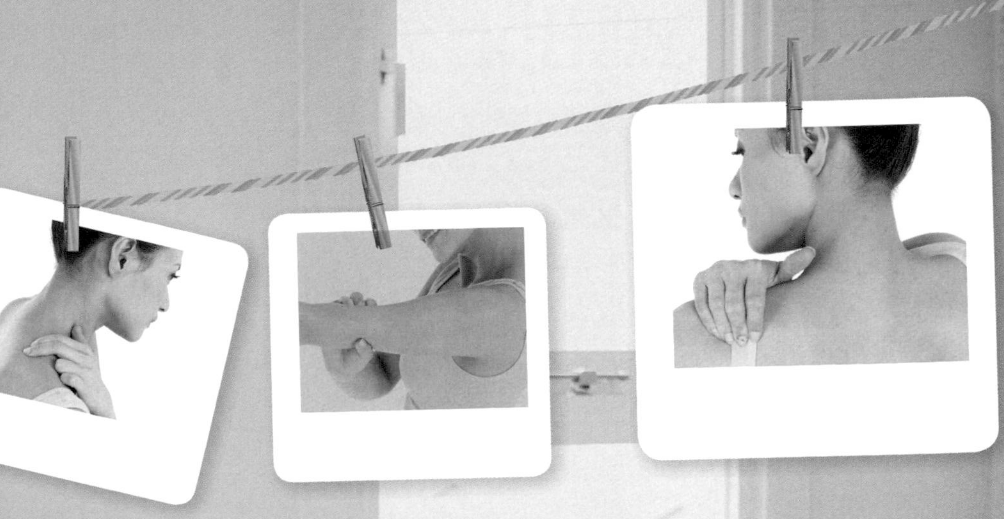

第4章 長期疲勞「工作病」

現今上班族因經常維持同一姿勢過久，故容易出現肩頸酸痛、手肘疼痛、指頭痠麻等症狀，除了伸展身體肌肉之外，亦能藉由本章所介紹的穴道來達到緩和效果，提升工作效率。

N E C K A C H E

頸部酸痛

後頸肌、天容 解除頸痛

按摩頸後及兩側筋肉，酸痛一掃而盡

脖子是人體中相當重要的部位，平時必須支撐約4公斤重的頭，若是需要長時間低頭工作的人，頸部肌肉就容易僵硬、沉重。而頸部最重要也最容易感到疲憊的兩處肌肉，一為僧帽肌，另一個則為胸鎖乳突肌。僧帽肌位在頸後連接頸部與肩胛骨的肌肉，此為最容易僵硬之處，但透過按摩便能放鬆緊繃的肌肉。另一處則是耳後到鎖骨的胸鎖乳突肌，當明顯感到頸部兩側僵硬時，按壓此處即能得到改善，若轉動頸部而肌肉並無僵硬或難移動的狀況，則表示指壓達到效果。

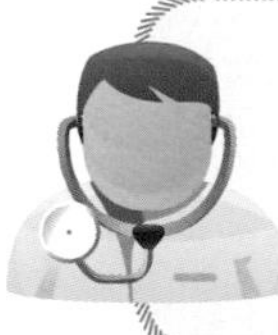

臨床表徵	療效到位穴
1.肌肉僵硬	1.後頸肌
2.脖子有痠脹感	2.天容

部位

1.後頸肌：位於頸骨兩側，約在頸骨的左右3～5公分的寬度。尤其頸後側的僧帽肌容易因疲勞而感到僵硬，故須時常推揉。

2.天容：位於下顎骨的下方靠近胸鎖乳突肌前緣。此穴能有效治療頸部兩側的酸痛及頭痛。

養生便利貼

行走和端坐要抬頭挺胸，盡量維持上半身直立，避免彎腰駝背。而需要長時間抬頭或低頭的人，要經常做一些放鬆肌肉、伸展關節的運動，以減輕頸椎壓力。

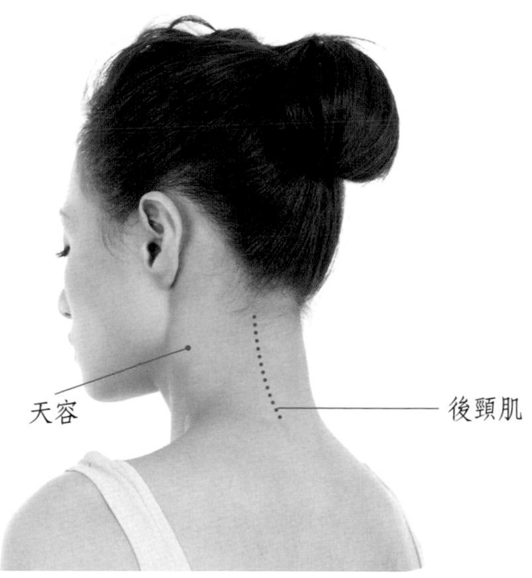

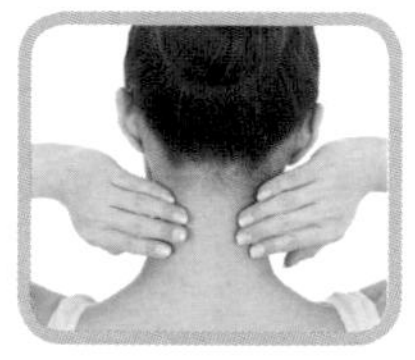

穴道按摩技巧：**後頸酸痛時，可用左右四指指尖同時指壓。**
力道：中。節奏：中。時間：5分鐘。
方式：**四指指尖稍微立起按壓後頸肌，若能配合呼吸進行，效果更顯著。**

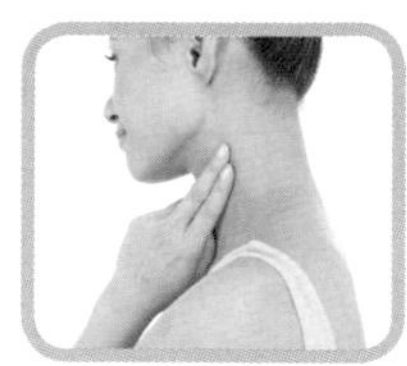

穴道按摩技巧：**以中指仔細按摩天容穴，緩解頸側痠痛。**
力道：中。節奏：中。時間：3分鐘。
方式：**中指置於天容穴上，再配合呼吸慢慢按壓，可提升療效。**

Point Column

嚴重時再指壓胸鎖乳突肌

頸部兩側嚴重痠痛時，只按壓天容穴是無法完全改善的，如能再按摩胸鎖乳突肌，則可使全身舒坦。而偏頭痛時，胸鎖乳突肌會特別痠痛，此時以大拇指及食指抓捏此處肌肉，將能緩和僵硬疼痛的情形。

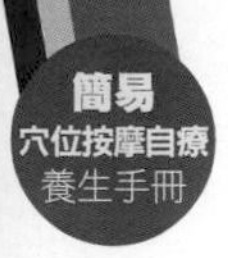

S H O U L D E R A C H E

肩膀酸痛

曲垣、肩井 消除疲勞

指壓消解「硬脖子」

現代人長期坐在辦公室，維持同一姿勢，使得身體在無形中一直累積疲勞，包含眼睛痠疲、頭痛，肩膀脖子僵硬等，加上壓力的產生，使身體增加負擔，逐漸釀成肩膀酸痛的症狀，而肩頭至肩胛骨等區域因為僵硬，按壓時會出現疼痛感。

因此，肩頸酸痛會導致手臂擺動困難，故按壓肩井穴能有效緩和脖子至肩膀的不適感，甚至還能散掉沉積已久的氣結，使頭腦更清醒、身體更放鬆；而人們有時維持一個固定姿勢過久，背部會相當不適，故推揉曲垣將能產生舒緩之效。

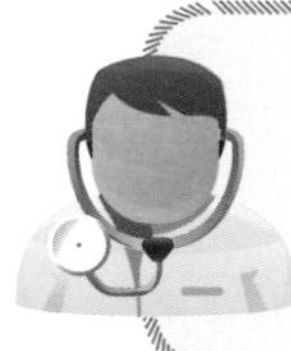

臨床表徵	療效到位穴
1.頸部轉動困難	1.曲垣
2.肩膀沉重	2.肩井

部位

1. 曲垣：此穴位於背部上方，距肩胛骨上緣約2公分處，約莫在肩井穴斜下方，靠近脊椎骨兩側。
2. 肩井：在脖子與肩膀連接線上，也就是在左右兩側的肩頭，指壓此處時，頸部及肩膀會出現刺痛感。

養生便利貼

經常轉動頭部，別讓脖子保持一個姿勢過久；亦可將兩肩向後、手臂則是往後甩，像是伸懶腰的樣子，以活動全身；回家洗澡時，也可熱敷或用水柱沖淋酸痛部位，緩和肩頸不適。

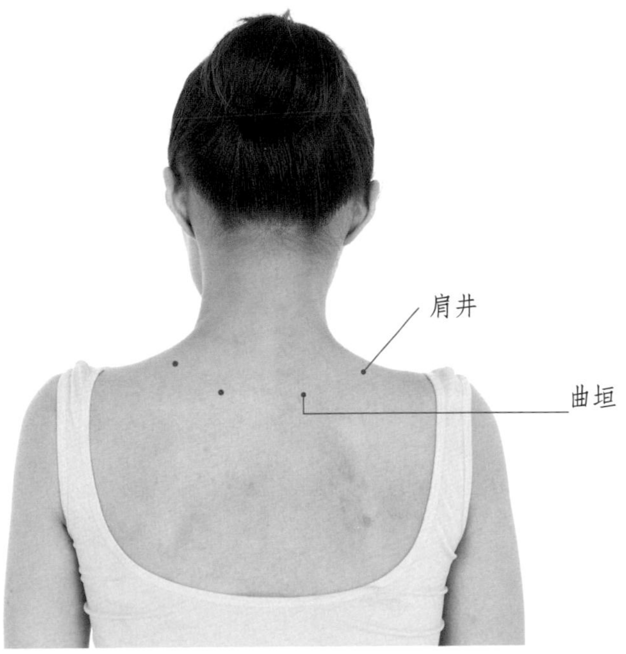

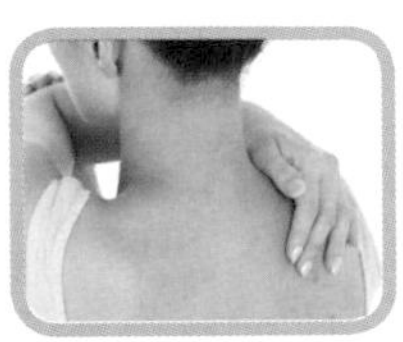

穴道按摩技巧：**稍微立起食指，以往前方拉直的方式指壓曲垣穴。**

力道：強。節奏：長。時間：5分鐘。

方式：**以食指或中指指尖壓住曲垣穴，將施壓的手臂往前方拉，此時若能將手指稍微立起，則效果會更好。**

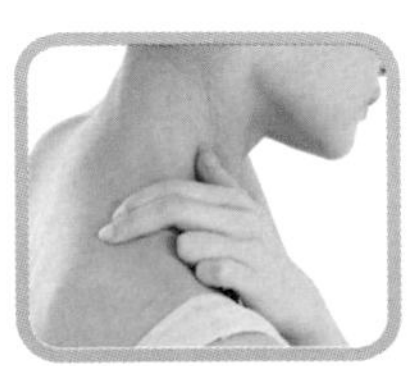

穴道按摩技巧：**以略斜方向按壓肩井穴，效果更好。**

力道：強。節奏：長。時間：5分鐘。

方式：**食指及中指要併攏，方向應略為朝向脊椎骨，也就是朝曲垣穴的方向來按壓，其所產生的刺痛感會讓肩膀舒服不少。**

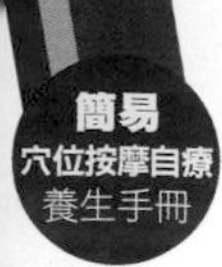

S T I F F B A C K

背脊緊繃

肝俞、膈俞 舒緩肌肉僵硬

指壓脊椎骨穴道，身軀輕盈

背脊僵硬可能會引起如睡眠品質差、早起感到疲倦、腸胃消化不良等現象。解除背部僵硬的方法，可延脊椎骨兩側的肌肉按壓來加以鬆軟，位置在距離脊椎骨約2~3公分處，由上而下，從肩部一路至腰部的方式按壓。

需要注意的是，肌肉僵硬的程度因人而異，故在按壓的力道上也要隨情況而加以調整，透過敲打的方式，能有效且快速地達成效果，也不容易使手部肌肉受傷，如此一來，背脊的肌肉不僅能得到舒展，其他併發出的小毛病亦會隨之緩解。

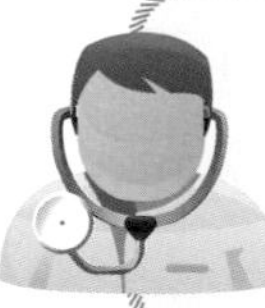

臨床表徵	療效到位穴
1.活動受限	1.肝俞
2.背部疼痛	2.膈俞

部位

1. 肝俞：在背部肋骨與腹部交界處，大約是第九胸椎棘突起下側約兩隻手指（約3公分），距脊椎骨左右兩側3～4公分的地方。
2. 膈俞：在背部肋骨與腹部交界的部分，約第七胸椎棘突起下側，脊椎骨左右兩側約兩根手指（約3公分）的地方。

養生便利貼 可泡熱水浴或游泳舒緩背脊、伸展全身肌肉，此外不要睡太柔軟的床，以免造成腰背負擔。

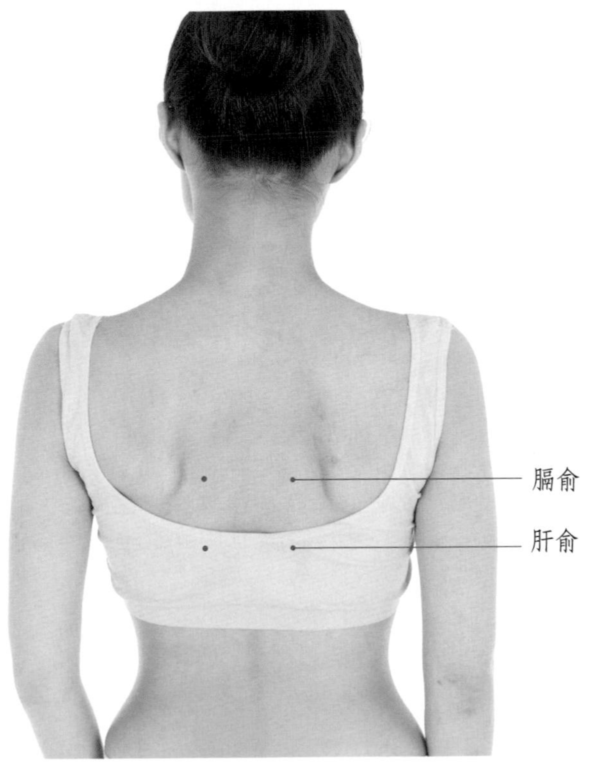

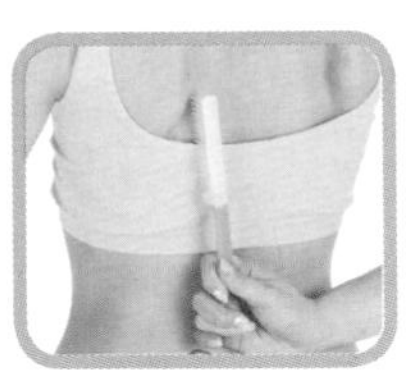

穴道按摩技巧：**以刷毛較硬的梳子敲打肝俞穴。**

力道：中。節奏：短。時間：3分鐘。

方式：**由於自己進行背部指壓時，不好施力，故可使用刷毛較硬的梳子敲打，療效甚佳。**

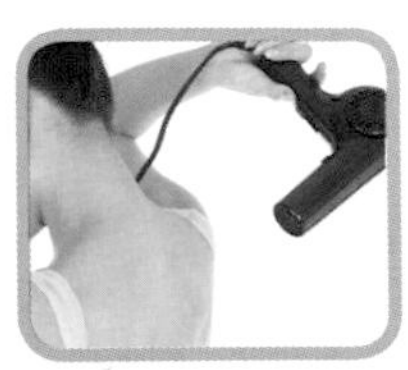

穴道按摩技巧：**用吹風機對膈俞穴進行溫熱刺激。**

力道：中。節奏：中。時間：5分鐘。

方式：**用吹風機的熱風正對著膈俞穴左右吹動，因為是沿著脊椎骨兩側的肌肉進行，所以連肝俞穴也可同時得到刺激。**

F O R N Z E N　S H O U L D E R

五十肩

雲門、臑俞 肩膀活動自如

指壓肩膀穴道，靈活再現

當伸展手臂或活動肩膀時，若感到困難或是出現一陣疼痛，往往是罹患五十肩前的症狀。五十肩的英文為「Frozen shoulder」（冰凍肩），即肩關節周圍發炎所引起的劇烈疼痛。事實上，人體具有數個能使肩關節活動自如的穴道，而考慮其簡易性，以位於前肩的雲門穴及肩後手臂根部地帶的臑俞穴最容易按壓。按摩時，可能會有劇烈痛楚，但忍耐一下，再緩慢地活動肩膀，並且平時就多做肩部運動，便可防止五十肩的發生。

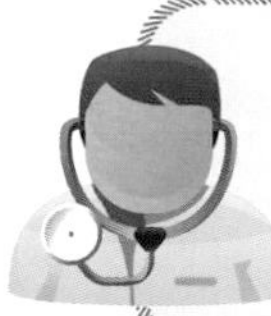

臨床表徵	療效到位穴
1.無法上舉雙手	1.雲門
2.無法自行抓癢	2.臑俞

部位

1.雲門：鎖骨外側下方的凹陷處便是雲門穴。指壓時，手臂及喉嚨會有刺痛感。刺激此穴能有效治療感冒。

2.臑俞：背部肩胛骨上方稍微往外移的凹陷處，此爲臑俞穴所在位置。

養生便利貼

五十肩產生時，可使用局部熱敷、超音波或短波等熱療，以增加關節四周的血液循環，使組織軟化而易於牽拉，亦可做些手臂前舉或甩手活動來增加關節的活動度，減輕不適症狀。

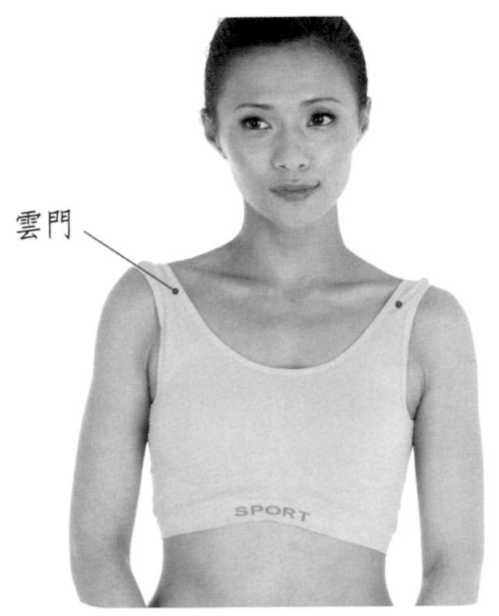

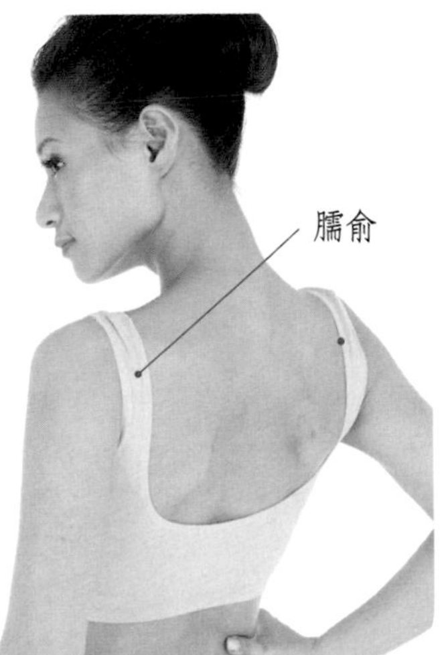

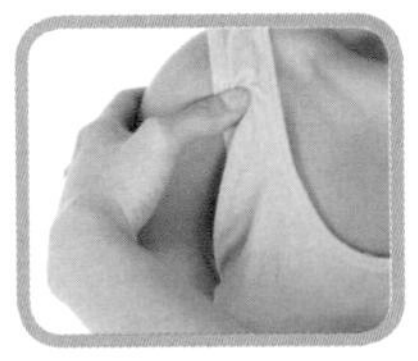

穴道按摩技巧：**按壓雲門穴可舒緩肩關節的酸痛。**

力道：**中**。節奏：**中**。時間：**5分鐘**。

方式：**拇指置於前肩的雲門穴上，稍微立起指頭進行指壓，並用四指扣住手臂以穩定力道。**

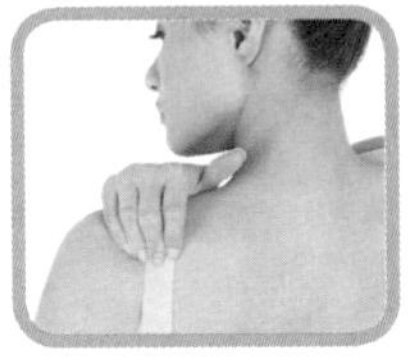

穴道按摩技巧：**以往前拉的方式刺激肩關節的臑俞穴。**

力道：**中**。節奏：**中**。時間：**5分鐘**。

方式：**背後的肩關節疼痛時，可刺激此穴來減輕疼痛。食指、中指、無名指、小指併攏並扣住肩膀，中指正好置於臑俞穴，如此即可達到治療效果。**

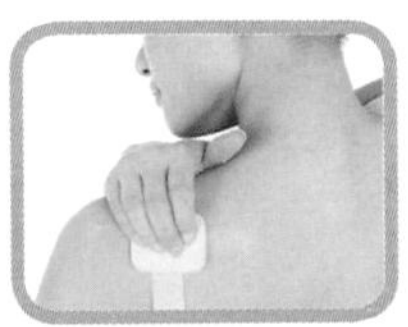

穴道按摩技巧：**對久治不癒的肩痛可用暖暖包溫熱治療。**

力道：**弱**。節奏：**長**。時間：**5分鐘**。

方式：**當肩痛極劇且皮膚冰冷時，先以暖暖包慢慢溫熱臑俞穴再按壓，會更具療效。**

E L B O W A C H I N G

手肘疼痛

上臂後側、肘髎 再現健力

伸展肌肉、刺激穴道，改善血液循環

運動過度所引起的手肘疼痛，或長期使用鍵盤，或感冒時的肌肉酸痛，都會使人的手肘、手臂不適，這是由於血液循環不良所造成的結果，而指壓肘髎以及上臂後側皆有緩和疼痛的功效。

由於平時這兩個部位較少活動，故在進行指壓時，會感到加倍疼痛，但若能持續按壓即可彰顯療效。

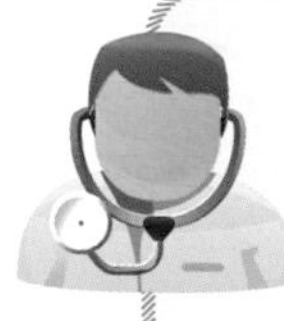

臨床表徵

1.手部無法使力且痠軟
2.手肘抽痛

療效到位穴

1.上臂後側
2.肘髎

部位

1. 上臂後側：意指手臂後側延著肩頭到手肘的一直線，此線可大約分成5點指壓。
2. 肘髎：當手肘彎起時，會產生皺紋，而此處前端往肘關節方向延伸有一骨頭，肘髎穴就位在此骨邊緣。

養生便利貼

平時久坐應注意時間，避免固定同一姿勢過長。且應適當活動四肢，避免過度使用手肘或做劇烈運動。

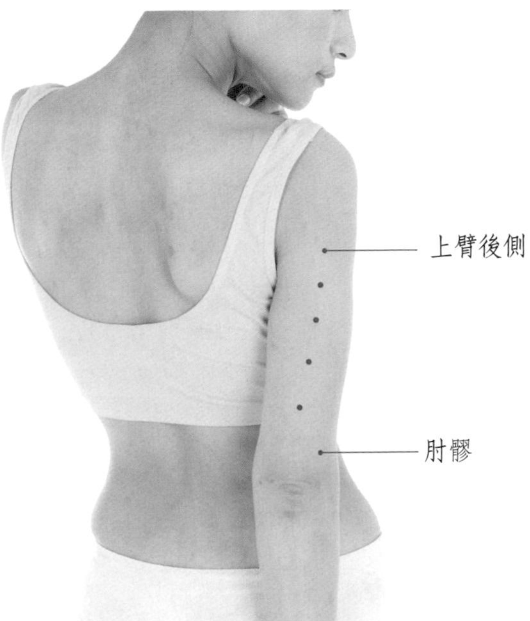

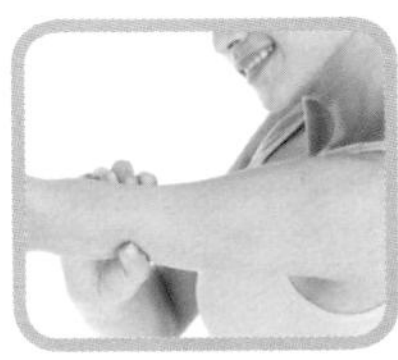

穴道按摩技巧：**手臂後側可分成5處，以點壓方式按摩。**

力道：中。節奏：短。時間：5分鐘。

方式：**以抓住手臂的方式，分別用拇指按壓手臂後側的五點。手掌向上、手臂伸直，便可進行簡易指壓。**

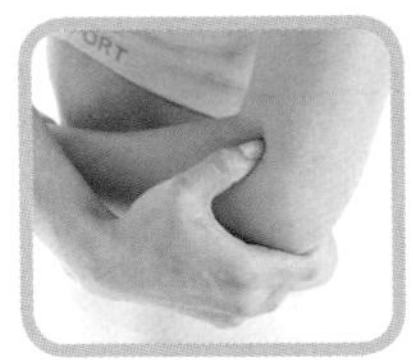

穴道按摩技巧：**手肘疼痛時，可刺激肘髎舒緩不適。**

力道：強。節奏：中。時間：5分鐘。

方式：**拇指壓住肘髎穴，用較強的力道按摩。如果前臂出現疼痛，就表示找對穴道。此時，再立起指頭朝肘關節方向用力下壓，肘痛便可逐漸痊癒。**

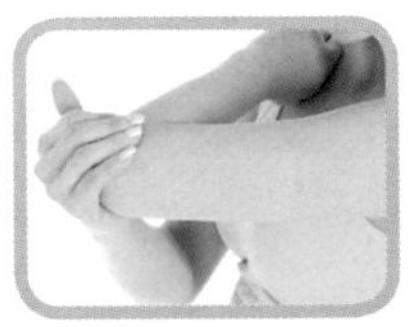

穴道按摩技巧：**伸展手臂，刺激後側肌肉。**

力道：中。節奏：長。時間：5分鐘。

方式：**手掌支撐著手肘，將手肘頭拉向另一方的肩膀，使手臂後側的肌肉得到充分伸展。**

S T R E S S

手指麻痛

郄門、勞宮、四瀆　抑制痠麻

指壓前臂中央穴道可以解除手指麻痺

當手指尖端有刺痛、麻痺感時，意味著手腕至手肘部位的肌肉長期處於僵硬狀態而導致血液不順暢，故引發手指麻痺。

手臂正面的四瀆穴以及手臂後側的郄門穴是針對此症狀的治療穴道，但因位於較難刺激的地方，即在手臂兩根骨頭之間的肌肉，故立起拇指深入指壓可達到治療之效；一般而言，此部位多由針灸方式來治療。另外，位於手掌中央的勞宮穴，也可加強按摩，以改善手指痠麻的現象。

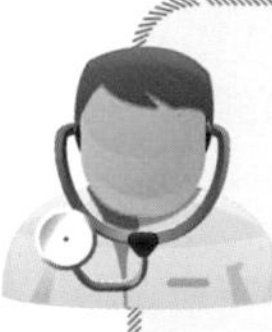

臨床表徵	療效到位穴
1.手指尖端間斷性刺痛	1.郄門
2.指尖痠麻	2.勞宮
	3.四瀆

部位

1. 郄門：位於前臂的手掌，手肘與手腕的中央，當你彎曲手腕及手指時，肌肉凸起部分即是。指壓此穴時，手指頭會有刺痛感。
2. 勞宮：位於手掌中央。
3. 四瀆：位於手背的前臂，手肘與手腕的中央。當手指伸直時，會有肌肉凸起，其肌肉的邊緣處即是。

養生便利貼　注意平時睡姿與坐姿，避免神經受到壓迫，且應時常做柔軟操以維持身體肌肉正常伸展。

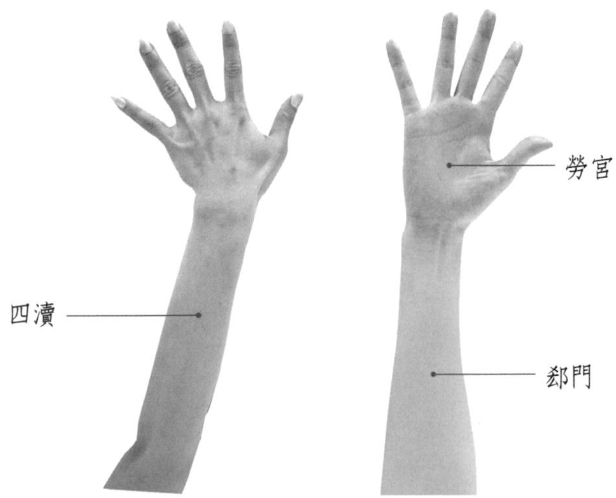

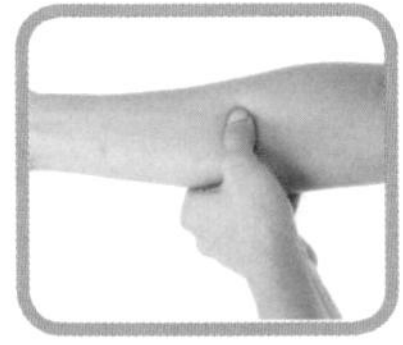

穴道按摩技巧：**指壓郄門穴，能鬆弛手指彎曲時常會用到的肌肉。**

力道：**強**。節奏：**長**。時間：**5分鐘**。

方式：**抓住前臂指壓郄門穴，如果是久治不癒的酸痛，可立起手指頭來按壓，刺激更能擴及手指。**

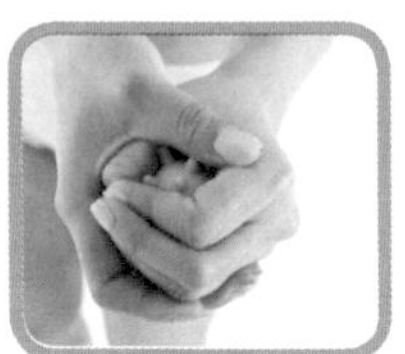

穴道按摩技巧：**以按摩球來放鬆手指肌肉。**

力道：**弱**。節奏：**長**。時間：**5分鐘**。

方式：**用按摩球來刺激手掌中央的勞宮穴，能使手指更靈活自如，建議用兩手掐住按摩球來消解手部疲勞。**

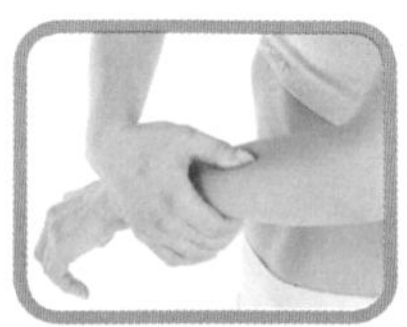

穴道按摩技巧：**刺激四瀆穴讓手指肌肉得到放鬆。**

力道：**強**。節奏：**長**。時間：**3分鐘**。

方式：**按壓位於手背的前臂後側之四瀆穴，可治療手指麻痺的情形。**

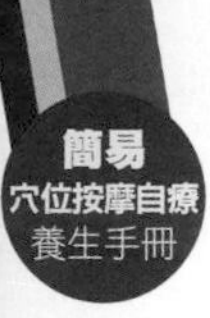

肌腱炎

■支溝、偏歷、內關　舒緩發炎

消除令人煩惱的「扳機指」

肌肉附著在骨頭的關節上，稱之為肌腱。而肌腱的功能在於使關節得以彎曲、活動自如，當活動關節時出現疼痛，則代表肌腱發炎、腫脹，致使關節無法動作，亦稱為「扳機指」。

肌腱炎會發生在所有肌肉附著於關節之處，而平時可透過指壓偏歷、內關以及支溝穴來保健；偏歷穴是針對拇指疼痛，而位於手掌側的內關穴則針對中指，無名指則是按摩支溝穴，若能時常點壓推揉穴道，便能解除手指痠疼，遠離病痛。

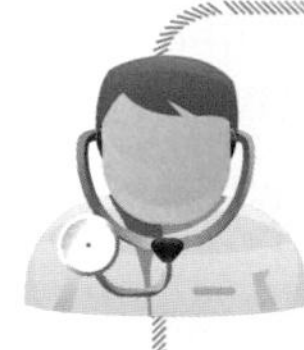

臨床表徵	療效到位穴
手指彎曲時出現疼痛	1.支溝 2.偏歷 3.內關

部位

1. 支溝：位於手背，手腕向上往手肘方向約6公分處，於前臂兩骨之間可找到此穴。
2. 偏歷：手背靠拇指的地方，即手腕向上往手肘方向約6公分處，在骨頭的側邊即是。
3. 內關：位於手掌側，手腕向上往手肘方向約4公分處，介於兩條肌腱之間。

養生便利貼

當肌腱炎發生後，平常時便應減少重複且超過自己所能負擔的動作，並要適時固定關節，可利用護肘、護腕等工具，降低患部二次傷害，且用熱敷也能達到舒緩之效。

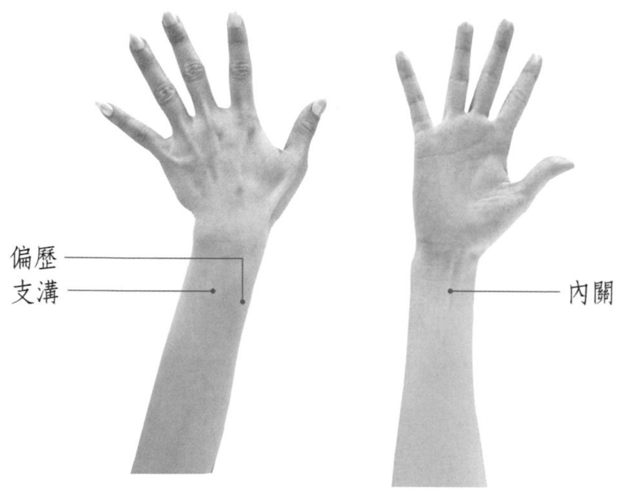

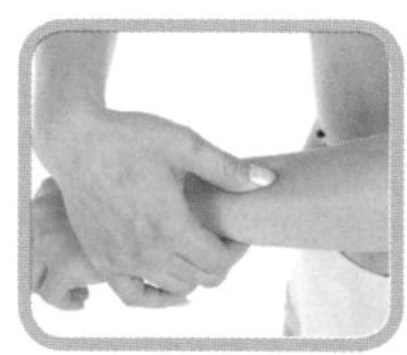

穴道按摩技巧：**用拇指按壓支溝穴可治療無名指。**

力道：強。節奏：中。時間：5分鐘。

方式：**按壓支溝穴能有效治療無名指的抽筋，此時要稍微立起拇指指頭，以較強力道刺激，可鬆弛骨頭之間緊繃的肌肉。**

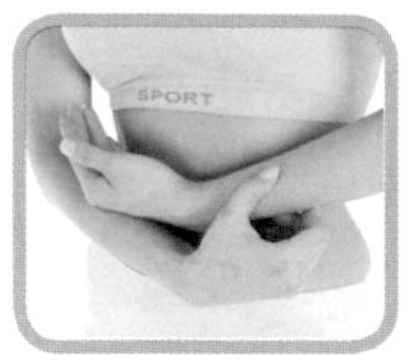

穴道按摩技巧：**按壓偏歷穴，可治療拇指疼痛。**

力道：中。節奏：長。時間：5分鐘。

方式：**將疼痛的一手橫放，另一手托住該手臂，大拇指對準偏歷穴，以稍強的力量指壓即可。**

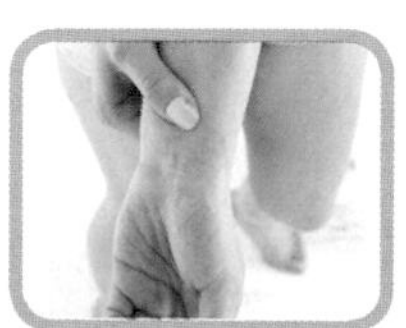

穴道按摩技巧：**促使中指活動自如的內關穴。**

力道：中。節奏：中。時間：5分鐘。

方式：**刺激此穴可改善中指抽筋的症狀。用拇指指腹仔細揉推僵硬的肌腱，待鬆弛後，抽筋的現象也就消失了。**

THE METHOD TO DISPEL THE FATIGUE

另類舒緩疲勞法

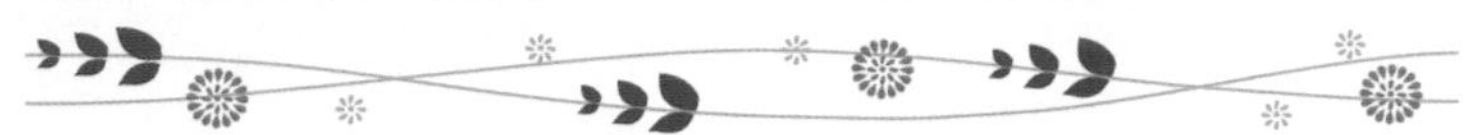

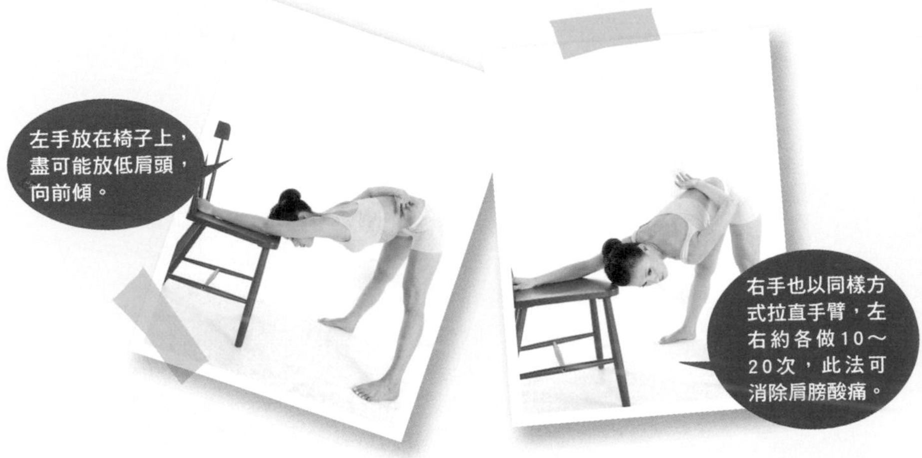

消除肩膀酸痛：手臂伸展椅子操

當捶打肩膀卻依舊無法改善肩痛時，可以將手放在椅子或桌子上，將身體向前傾並伸直手臂；以1、2，1、2的規律盡量拉直身體，伸展時如果手臂出現刺痛感，則表示達到療效。記得兩手都要做伸展操才能取得協調。

蔬果大補帖

再現四肢靈活的水果：木瓜、荔枝

木瓜含有維生素C與β-隱黃素，可有效降低類風溼性關節炎的罹患率，而酵素則可抑制發炎的症狀；另外，荔枝則因含高葡萄糖、蔗糖，可提供熱能，快速恢復體力與精神。

THE METHOD TO DISPEL THE FATIGUE

另類舒緩疲勞法

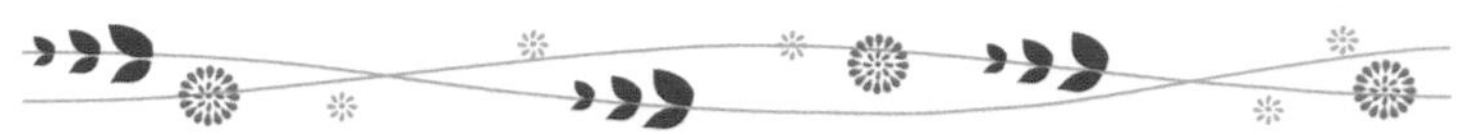

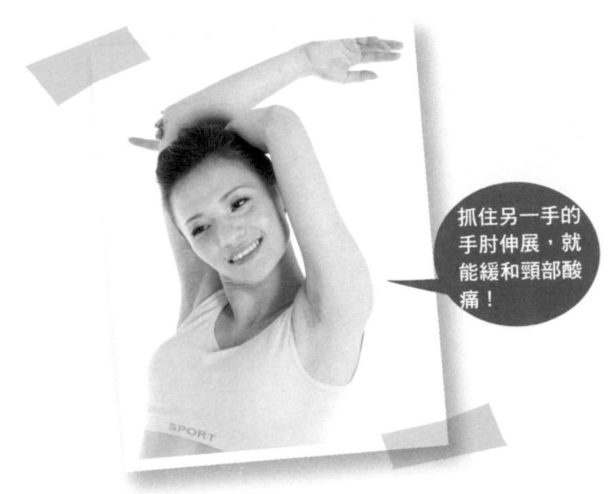

消除手臂無力感：手臂後彎運動

舉起手臂，一手抓住另一手的手肘，並拉向頭部後方，如此即可消除手臂僵硬感，使血液流通，而手臂的無力感也將隨之消失。此法除了能治療肩膀酸痛，對五十肩的預防也很有效。

蔬果大補帖

身體靈活不酸痛的蔬菜：紅甜椒、紫甘藍

紅甜椒含有多種提升免疫力的抗氧化物質，能預防類風溼性關節炎；而紫甘藍含葉黃素、芹菜素等，可消除造成疲勞的自由基。

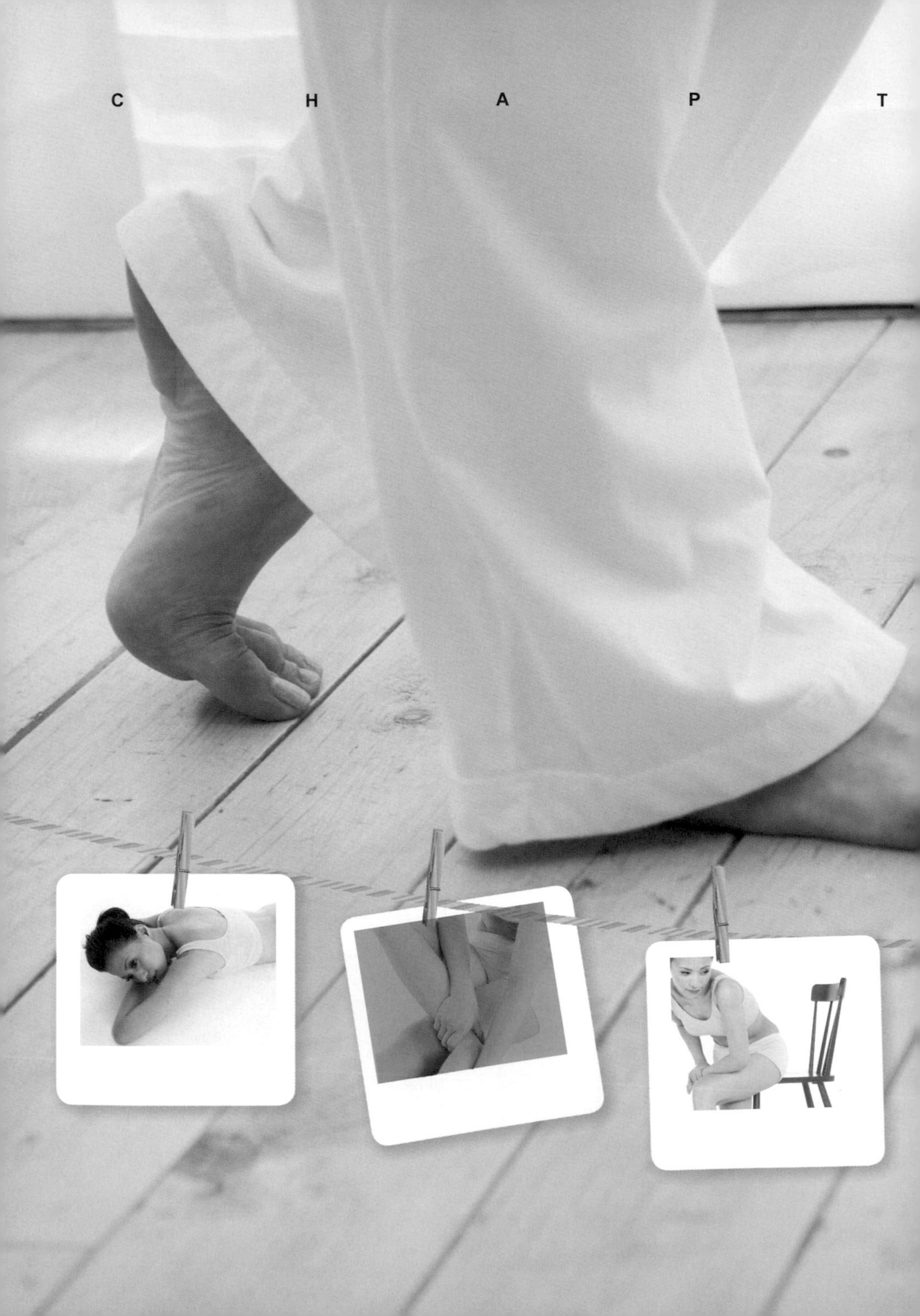
C H A P T

第5章 腰腿受損急性症

日常生活中，常因姿勢不良導致腰腿受損，例如因施力不當而扭到腰、因運動過於激烈而傷到膝蓋等，故以下將介紹能立即緩解腰腿不適的特效穴，有效幫助您恢復行動力。

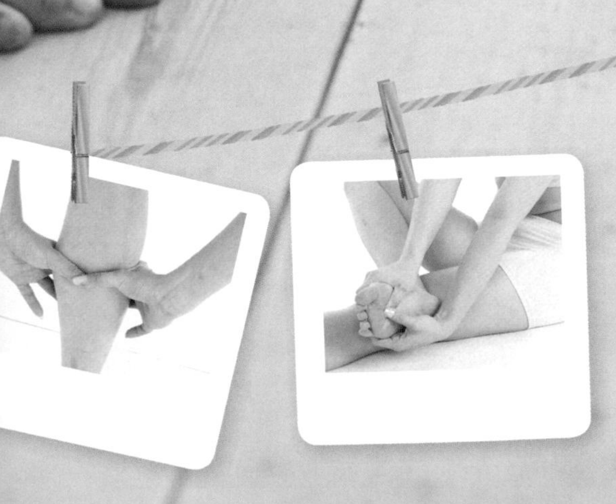

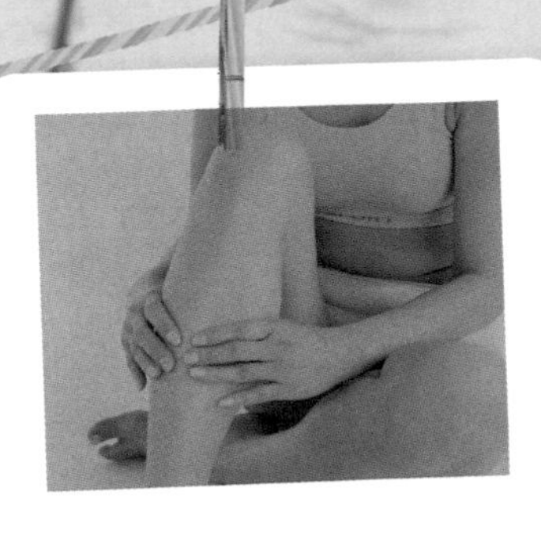

L U M B A G O

腰痛

腎俞、大腸俞 腰部活動自如

推拿背肌，擺脫腰痛

腰痛原因眾多，嚴重者多因脊椎變形所致，輕者則多為腰部肌肉疲乏所致。由於腰部是強健的肌肉所組成，可支撐身體站立，故腰痛的原因往往是因肌肉過度僵硬，壓迫神經而導致疼痛。有關治療腰痛的穴道，須採平趴式進行，特效穴包括腎俞、大腸俞；經常按摩此穴，可放鬆肌肉，使疼痛消失殆盡。

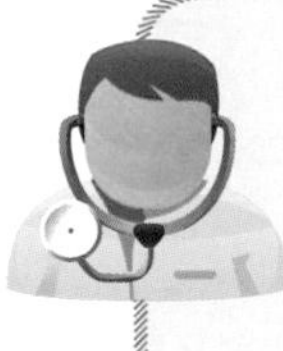

臨床表徵

1.轉身時有明顯疼痛感

2.肌肉受傷

療效到位穴

1.腎俞

2.大腸俞

部位

1. 腎俞：位於腰部最細的地方，第二腰椎棘突起下側，脊椎骨左右兩側約3公分處。
2. 大腸俞：位於腰骨附近，也就是第四腰椎棘突起下側，脊椎骨左右兩側約兩根手指的地方（約3公分），也就是腎俞下方約3～4公分處。

養生便利貼

平日應保持正確姿勢，如不翹腳、不駝背等。並進一步鍛鍊身體，以強化腹肌與頸部肌肉，預防腰部酸痛。

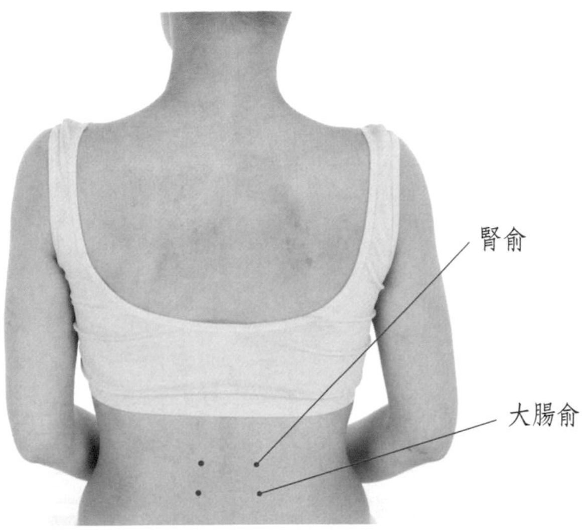

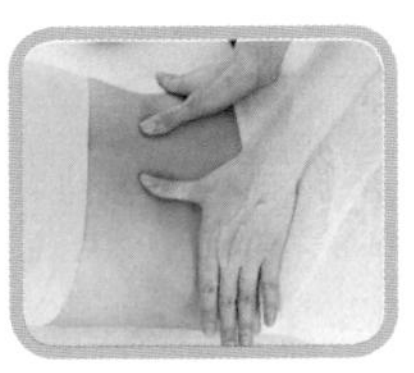

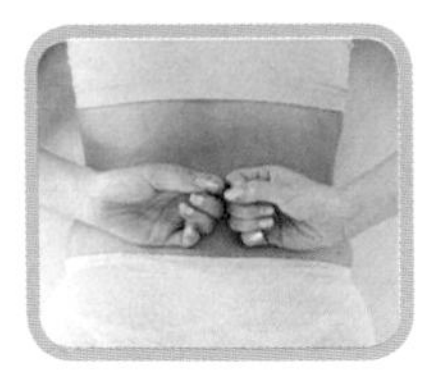

穴道按摩技巧：**將身體重量加在拇指上，用稍強力道指壓腎俞穴。**

力道：強。節奏：長。時間：5分鐘。

方式：**兩手拇指放在腎俞穴上，將身體重量移至拇指按壓；或當自己進行按摩時，將雙手拳頭放在腎俞穴上，身體往後仰，以上半身的重量來刺激穴道。**

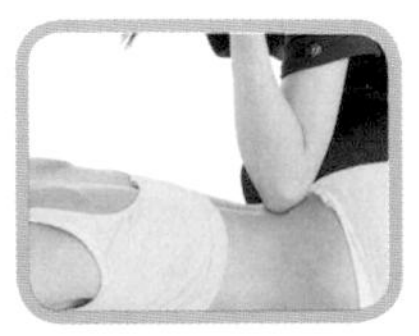

穴道按摩技巧：**將手肘放在腸骨處的大腸俞穴，並揉壓腰部肌肉。**

力道：強。節奏：長。時間：5分鐘。

方式：**被按摩者俯臥，按壓者將手肘放在大腸俞穴上以體重的力量來下壓。最後再往臀部方向推揉，使深處肌肉也能達到鬆弛效果。**

TWISTED WAIST MUSCLE

急性腰痛

承山、解谿 緩解肌肉拉傷

指壓小腿、腳踝，解除腰部疼痛

急性腰痛就是俗稱的「閃到腰」，是因不當的劇烈運動拉扯到腰部肌肉致使受傷，在這種情況下，已不適合按摩，否則將造成腰部負擔，故指壓其他部位可紓解疼痛。如利用熱毛巾熱敷腎俞穴以及大腸俞等，再加以按壓小腿的承山穴、腳踝的解谿穴等，透過雙管齊下的方式來減輕腰部疼痛，緩和肌肉緊繃。

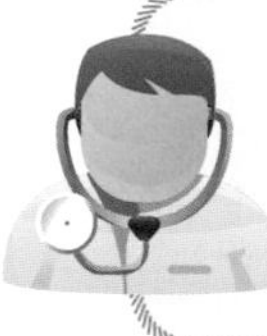

臨床表徵	療效到位穴
1.轉身彎腰有痛楚	1.承山
2.腰椎活動幅度變小	2.解谿

部位

1. 承山：位於小腿後正中，於伸直小腿和足跟上提時，腓腸肌肌腹下出現的凹陷處即是。如果腳部用力會比較容易找到穴道。
2. 解谿：位於前腳踝關節的中央處，當你彎曲腳踝時，其所產生皺紋的地方即是。

養生便利貼

閃到腰的初期，應在硬床板上休息，減少腰部活動。其手法宜輕柔，不宜做大幅度的運動。在急性疼痛減輕後，應加強腰背肌的訓練。

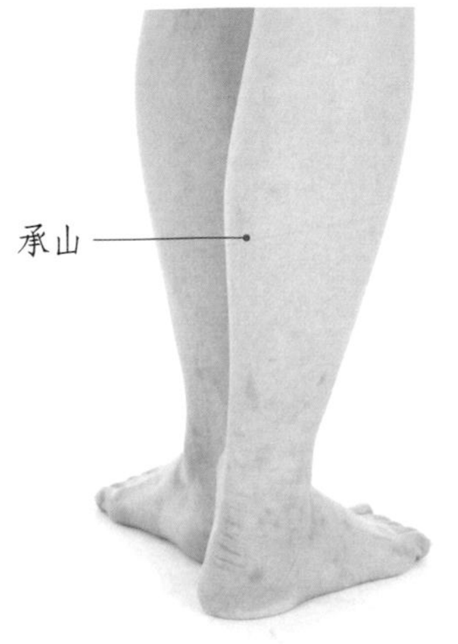

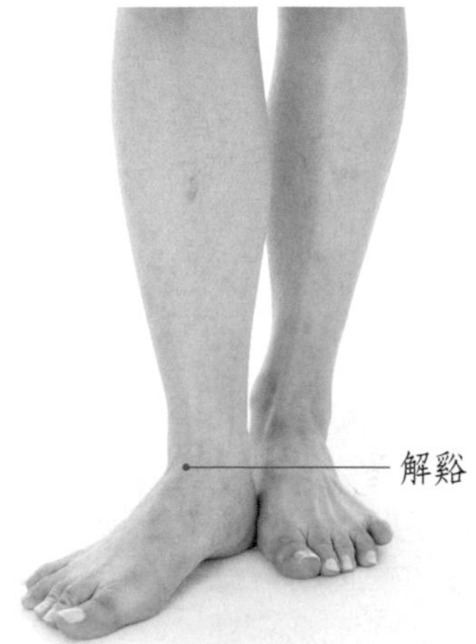

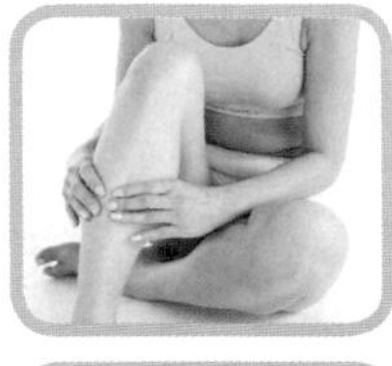

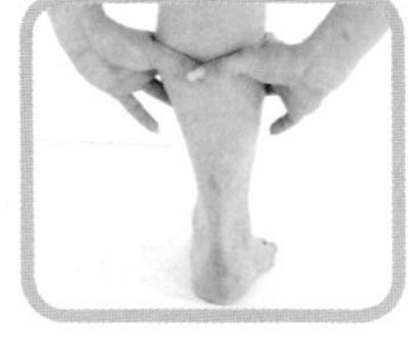

穴道按摩技巧：**以雙手抓捏小腿的方式，用大拇指刺激承山。**

力道：強。節奏：長。時間：5分鐘。

方式：**腳彎曲，左右手的拇指重疊置於承山穴強壓，如果感覺力量不足，可立起指頭按壓。**

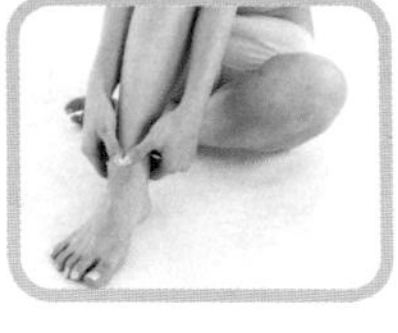

穴道按摩技巧：**指壓腳踝的解谿穴可刺激肌腱。**

力道：強。節奏：中。時間：5分鐘。

方式：**保持指壓承山穴的姿勢，手稍微下移指壓腳踝中央的解谿穴，如果刺痛有擴及到肌腱的感覺，則表示有達到按摩之效。**

Point Column

預防腰閃到的保養之道

注意日常的身體活動，避免突發性動作產生。譬如，手要扶著椅子或桌子再站起；若無輔助物可扶，則可先立起一隻腳的膝蓋，手再扶著膝蓋，以膝蓋為支撐點站起，如此才不會造成腰部負擔。

W E A K   W A I S T   M U S C L E

腰部軟弱無力

■大腿前後側　強健腰部肌肉

推揉大腿前後側，舒緩腰肌

若腰部常常出現難以挺直、伸直的狀況，或是感到腰部難以活動等，就得開始注意是否太常拿取重物或是一直保持前傾的姿勢而導致不適了。在這種情況下，要以相反的力道來恢復平衡，故應緊縮腹部肌肉，平衡背部肌肉，進而降低腰部壓力，使其症狀減輕。由於身體與肌肉組織間相互牽扯，故腰部肌肉若承受過多壓力，則大腿前後也會有僵硬的情形發生，可藉由觀察大腿左右肌肉僵硬處，以減緩腰部壓力。

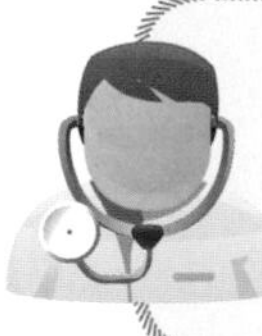

臨床表徵	療效到位穴
1.腰部肌肉軟弱無力	1.大腿前側
2.大腿肌肉僵硬	2.大腿後側

部位

1. 大腿前側：爲前大腿的中央或是稍微靠外側的一直線，從大腿與臀部的連接處到膝蓋可分10～13點來進行按壓。
2. 大腿後側：爲後大腿的中央或者是稍微靠內側的一直線，從大腿與臀部的連接處到膝蓋可分爲10～13點來進行按壓。

養生便利貼

每次按摩大腿前後側二十分鐘，每日一次，十次為一個療程。正確的姿勢是抬頭平視，收腹挺胸，並注意下半身的保暖。而有腰痛的患者，最好不要穿過高的高跟鞋，以免增加腰部負擔。

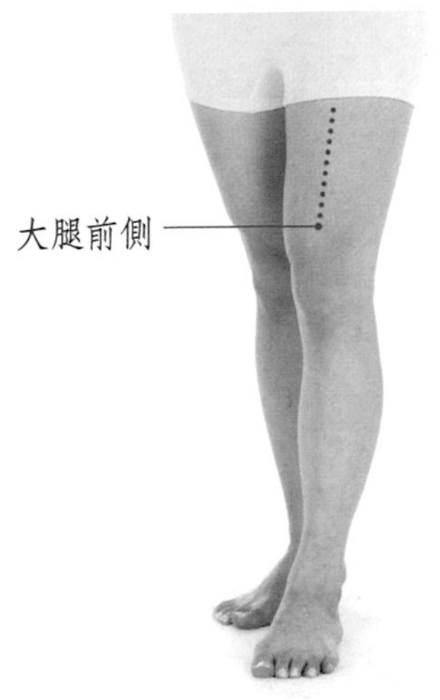

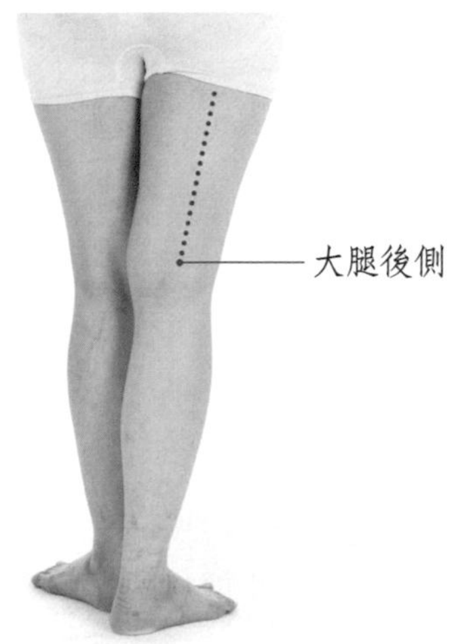

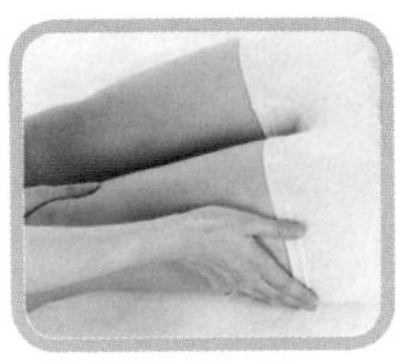

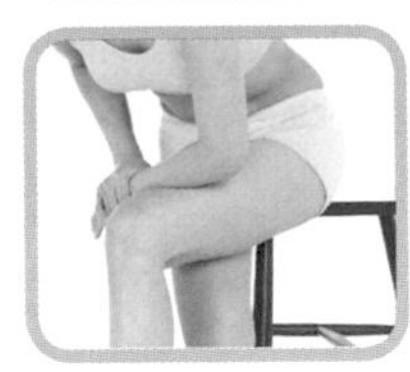

穴道按摩技巧：**用手掌按摩敏感的前大腿。**

力道：中。節奏：中。時間：3分鐘。

方式：**請別人幫忙按摩時，可用手掌進行推揉；而自己按摩時，則坐在椅子上，前臂放在大腿上，分別用自己的體重施力於大腿上的10～13個按壓點。**

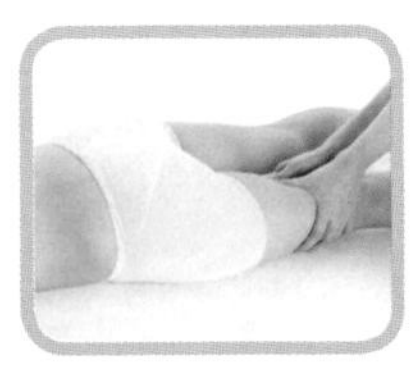

穴道按摩技巧：**重疊兩手拇指來按壓、推揉大腿後側。**

力道：強。節奏：中。時間：5分鐘。

方式：**大腿後側有坐骨神經經過，其按摩重點是用雙手的拇指推拿此處肌肉。**

L E G E D E M A

腳部水腫

■水分、足三里 恢復纖細

按摩雙腳，纖細去水腫

工作上需要久站或長時間坐著的人，下午或晚上走路時，往往會感到有緊繃感，如腿部沉重、無法使力等，此為水腫現象。欲消除水腫，其最好辦法便是抬腿靠牆以平衡血液。若場合不允許，可按摩兩處穴道來消除症狀。

一是位於小腿側邊的足三里，另一個則是位於腹部的水分。腹部的水分穴，能有效調節身體水分的分布，促進血液循環，而小腿的足三里，不但可排出體內廢物，更可改善腿部水腫的現象。

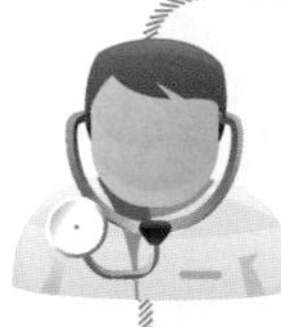

臨床表徵	療效到位穴
1.走路時感到腿部沉重	1.水分
2.有靜脈曲張之狀	2.足三里

部位

1. 水分：位於肚臍正上方約一根拇指的寬度（約2公分），由於此穴有調節體內水分的功能，故以此爲名。
2. 足三里：此穴位於脛骨上，在膝蓋下方約在三根手指寬之處（約4公分）。

養生便利貼

長時間站立者可穿小腿緊實襪防止小腿浮腫；或者回家可用熱水敷浸，以放鬆肌肉組織，入睡前可做抬腿動作，減少腿部的負擔。

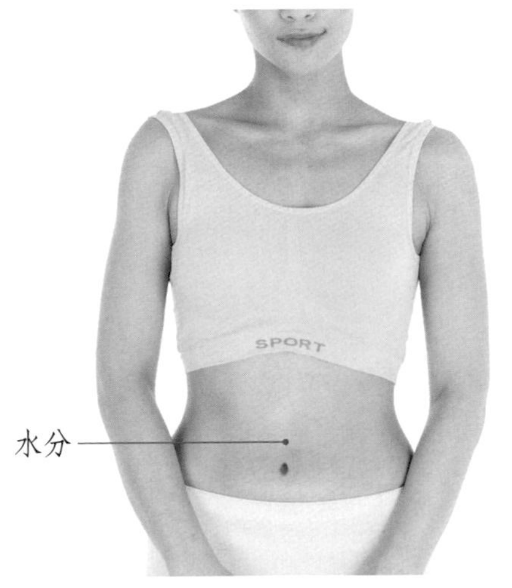

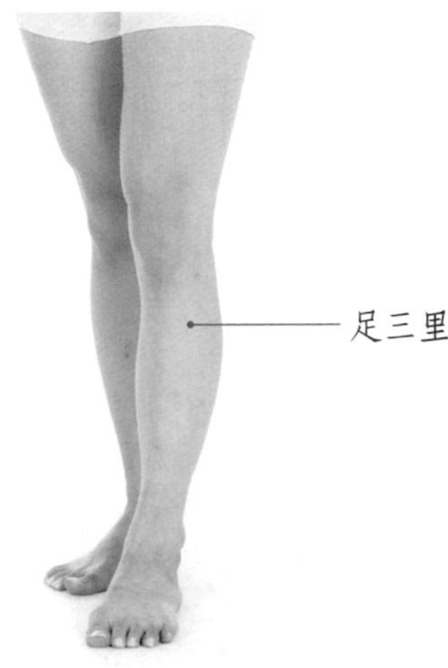

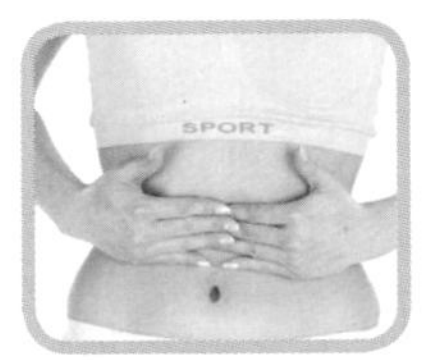

穴道按摩技巧：**雙手的三根手指相互交疊，輕輕按摩水分穴。**

力道：弱。節奏：中。時間：3分鐘。

方式：**左右手的食指、中指及無名指併攏，以慣用手放在水分穴上，另一手疊上，並配合呼吸進行按摩。**

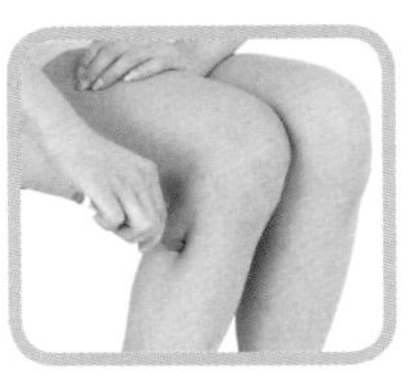

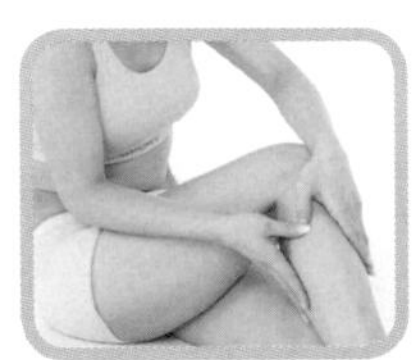

穴道按摩技巧：**利用原子筆或自行指壓足三里穴。**

力道：中。節奏：中。時間：5分鐘。

方式：**在辦公室時，可握住原子筆的前端刺激足三里，會比較容易集中施力；回家後，可曲膝，用兩手拇指刺激穴道。**

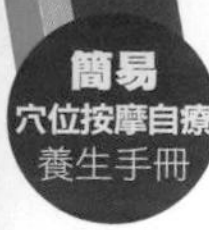

A C H I N G　K N E E S

膝關節疼痛

陰陵泉、曲泉　靈活關節

線香薰療，緩和膝關節不適

膝蓋疼痛可能是肌肉疲憊或是長期的膝關節炎所造成，這皆可以穴道按摩來治療。其位於膝蓋內側的曲泉與陰陵泉是較難按摩的部位，但舒緩膝蓋不適的功效卻相當驚人。而灸療是治療膝蓋長期疼痛的特效方法，由於灸療會在皮膚上留下痕跡，故在此採用溫灸療法，即用線香靠近穴道附近，用溫度與熱氣來刺激穴道，傳達皮膚深處，經數次後便可產生功效。

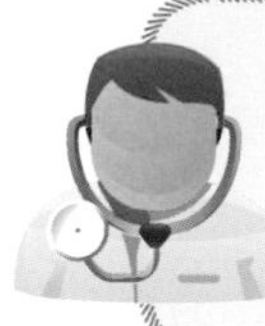

臨床表徵	療效到位穴
走路時膝蓋有刺痛感	1.陰陵泉
	2.曲泉

部位

1. 陰陵泉：位於膝蓋內側，沿著脛骨向上移動，會在膝下觸摸到一塊大骨頭，陰陵泉穴就在下側。當膝蓋彎曲時，便能容易找到穴位。輕壓此穴時，膝蓋頭會有疼痛感。
2. 曲泉：位於膝蓋內側，曲膝而產生橫紋時，膝關節凹陷的地方即是。按壓此處時，膝關節內會有刺痛的感覺。

養生便利貼

運動時，避免快速增加運動次數與時間，應緩和漸進才不會造成膝蓋負擔。

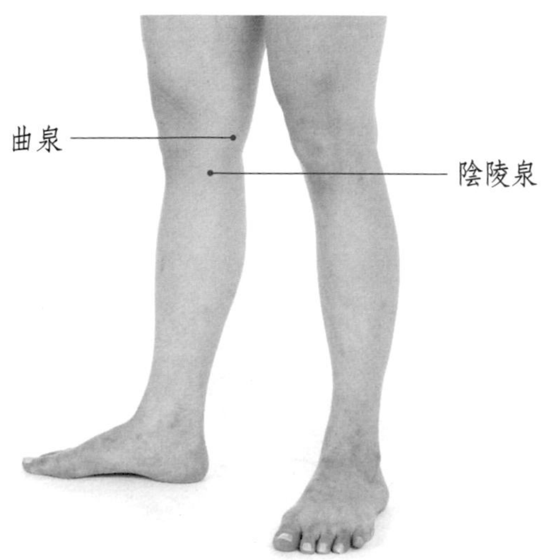

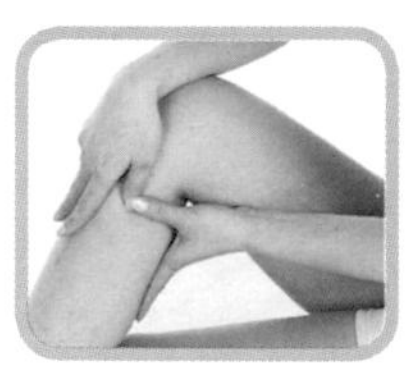

穴道按摩技巧：**雙手拇指往膝蓋方向施力，按壓陰陵泉穴。**

力道：中。節奏：中。時間：3分鐘。

方式：**坐下並曲膝，兩手以抓住小腿的方式按壓，為了使力道穩定，可重疊左右拇指往膝蓋方向施力。**

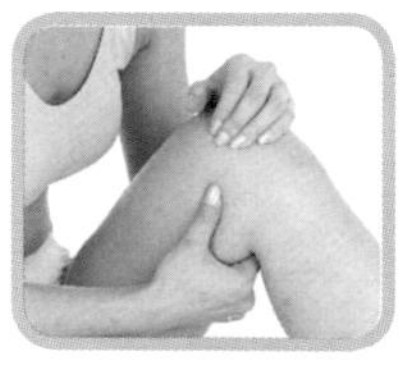

穴道按摩技巧：**拇指按壓或用線香溫灸膝關節的曲泉穴。**

力道：中。節奏：中。時間：5分鐘。

方式：**只要用拇指按壓曲泉穴就很有成效。但對於長期或久治不癒的疼痛，則可利用線香之熱氣來溫熱穴道。即將香慢慢靠近穴位，待感覺燙熱時再移開，如此反覆即可改善膝痛。**

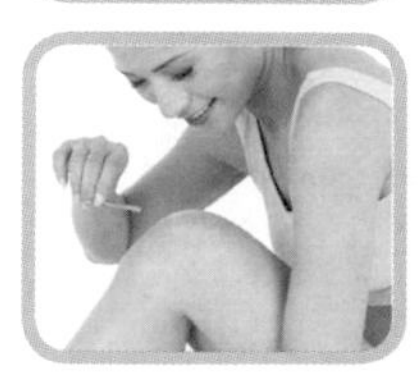

LEG CONVULSIONS

小腿抽筋

築賓、委中 解除抽痛

膝蓋內側、腳踝，消除腿部抽痛

小腿抽筋是常見症狀，但對於從事水上工作、游泳者若遇緊急狀況再加上小腿抽筋，是非常危險的，以下兩步驟能有效解除小腿抽筋的情況。第一，先按摩位於膝蓋內側的委中穴，以及小腿內側的築賓穴，此外再加以推揉腳踝穴道，可促進血液循環。第二，利用熱毛巾溫熱小腿肚，減緩抽筋現象，由於抽筋乃是因腿部過冷所致，故藉由溫熱法可舒緩小腿肌肉以減少抽筋的發生。

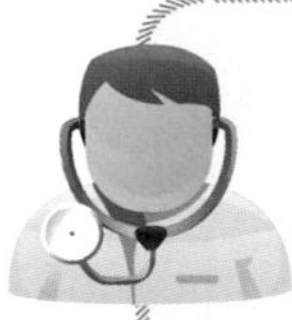

臨床表徵

1.肌肉突然強直、收縮
2.腳拇趾會強制合併其中一指並抽痛

療效到位穴

1.築賓
2.委中

部位

1. 築賓：位於小腿內側，腳踝上方約五根手指的距離，即脛骨側後方約2公分寬的小腿肚處。
2. 委中：站立時，膝後彎曲處的橫紋正中央即是該穴。小腿抽筋時，這裡的肌肉通常很緊繃。

養生便利貼

補充鈣和維生素B，多喝牛奶及豆製品，能緩解抽筋現象；運動時，應先充分做好暖身活動，以免肌肉急速收縮；此外要注意保暖，避免局部肌肉一直受寒。

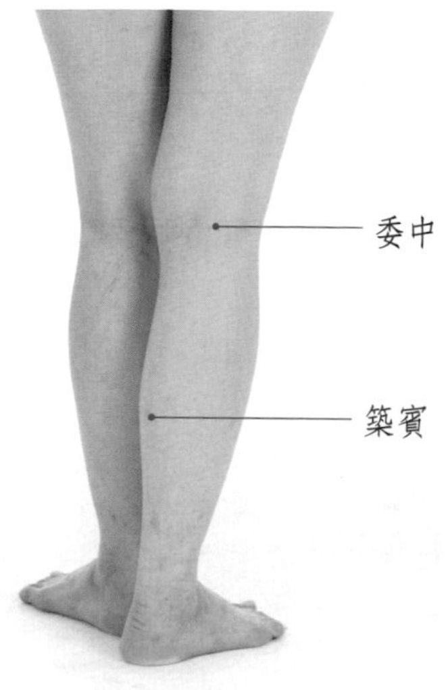

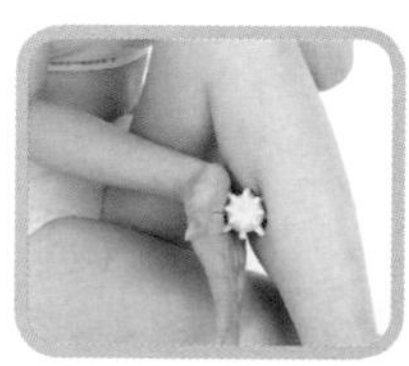

穴道按摩技巧：**用按摩球刺激築賓穴可預防小腿抽筋。**

力道：強。節奏：中。時間：5分鐘。

方式：**當腳抽筋時，以拇指按壓此穴，可使小腿肌肉得到鬆弛。另外，時常在此穴上滾動按摩球，可有效降低抽筋頻率。**

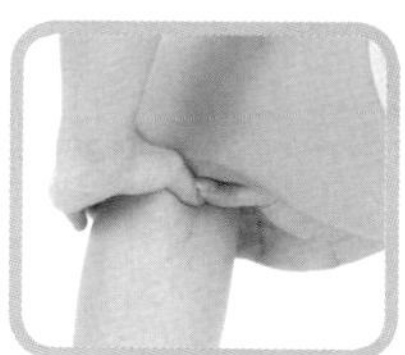

穴道按摩技巧：**彎曲膝蓋，深入按壓委中穴。**

力道：強。節奏：中。時間：5分鐘。

方式：**當按壓委中穴時，應採雙手扣住膝蓋的方式，以左右大拇指來持續按摩到肌肉舒展為止，如此將會改善抽筋的狀況。**

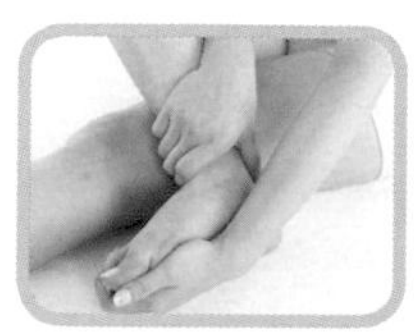

穴道按摩技巧：**轉動腳踝讓血液輸送到小腿肌，能幫助治癒抽筋。**

力道：中。節奏：長。時間：5分鐘。

方式：**一隻手抓住腳踝上方固定，另一隻手握著腳尖轉動腳踝，盡可能大幅度轉動，才能達到效果。這種方式可加強腳部血液循環，有效預防小腿抽筋。**

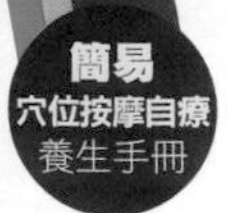

F O O T N U M B

腳趾麻痺

環跳、伏兔 促進血液循環

刺激環跳穴，消解腳尖麻痺

腳趾等末端部位，若感到冰冷或麻痺，甚至感受程度較弱，都是因為血液循環不良、欠缺運動所致，此時若能按壓位於大腿與臀部相連的環跳穴，便可改善。環跳穴的命名乃是因人體走、跑、跳時會用到的部位，故以此命名。按摩環跳穴需採側躺姿勢，必要時請他人協助，再用手掌推壓大腿前後，並輔以伏兔穴及小腿部位的按摩來減輕腳部痠麻的情形。

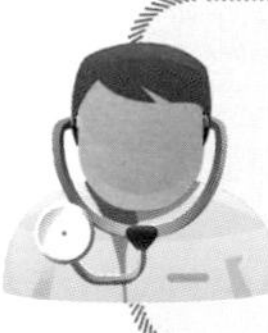

臨床表徵	療效到位穴
蹲姿過久導致麻痺感	1.環跳 2.伏兔

部位

1. 環跳：雙腳張開時，此穴就位在腹股溝外側所生之橫紋中央，也就是腿骨凸出處的正上方。
2. 伏兔：大腿前側中央地帶有一條大肌肉，稍微往外移一點的地方就是伏兔穴。

養生便利貼

按摩過程中，腳會有麻麻的感覺，但持續按摩後便能緩和；此外，盡量不要長時間保持一個坐姿，以免下肢長時間受到壓迫而血液不流通；並應多運動，以暢通血液循環。

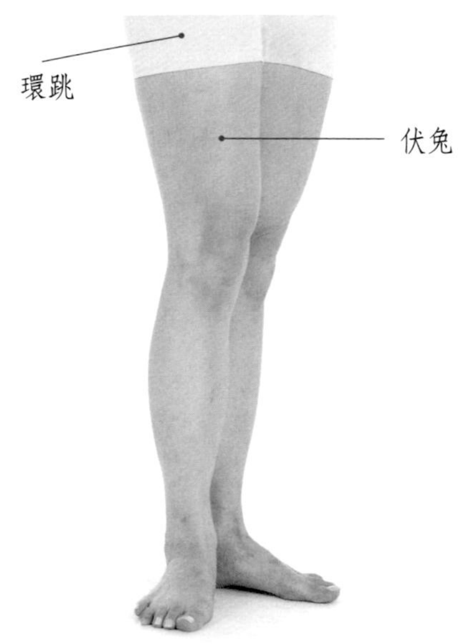

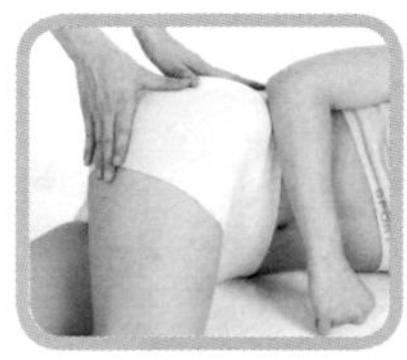

穴道按摩技巧：**側躺再按壓環跳穴。**

力道：強。節奏：長。時間：5分鐘。

方式：**側躺時，位於上方的那一腳，膝蓋要觸及地板，按壓者的雙手拇指交疊置環跳穴上，將體重集中在拇指，垂直施力，此刻趾尖會有麻麻的感覺。**

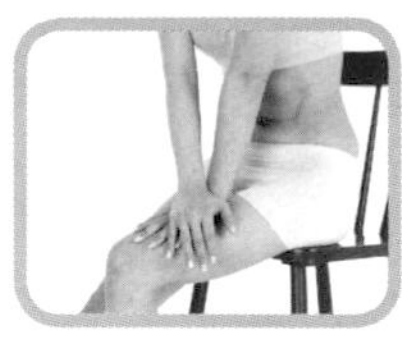

穴道按摩技巧：**上半身稍微往前傾，以身體重量來按壓伏兔穴。**

力道：中。節奏：中。時間：5分鐘。

方式：**坐在椅子上，腳著地，腿成曲膝狀態，以手掌對準伏兔穴，然後上半身稍微前傾，以全身重量進行按壓。**

Point Column

充分按壓後大腿以緩解麻痺

前大腿的肌肉若能得到舒展，麻痺感就會消失，如果時間足夠，也可替後大腿進行指壓，以達到平衡。另外，因腰部受寒而引起的腳部麻痺，也必須伸展大腿肌肉才有明顯效果。

FREEZING FEET

腳底冰冷

■隱白、井穴、趾間 溫暖足部

莫讓寒足難入眠

冬天到來，一定會有下列情形發生：雖然人已在被窩中，四肢漸暖，但兩隻腳底卻依然冰冷。想解決腳底冰冷的症狀，可先溫和轉動腳踝，再進行細部的趾尖穴道按摩。

井穴位於腳趾甲旁，需要透過手的指甲來協助指壓，每個腳趾甲旁皆有兩個穴道，故兩隻腳共有二十個穴道，其中大拇趾的隱白穴要特別按壓；結束後，再以揉捏的方式來促進血液循環。由於腳為相當敏感的部位，平時雖不易按壓，但往往會有劇烈疼痛感，一旦血液循環暢通後，腳底便會漸漸溫熱起來。

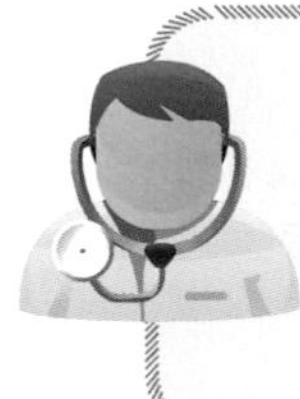

臨床表徵	療效到位穴
1.足部冰冷	1.隱白
2.血液循環不佳	2.趾間
	3.腳的井穴

部位

1. 隱白：位於腳拇趾邊緣凸骨終點處。
2. 井穴：此穴位於腳趾甲的左右兩側，一隻腳有10個穴道；兩隻腳共有20個穴道，即使以輕微的力量來刺激腳趾甲旁的井穴，也會相當疼痛。
3. 趾間：指各腳趾間的接合處，此處並無特定穴位名，但都能有效治療腳部不適。

養生便利貼

常吃芝麻、花生等富含維生素E的食物，可幫助維生素B的吸收，還能加強身體抵抗寒冷的能力。而維生素E還能擴張血管，加速身體末梢的血液循環。

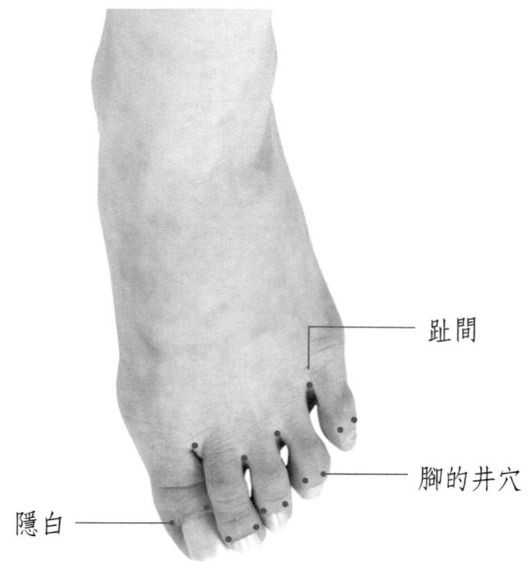

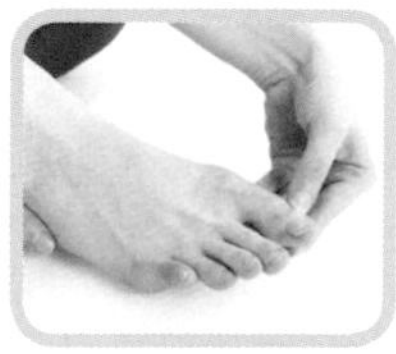

穴道按摩技巧：**有節奏地按壓腳趾邊緣的隱白穴，能溫暖腳趾。**

力道：中。節奏：短。時間：3分鐘。

方式：**豎起拇指按壓腳拇趾指甲上的隱白穴，每次按壓時間盡量不要太長；雖然使用中度力道，但還是會相當疼痛。**

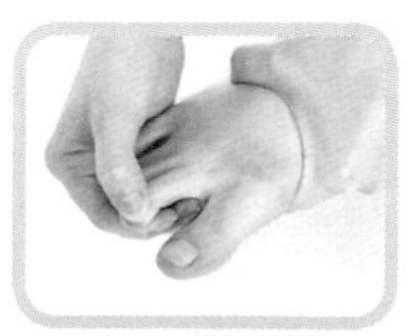

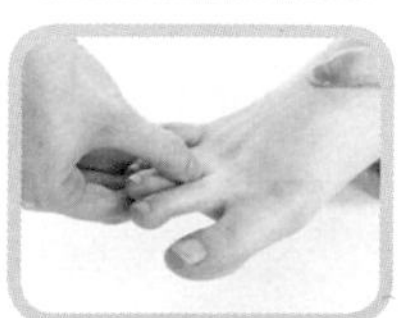

穴道按摩技巧：**腳的井穴與趾間以抓捏方式刺激穴道。**

力道：中。節奏：短。時間：3分鐘。

方式：**依序用手指甲抓捏腳趾甲旁的井穴，按摩完後再以揉捏的方式指壓各腳趾間，有助於血液暢通。**

T O E　D I S T O R T I O N

腳趾側彎

■太衡、公孫　緩和腳趾不適

消除腳趾側彎的疼痛

所謂的拇趾側彎，是指腳拇趾會彎向小趾方向，導致腳趾變形，久之則造成腳部疼痛。此種現象多發生於女性，其根源主要是穿高跟鞋的後遺症。穿尖頭高跟鞋時，身體的重量集中於高跟鞋前端，腳趾成為負擔全身的部位，因重量分布不平均，長久下來將使腳部變形。而按壓穴道可防止症狀變嚴重，故按摩腳趾根部的太衝穴及公孫穴，可讓腳趾恢復形狀。

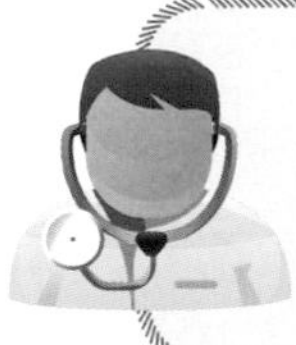

臨床表徵	療效到位穴
腳的大拇趾側邊關節外突	1.公孫 2.太衝

部位

1. 公孫：由腳趾趾根外側的凸出處開始延伸的骨頭稱之爲中足骨，此穴位於中足骨結束的地方，正好是腳掌（腳底）弧度的起始點。
2. 太衝：此穴位於腳拇趾與食趾之間，往腳背上移動約兩根指頭寬的地方，按壓腳底時會有刺痛感。

養生便利貼

為防止症狀越變越嚴重，應儘早指壓腳拇趾根部的太衝穴及公孫穴，讓腳趾恢復原來的形狀。透過此穴按壓，能使被擠壓在鞋中的腳拇趾得到解放。

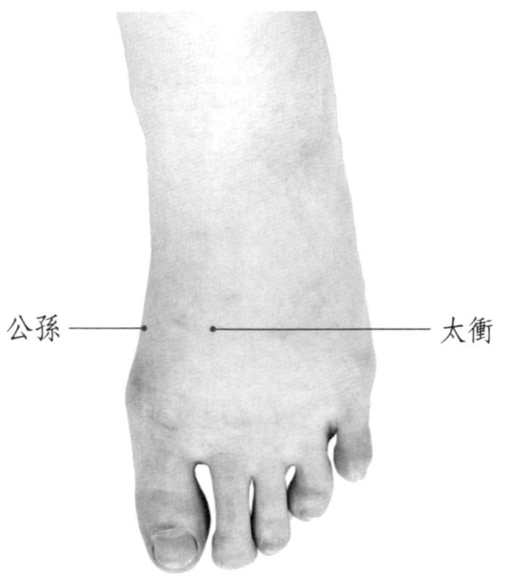

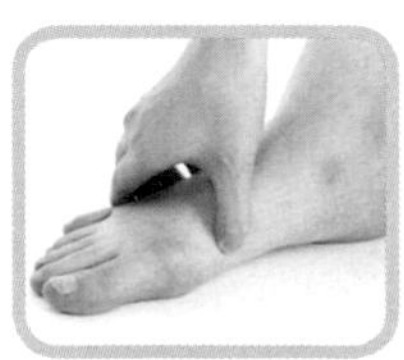

穴道按摩技巧：**往凸出骨的方向刺激公孫穴，腳拇趾會逐漸復原。**

力道：中。節奏：中。時間：5分鐘。

方式：**以手握住腳背，並豎起拇指指尖按壓公孫穴。如果按摩位置正確會有刺痛感，繼續按壓可讓腳拇趾得到舒展。**

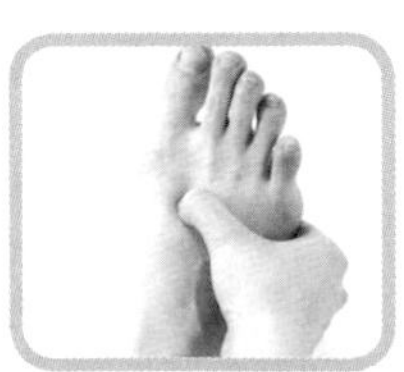

穴道按摩技巧：**推揉太衝穴，腳拇趾可輕鬆活動，疼痛也會消失。**

力道：中。節奏：中。時間：5分鐘。

方式：**用大拇指按壓腳拇趾及腳食趾間上方的太衝穴，原本僵硬的腳拇趾便可輕鬆活動。如果腳拇趾還是無法得到舒緩，可試著用原子筆來加強刺激。**

T I R I N G F E E T

足部疲勞

湧泉　解除腳部壓力

腳底湧泉穴，解除足部疲勞

導致足部疲憊的原因，與腳拇趾側彎發生的原因類似，大多是因穿著不適當的鞋、或是久站工作，容易使腳產生浮腫，故經常按壓湧泉穴可產生舒緩功效。

湧泉穴位於腳掌中央，按壓此處不但可以消除疲勞，亦能放鬆身心，而對於除水腫也相當有效。若採用正確的按摩方式，將會發現不僅是腳尖，連帶小腿也會有其療效。

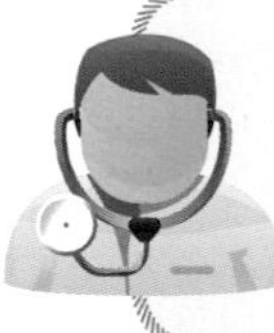

臨床表徵	療效到位穴
1.足部疲憊 2.足部有酸痛或浮腫	湧泉穴

部位

湧泉穴：位於腳底，當腳趾彎曲時，有一塊向內陷入的硬肌肉，湧泉穴便在此。

養生便利貼

經過一整天久站或奔波後，可將足部浸泡熱水以舒緩疲勞，同時加以清潔，預防細菌感染，注意平時所穿的鞋子是否舒適，最好選擇符合人體工學的鞋子為佳。

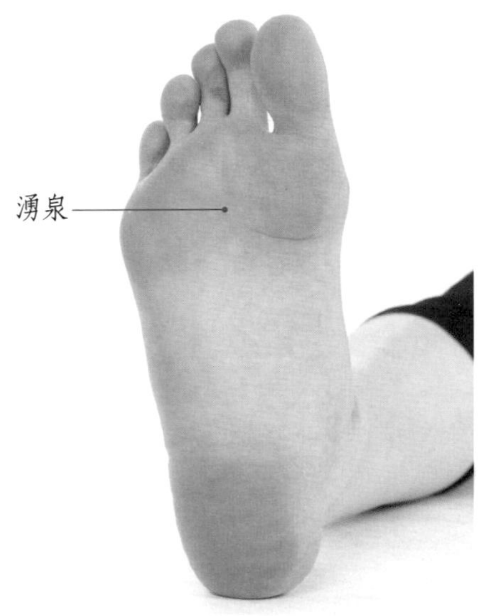

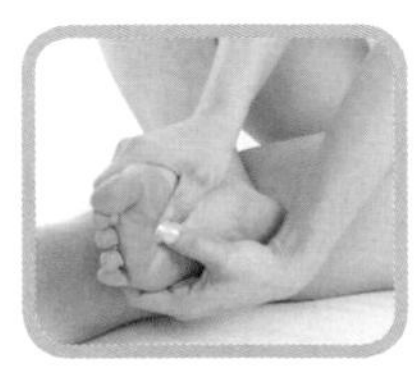

穴道按摩技巧：**配合呼吸，以大拇指交疊的手法指壓湧泉穴。**

力道：強。節奏：長。時間：5分鐘。

方式：**左右拇指重疊對準湧泉穴，四指扶住腳背用拇指刺激穴道，施力要緩慢漸進，並配合呼吸進行，效果會更佳。**

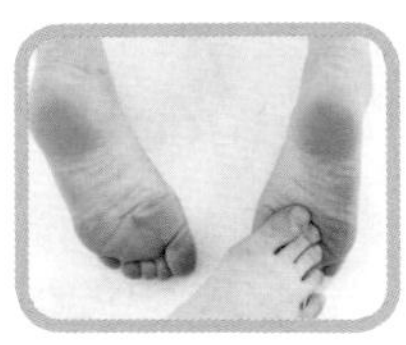

穴道按摩技巧：**用腳拇趾強壓湧泉穴。**

力道：強。節奏：中。時間：5分鐘。

方式：**請別人代為按壓時，用腳拇趾施力是最好的方法。首先身體俯臥，腳底伸直，以腳拇趾強壓湧泉穴，療效會更好。**

Point Column

踩踏竹子治療法

踩踏竹子治療法是一種刺激腳底的健康運動，如果沒有竹子，亦可利用高爾夫球等道具或者是樓梯的凸出部分按摩，其療效與竹子療法相同。

進行竹子治療法時，記得盡量刺激腳拇趾地帶，如此一來正好能壓到湧泉穴，消除足部疲累。

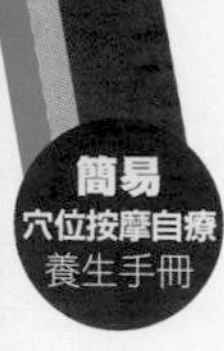

THE METHOD TO DISPEL THE FATIGUE

另類舒緩疲勞法

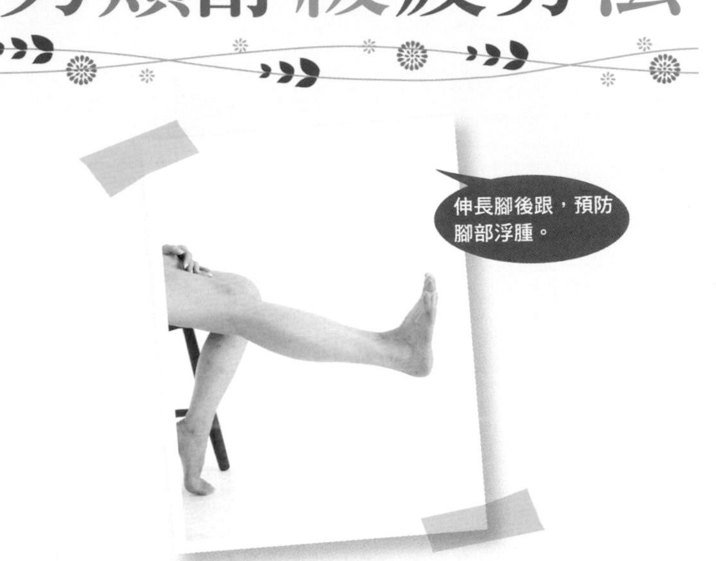

預防腳浮腫：後腳跟伸直運動

長時間站立而覺得腳部浮腫時，可試著伸直腳後跟，消除腿部疲勞。其方法爲坐在椅子上，腳往前伸直但膝蓋不能彎曲，盡可能伸展腳後跟，讓小腿肚肌肉得以完全伸直，可使足部血液循環變好。此運動可中間間隔1～2小時後，做1～2分鐘的後腳跟伸直運動，能徹底預防腳部浮腫。

蔬果大補帖

消除水腫蔬果：紫菜、海帶

紫菜因含有甘露醇與鉀的成分，有利尿功能，可有效消除水腫；同樣地，海帶亦有相同成分可達到相同效果。

THE METHOD TO DISPEL THE FATIGUE

另類舒緩疲勞法

身體往前傾，手指
盡量碰觸腳尖，此
時如能再伸直腳後
跟則更具效果。
另一腳也以同樣的
方法伸展，當手指
實在碰不到腳尖
時，稍微彎曲膝蓋
亦可。

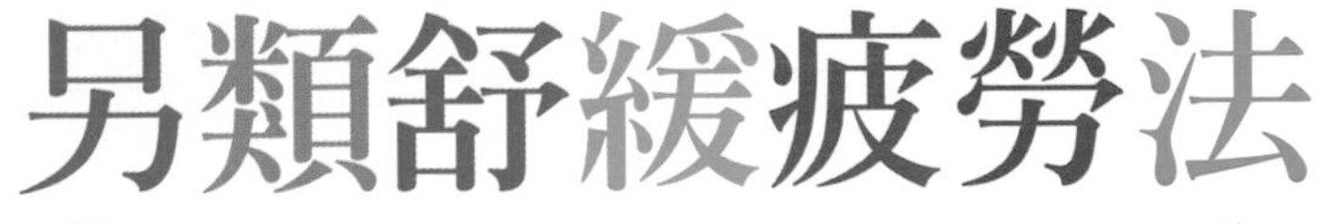

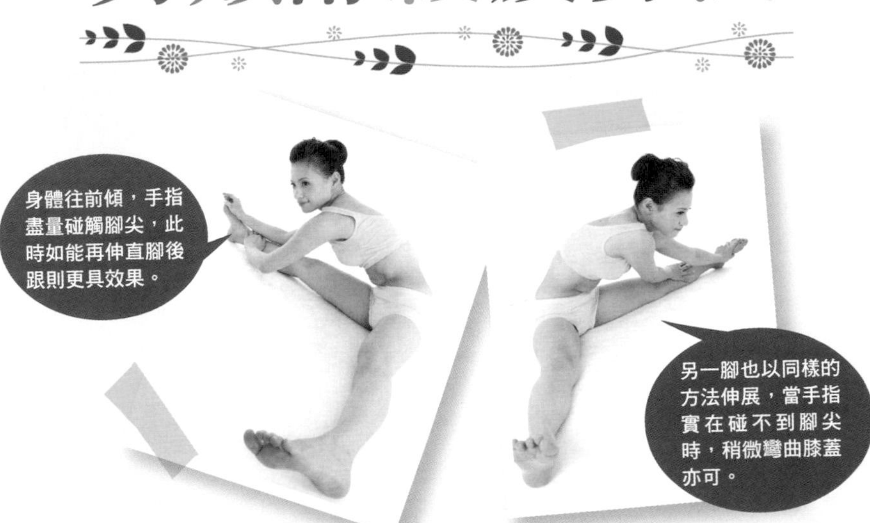

治療腰痛及腳底發冷：腿部肌肉伸展運動

腰痛或腳底發冷，大多是因爲腳後側肌肉僵硬的緣故。首先坐在地板上，雙腳張開，身體向前彎，盡量讓手指觸碰到趾尖，並左右交替進行，如此便可使支撐脊椎的左右背肌及腳部的肌肉得到伸展，還能消解腰痛及腳底發冷的現象。如果上半身向前彎曲有困難，亦可請別人從後背往前壓。

蔬果大補帖

活絡氣血的食物：薑、辣椒、當歸

薑含薑辣素、薑醇等可促進血液循環，有助活血驅寒；辣椒則是因含有辣椒紅素，可刺激血液流通順暢，同時可開胃並增進食慾；當歸則有補血活血的功能，可改善手腳冰冷的症狀。

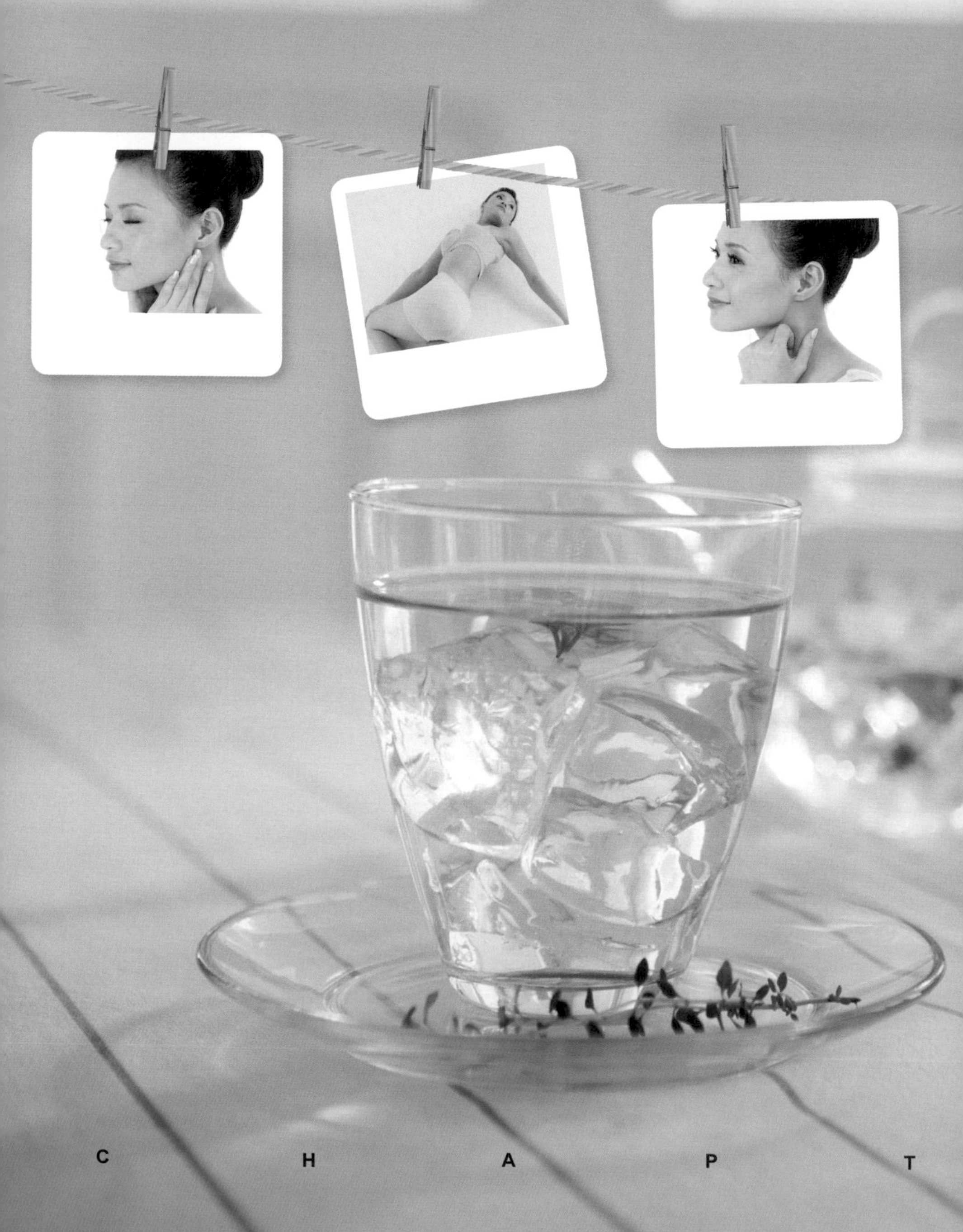

C H A P T

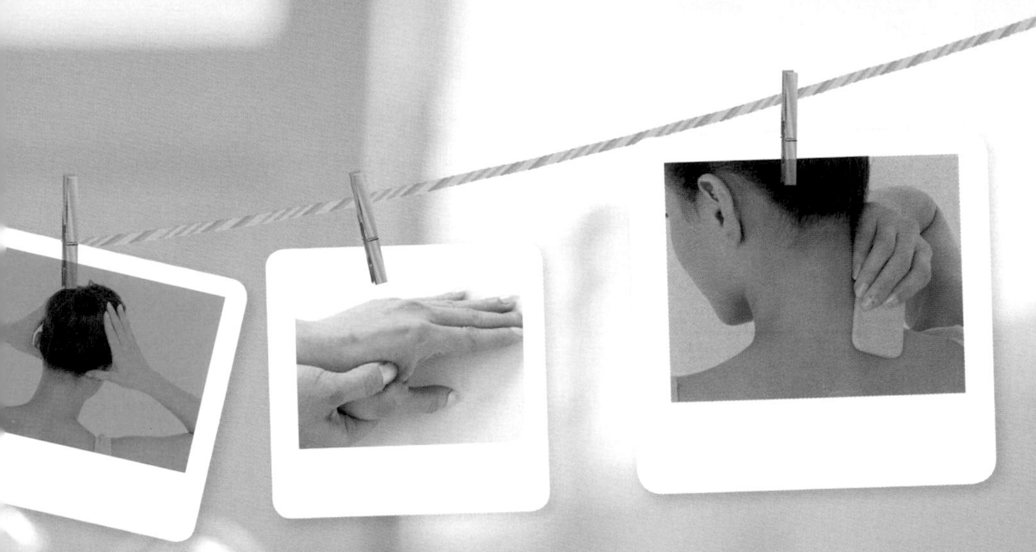

第6章 生活常見小病痛

生活常見小症狀包括流鼻水、鼻塞、生理痛、感冒等，雖然一顆藥下腹常能立即壓制不適，但對身體往往會產生副作用，甚至出現抗藥性而加重劑量。因此，以下將介紹行之有效的重點穴，讓您不投藥也能擁有良好抗病力。

E R 0 6

SKIN DEHYDRATING

肌膚乾燥

大椎、地倉穴 保溼肌膚

指壓頸肌，調節荷爾蒙

因乾燥膚質而困擾的人，可透過最天然、簡易的方式加以改善。藉由指壓頸肌處的大椎穴，可調節釋放位於頸肌的荷爾蒙，當其一旦順暢，便可恢復肌膚光澤。

另一方面，位於唇角的地倉穴，能有效改善口舌及嘴唇四周的乾燥現象。因此，循序漸進地指壓地倉穴，可加強嘴唇緊實，並保溼嘴唇四周。

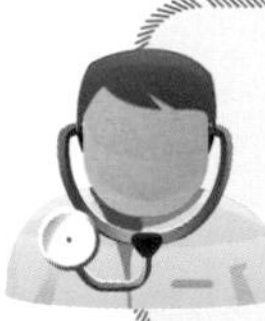

臨床表徵	療效到位穴
1.臉部緊繃無滑潤感	1.大椎
2.皮膚出現乾燥脫皮	2.地倉

部位

1. 大椎：當脖子轉動時，其穴位於凸出骨的下方。最好不要用手指按摩，請改用前端尖銳的物品指壓較為有效。
2. 地倉：位於嘴角兩側，此處用手指指腹按壓較不易達到效果，必須改用指尖或前端尖銳的工具才能達到效果。

養生便利貼

補充足夠水分，多吃水果蔬菜以增加維生素A的攝取。洗澡時採用偏涼水溫，過熱的水會使皮膚乾燥情形加劇。此外，應經常運動以增強自身循環的代謝能力。

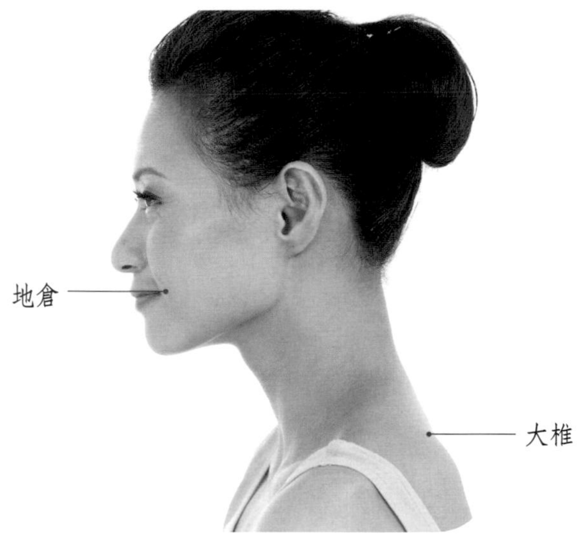

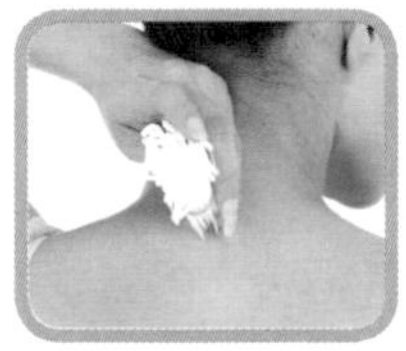

穴道按摩技巧：**將牙籤綁成一束刺激頸後根的大椎穴。**

力道：弱。節奏：短。時間：3分鐘。

方式：**將20～30根牙籤綁成一束來刺激大椎穴，此刻會出現點壓式的刺痛感。如果再將脖子微微向前傾，按壓起來會更舒服。**

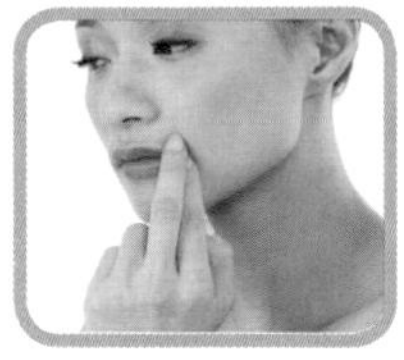

穴道按摩技巧：**中指交疊在食指之上來按壓地倉穴會更具效果。**

力道：中。節奏：中。時間：3分鐘。

方式：**由於嘴角附近的地倉穴較難按摩，故可將手指立起點壓，或者用牙籤取代。**

Point Column

以牙籤代替指壓

體力較弱的孩童及老人並不適合刺激性太強的針灸治療，因此集合數十根牙籤就能變成一種指壓工具。所以，在家中進行按壓時，可以以此方式點壓穴道。

由於脖子是極敏感纖細的地方，若不習慣針灸的人，可用輕微的力道來進行刺激。

RUNNING NOSE / BLOCKED NOSE

鼻水鼻塞

大椎、迎香 呼吸順暢

按壓鼻子兩側、溫熱頸根，解除鼻部困擾

流鼻水、鼻塞並非嚴重症狀，但不可不知的是，鼻子不舒服會使心情煩躁、注意力無法集中，進而影響工作、讀書。現今除了藥物治療之外，指壓穴道亦為一種天然療法。

對於鼻塞而言，位於鼻子兩側的穴道——迎香穴，為最簡易好記的穴道。指壓方式如右頁圖示，將左右兩手的手指頭置於鼻翼兩側，以稍稍往上推揉的方式按摩即可。一般在中醫治療中，通常採針灸刺激此處，在按摩迎香穴之後，還可再熱敷後頸部位，無論用暖暖包或是吹風機的熱風皆可，待熱度逐漸傳入體內後，將可發現鼻塞的症狀減緩許多。

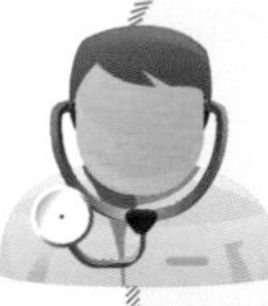

臨床表徵
剛開始感冒為清鼻涕，後為白色，之後則可能為黃色的稠狀鼻涕。

療效到位穴
1.大椎
2.迎香穴

部位

1. 大椎：頸椎骨後，其穴位於轉動頸部時所移動之骨頭的最下方，意即脊椎骨的的起端。
2. 迎香穴：於鼻子兩側。

養生便利貼
平時應注意均衡飲食，並養成運動習慣，以提高免疫力，冬天出門時，應注意鼻部保暖。多喝水、多吃溫性食物，避免辛辣刺激以改善症狀。

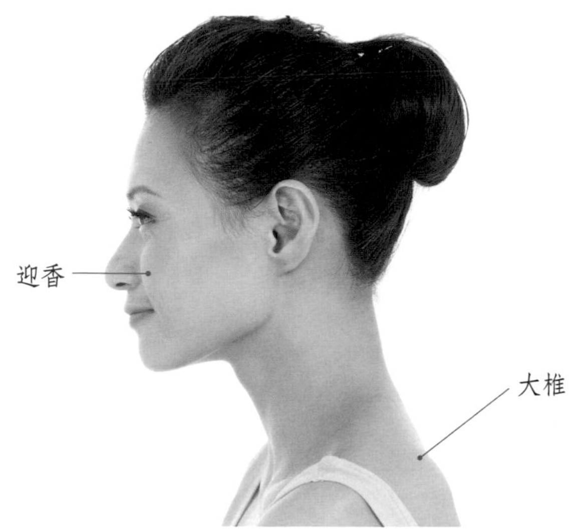

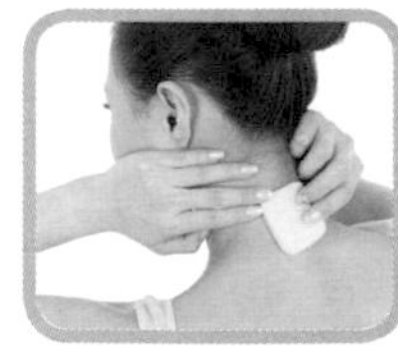

穴道按摩技巧：**以暖暖包溫熱大椎穴可消除鼻塞。**

力道：弱。節奏：長。時間：5分鐘。

方式：**在靠近頸部的大椎穴上熱敷一陣子，待漸漸暖和後，就會發現令人煩惱的鼻塞得到紓解，使鼻子通暢不少。**

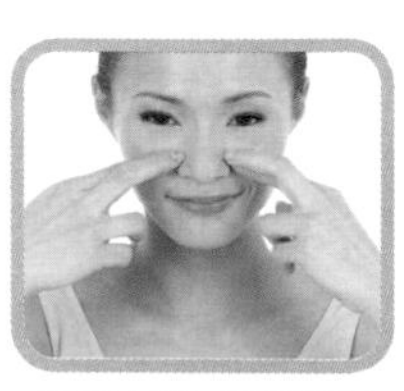

穴道按摩技巧：**刺激鼻子兩側的迎香穴可通暢鼻道。**

力道：強。節奏：中。時間：3分鐘。

方式：**中指放食指上指壓鼻子兩側，技巧是向上推揉，此法最能改善鼻塞症狀，也可用尖銳的牙籤來按摩，但要注意力道，以免受傷。**

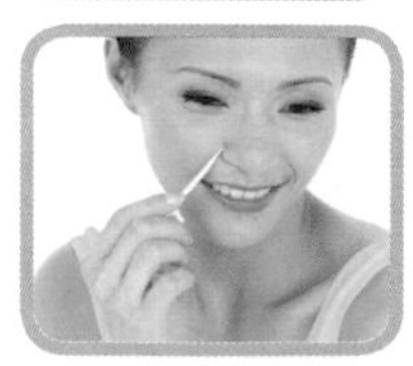

SNEEZING / COUGHING

久咳不止

天突、尺澤　鎮咳爽喉

喉結下方穴道，抑制咳嗽、打噴嚏

在公開場合上，不斷打噴嚏、咳嗽不止是一件令人窘迫的事。故一旦發現此種狀況時，可以用手指推揉喉嚨骨，點壓喉結兩側來舒緩。若要預防咳嗽，則可經常推揉手肘穴道保養。

咳嗽與打噴嚏的症狀也因情況不同而有所差異，若是感冒初期的症狀，指壓所介紹的天突穴，可使症狀減低到最輕。但若是因花粉症或是過敏等因素所引起的，指壓這些穴道亦能暫時緩和，但仍須就醫檢查。

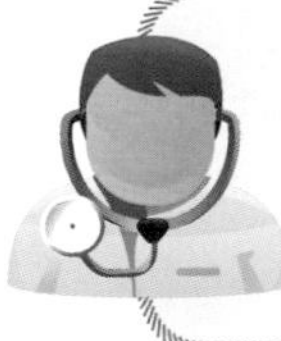

臨床表徵	療效到位穴
分泌物增加使打噴嚏情形加劇	1.天突 2.尺澤

部位

1. 天突：位於頸部中央，喉結之下、胸骨之上的前方凹陷處。點壓方向以斜角朝下向胸骨側即可。
2. 尺澤：位於手肘內側，關節中央略偏拇指側，當手指碰觸此穴時，可感受到脈搏跳動。

養生便利貼

維持正常運動，增強抵抗力，並遠離過敏原。注重保暖以避免受涼或感冒而引發鼻炎，應經常注意鼻腔衛生，以免病菌入侵。

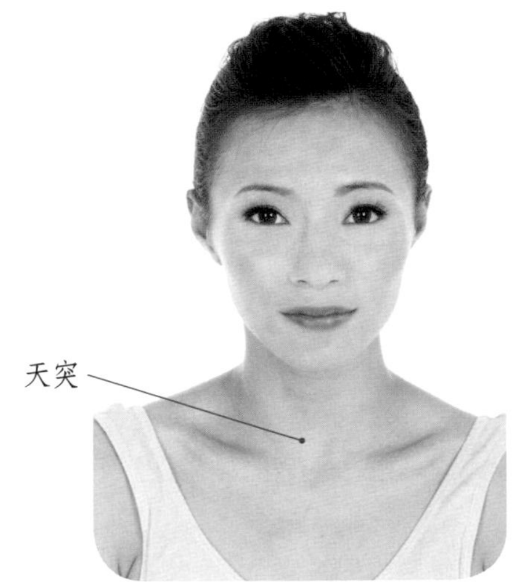

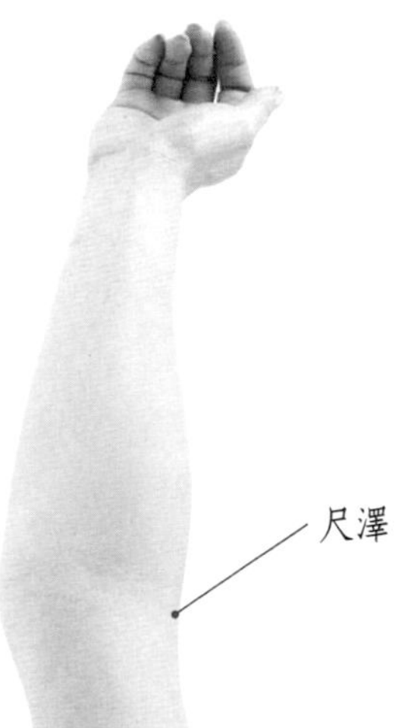

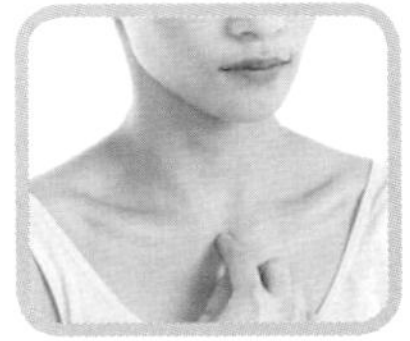

穴道按摩技巧：**以中指指壓，並且中途改變力道方向。**

力道：中。節奏：中。時間：3分鐘。

方式：**若單以食指施力並不能達到預期療效。所以，在指壓的中途必須改變施力方向，不斷向胸骨方向施壓，才能將刺激傳到胸部。**

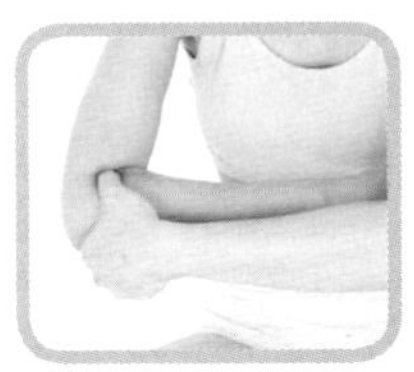

穴道按摩技巧：**彎曲手肘才能充分按壓尺澤穴。**

力道：中。節奏：中。時間：5分鐘。

方式：**手肘處的尺澤穴，必須要彎曲手肘才能找到。點壓時，可朝手肘方向深入按摩來達到療效。**

Point Column

按摩背部能緩解咳嗽

咳嗽通常會使用到腹肌及背肌等上半身的肌肉。所以，當你咳嗽加劇時，背部肌肉一定非常僵硬。此時，應採趴睡的姿勢來指壓脊椎骨左右僵硬部位，以消除背部疼痛來止咳。特別是惱人的夜咳，若能在睡前按摩背部，便可輕鬆入睡，一夜好眠。

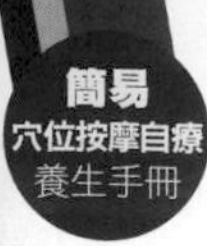

D Y S M E N O R R H E A

經痛

三陰交、血海 緩和生理痛

女性專用穴道，暢通血液

生理痛在中醫觀點中，為氣血不順所致，欲解決此現象，可透過按摩位在腳部內側的「三陰交」，此穴無論是對付生理痛、經期不順或是腳底冰冷，甚或更年期症狀等女性疾病都相當有效。指壓此穴的原理在於使血液流通，緩和疼痛。

而血海位於膝蓋內側凹陷上方，按摩此處也能治療氣血不順。有經痛症狀的人，有時也會伴隨腳底冰涼，可先行溫熱雙腳後，再進行穴道指壓，療效相當顯著。

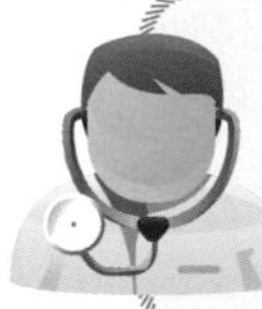

臨床表徵	療效到位穴
1.下腹部痙攣性疼痛	1.三陰交
2.伴隨胃部不適	2.血海

部位

1. 三陰交：內側踝骨的中心向上方移約三根手指寬的地方，在脛骨後側。
2. 血海：用力伸直膝蓋時，膝骨內側一凹陷處之上方即是。

養生便利貼

經痛時，先用逆時針按摩小腹，再揉摩穴位，效果會更好。並且要避免一切生冷及不易消化和刺激性食物，如辣椒、蔥、蒜、胡椒、烈酒、咖啡、茶、可樂、巧克力等。尤其注意情緒調節，消除恐懼焦慮等心理；且期間避免劇烈運動和體力勞動，以免造成身體負擔。

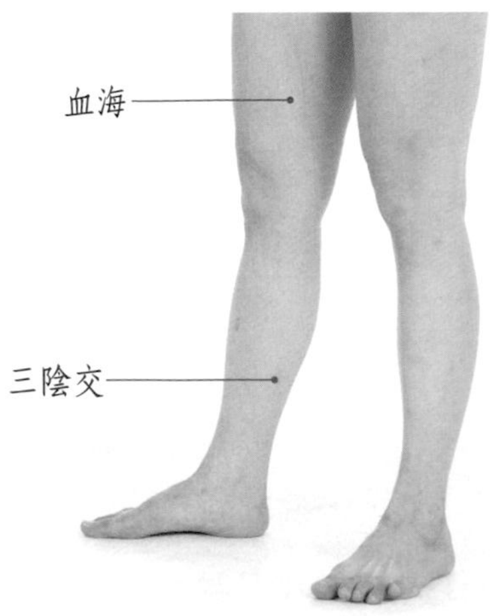

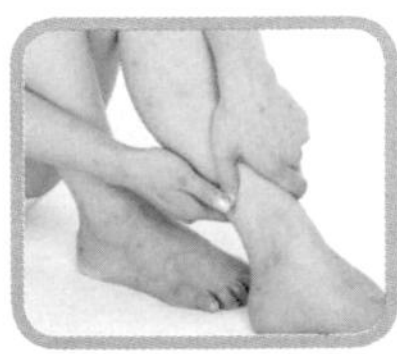

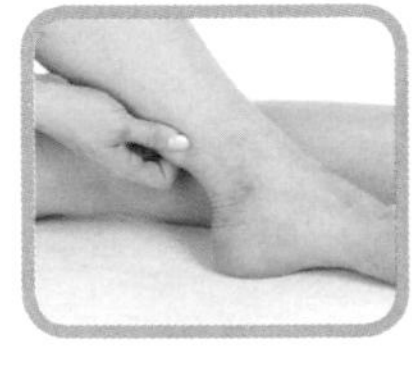

穴道按摩技巧：**以慣用手朝骨頭方向刺激三陰交。**

力道：中。節奏：中。時間：5分鐘。

方式：**兩手抓住腳以左右拇指重疊的手姿來指壓三陰交，慣用手在下面，朝骨頭方向施力會比較有效。**

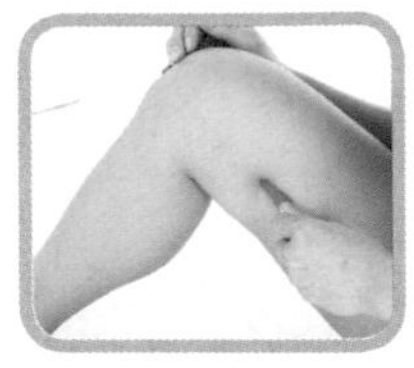

穴道按摩技巧：**用原子筆指壓血海穴，能深入刺激穴位。**

力道：中。節奏：中。時間：5分鐘。

方式：**首先坐在地板上，一腳彎曲，接著用手指按壓血海穴或是用原子筆來加強刺激。當深入穴道時，大腿及膝蓋都會有刺痛感。**

Point Column

溫熱雙腳，減輕症狀

腳尖如果冰冷，可先將雙腳泡在熱水裡，暖和雙腳。將熱水倒滿小臉盆，慢慢溫熱雙腳。平時泡澡時，亦可調整水至適當溫度，不論是溫熱雙腳或是將腰部以下都浸泡在水中皆相當有效。

F L U

流行性感冒

後谿、風門 預防感冒

刺激背部穴道，預防感冒加劇

一旦覺得背部發冷，感覺有受寒的徵兆時，指壓下列穴道，即可緩和感冒症狀，避免加重。例如位於後背的風門穴，中醫認為寒風由此穴進入人體，故導致身體受寒著涼。若已察覺有感冒徵兆而症狀未加重時，即可指壓此穴以防範病情加劇。若要進一步加強療效，則可使用吹風機烘熱此穴，以達到預防之效；由於溫熱後的肌肉得到舒展，故此時進行穴道按摩，更能緩解不適。而另一個穴位為手背小指側的後谿，此穴亦能有效預防感冒。

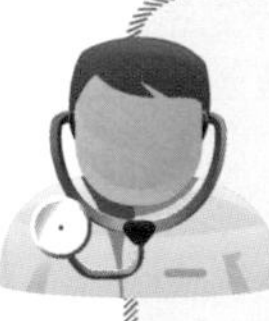

臨床表徵	療效到位穴
1.頭昏腦脹	1.後谿
2.四肢無力痠軟	2.風門
3.昏昏欲睡且疲勞	

部位

1.後谿：手輕握拳頭，在手背小指側後方的凹陷處即是。
2.風門：低頭時，背後出現的凸出骨下方之第三個脊椎骨下，距脊椎骨左右約3公分處即是。

養生便利貼

每晚用較熱的水泡腳十五分鐘，水量淹過腳面，且泡到雙腳發紅，才能預防感冒。感冒初起時，可用電風扇對著太陽穴吹3～5分鐘熱風，每日數次，可減少症狀。

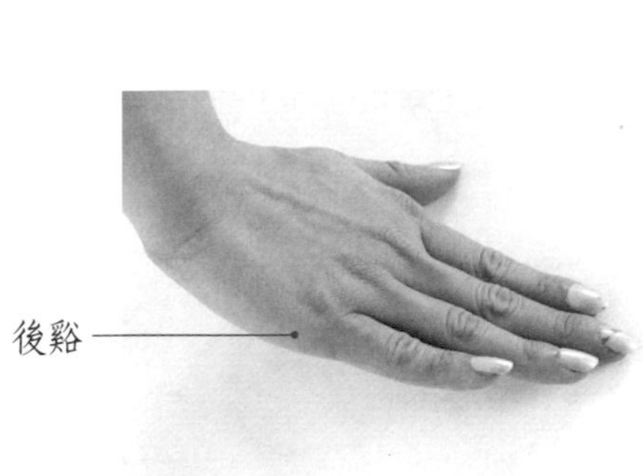

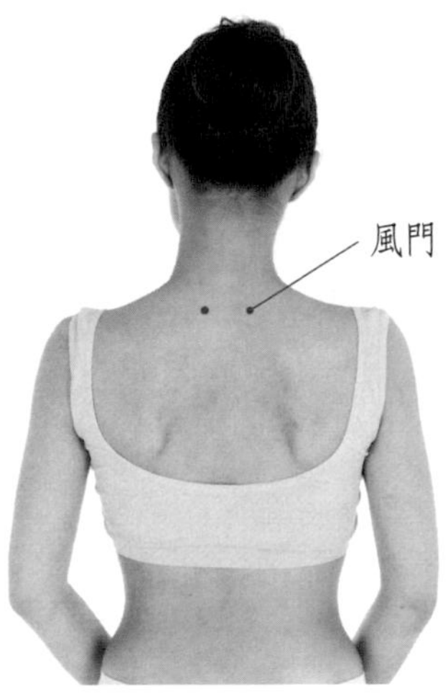

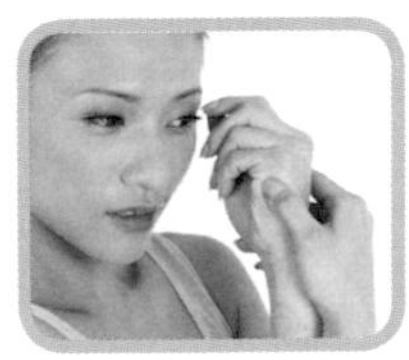

穴道按摩技巧：**按壓後谿穴，能有效散熱。**

力道：弱。節奏：中。時間：5分鐘。

方式：**立起拇指指尖的方法進行指壓是最具成效的。**

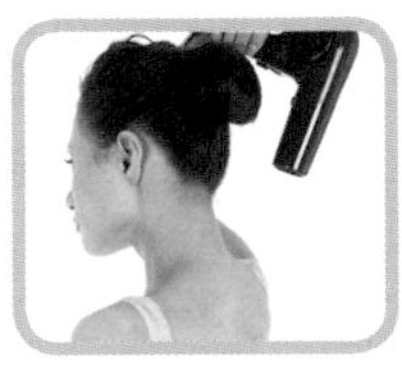

穴道按摩技巧：**用吹風機的熱風、溫熱風門穴也能治癒感冒。**

力道：中。節奏：中。時間：3分鐘。

方式：**左右晃動吹風機以吹熱風門穴，能使背部積留的寒氣消失。而以熱風來刺激背部肌肉可使其得到伸展，故可治癒感冒。**

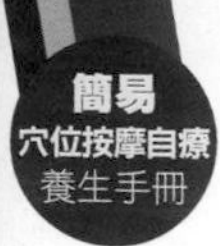

S L E E P Y

昏昏欲睡

風池、合谷 提振精神

一掃睡意的特效穴

當睡意不斷侵襲，而偏偏又是不該睡覺的場合，在這種「硬撐」的狀況下，著實天人交戰。然而，在這種情況下的最佳處理方式，便是活動全身筋骨，伸展身體肌肉，使血液流通，但如果身處課堂或辦公室，無法自由活動身體時，穴道指壓便是很好的辦法。

用手指或隨手拿起桌上的原子筆等物品來按摩穴道，過一陣子就會使人精神振奮，恢復清醒。而進一步刺激頸後，則可使頭部的血液徹底暢通。

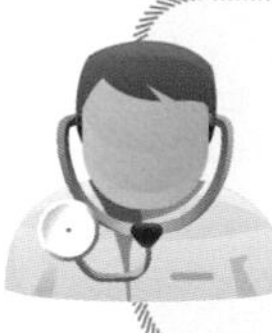

臨床表徵	療效到位穴
1.精神不濟	1.風池
2.無法提振精神	2.合谷

部位

1. 風池：位於頭部後的髮根，即天柱穴往外約2公分的地方。指壓時頭部與頸部會有刺痛感。
2. 合谷：此穴位於手背上大拇指與食指之間。張開手指時，可在兩骨頭的銜接處找到。請注意刺激此處時會有疼痛感。

養生便利貼

當感到陣陣睡意襲來時，可用鉛筆或手指叩打或點壓眉間，使睡意頓消，並緩解眼部疲勞。

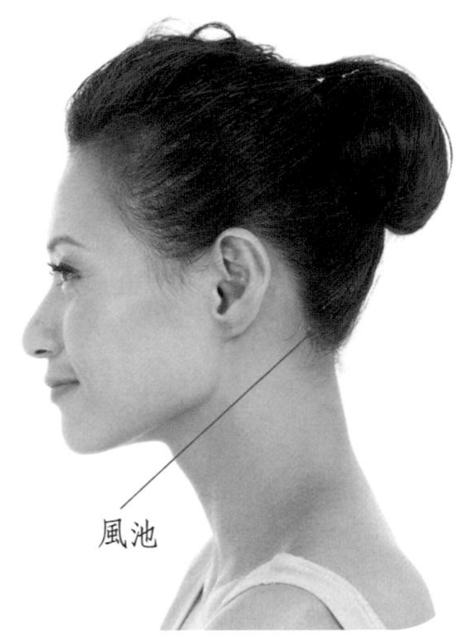

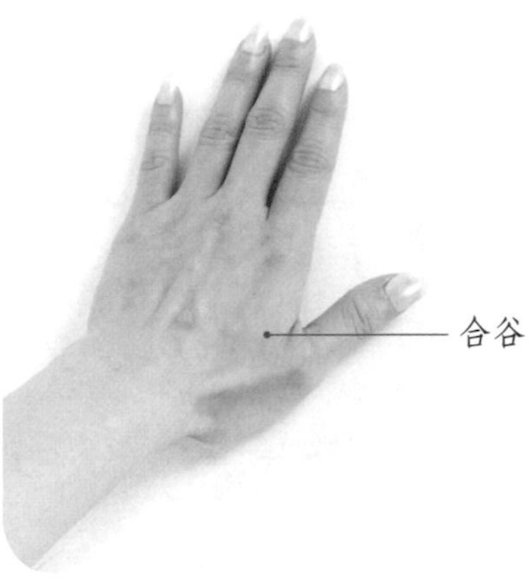

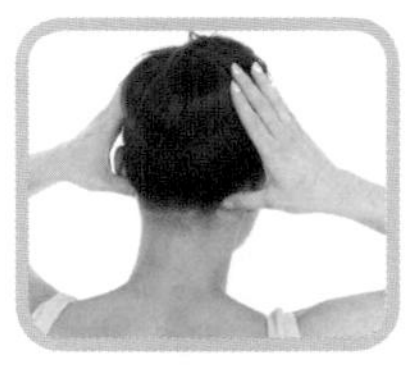

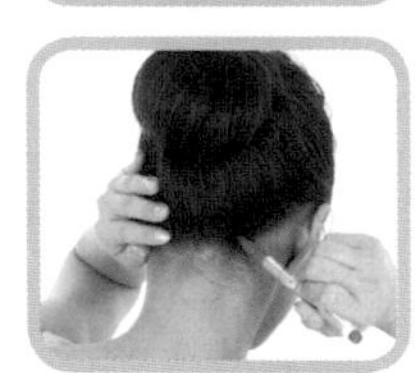

穴道按摩技巧：**大拇指斜向推揉風池穴。**

力道：強。節奏：中。時間：5分鐘。

方式：**左右大拇指壓住風池穴推揉，其技巧是斜向按摩，而且為了使力道集中在大拇指，其他四指要撐住頭部。另外，亦可使用筆點壓穴道，加強穴位刺激。**

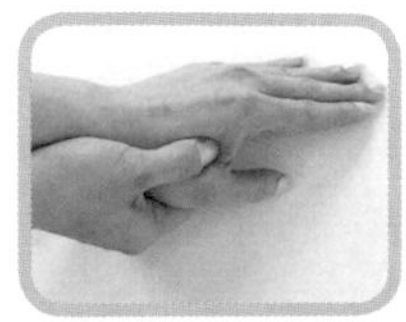

穴道按摩技巧：**先按摩大拇指再以食指指尖來按壓。**

力道：強。節奏：長。時間：5分鐘。

方式：**找到合谷穴時，先按摩大拇指及食指，然後以大拇指及食指掐住穴道刺激。**

HEMORRHOIDS

痔瘡

百會 腎俞 有助排便

頭腰穴道，排便順暢

痔瘡往往好發於女性，或是平時欠缺運動的人，由於骨盤積留血液，加上出現便祕，會更容易形成痔瘡。平時應當多注意排便習慣、常運動，讓血液循環暢通。此外，透過按壓位於腰部的腎俞穴，也可順暢腰部血液。若出現臀部冰冷的現象，更該加強按摩。

而上廁所時，也不應過於用力或時間過久，這會使痔瘡症狀更加惡化。另外，頭頂的百會可藉由拍打與按摩同步進行，來刺激腸胃、肛門以幫助排便。

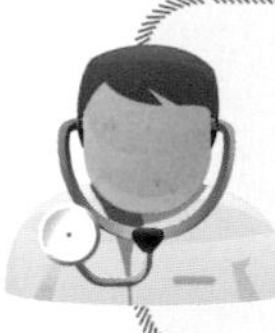

臨床表徵	療效到位穴
1.排便時出血並疼痛	1.百會
2.排便困難	2.腎俞

部位

1. 百會：位於頭頂，左右耳垂向上延伸至頭頂之間的連線，與眉間中心往上的直線交會點。
2. 腎俞：位於腰部最細處，第二腰椎棘突起下側，脊椎骨左右兩側約兩根手指寬的地方（距脊椎骨左右3公分處）。

養生便利貼

保持肛門周圍的乾淨，最好每天定時排便，不要強忍便意，如廁時間不宜過長及用力。而司機、孕婦和久坐的人，可每天坐十次提肛動作來預防痔瘡。

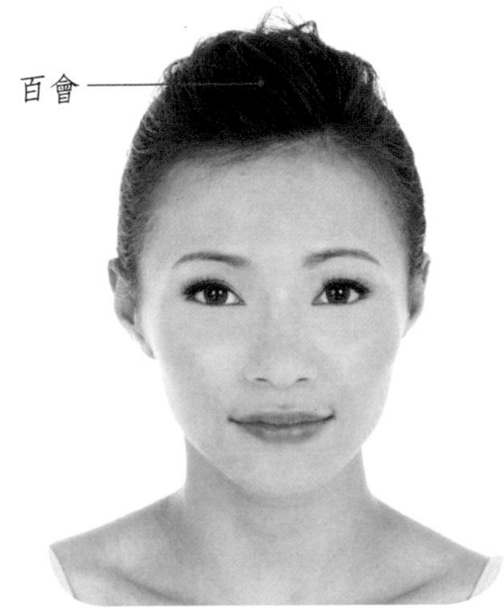

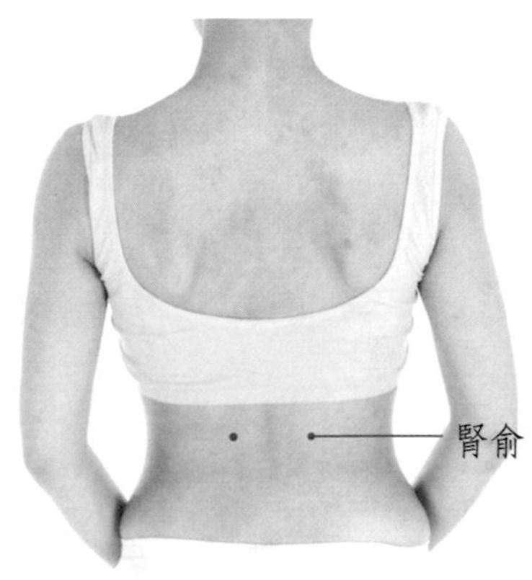

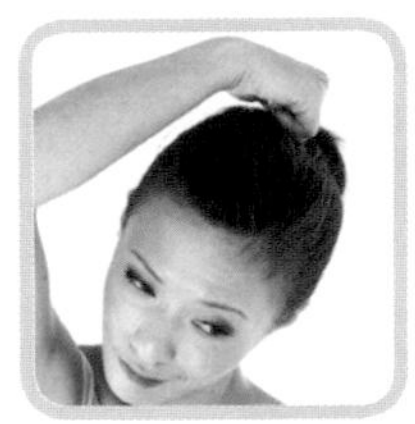

穴道按摩技巧：**按摩百會時，要放鬆身體。**

力道：中。節奏：短。時間：5分鐘。

方式：**由於頭部的刺激會傳達到直腸及肛門，此時要伸直背肌放鬆全身，並邊吐氣邊以拳頭敲打頭部的百會穴，此法有助於排便。**

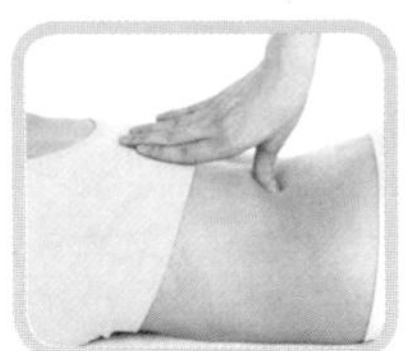

穴道按摩技巧：**按壓腎俞暢通腰部血液。**

力道：強。節奏：中。時間：5分鐘。

方式：**位於腰際的腎俞穴，因不方便按壓可請別人代為幫忙。拇指置於左右穴道上，以身體重量下壓，藉此刺激到腰部深處。**

Point Column

頭痛煩躁不要來

如果頭頂的百會穴按壓時很硬的話，表示沒有異常，但若是軟軟突起者，則須多按摩幾次，甚至用拳頭多輕輕敲打幾次，使其慢慢變硬，如此一來頭腦也會變得清晰。

頭痛

天柱、天窗　醒腦除痛

指壓頭部肌肉，緩和疼痛

當頭痛陣陣侵襲而來，使得工作效率降低、精神不振而難以忍受時，許多人選擇服用止痛藥壓制不適，但藥物不僅有副作用，更增加腎臟負擔。此時，不妨嘗試穴道按摩，以循序漸進地推展頭部肌肉活絡血脈，進而使頭痛消失。

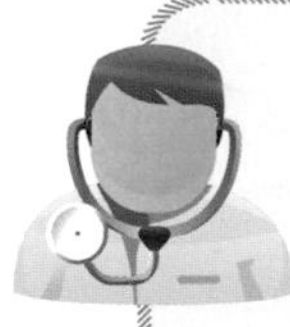

臨床表徵	療效到位穴
1.頭部出現非搏動性的持續鈍痛 2.頭周圍有壓迫感、沉重感	1.天柱 2.天窗

部位

1.天柱：頭部後方髮根頸部處，其穴位於頸部兩塊大肌肉的外側凹陷處。

2.天窗：位於與喉結同高的頸筋兩旁，意即在頭側偏時所出現的粗筋之旁，按壓此處對頭側偏時所產生的偏頭痛特別有效。

養生便利貼

若是外感頭痛，應多吃蔥、薑、芹菜、菊花等食材；若是因風熱頭痛則應多吃綠豆、白菜、蘿蔔、蓮藕、梨等；而內傷出現的頭痛則須多吃山藥、橘子、山楂、紅糖，根據不同情形以食補緩和不適。

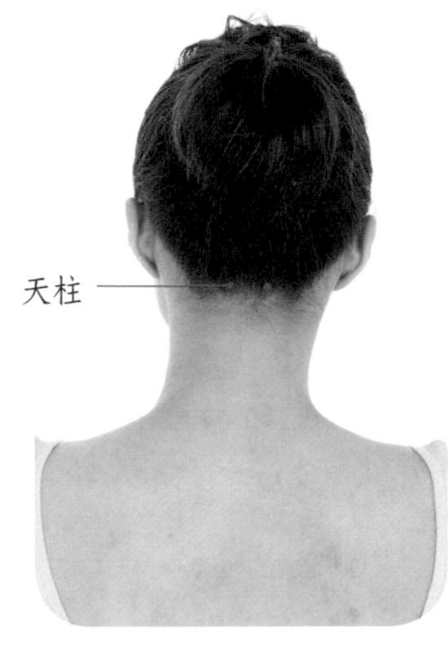

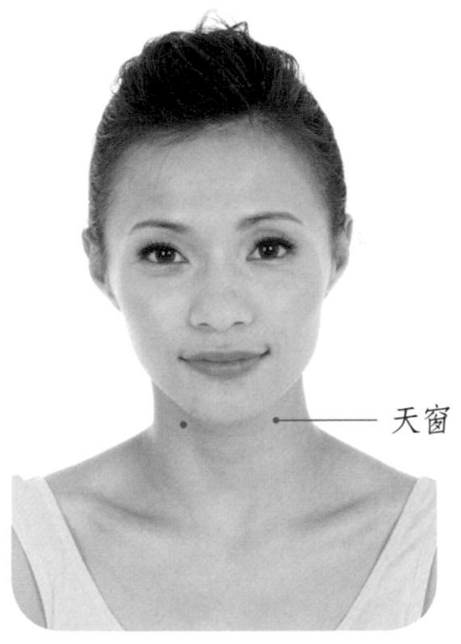

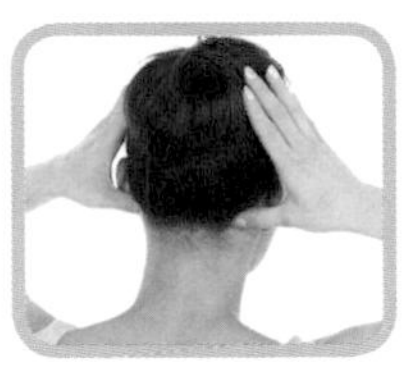

穴道按摩技巧：**以拇指輕壓天柱穴，消解頭痛。**

力道：強。節奏：長。時間：5分鐘。

方式：**兩手大拇指按壓左右天柱穴，以其他四指固定頭部，抬高下巴並用大拇指深入按摩。**

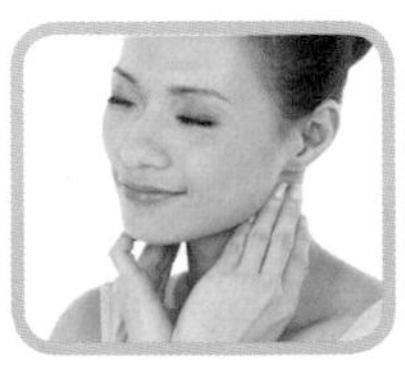

穴道按摩技巧：**四指同時輕輕點壓左右天窗穴。**

力道：弱。節奏：中。時間：3分鐘。

方式：**用四指畫圓按摩天窗穴，指壓單側時則可施重壓，但如果左右同時進行則須調整為較輕力道，以免受傷。**

臉部水腫

■胸鎖乳突肌、天窗　恢復細緻臉蛋

早晨按摩，還你緊緻小臉

多數女性早晨起床時，其臉部包含眼皮、下巴等部位都會出現水腫現象，其原因多為頭部累積過多廢物所致，藉由指壓可有效改善臉部浮腫的現象。

按摩頸肌時，方向應由上逐漸往下，如此才能改善臉部循環，有效消除臉部水腫。此外，針對宿醉所引起的不適也有相當療效，可舒緩頭痛、水腫的情形。

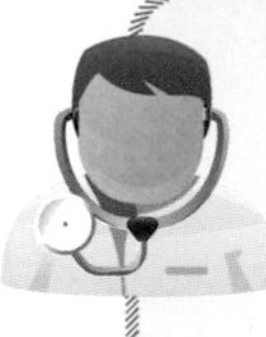

臨床表徵	療效到位穴
1.臉部含眼睛、下顎以及臉頰有腫脹現象 2.眼皮多有浮腫	1.胸鎖乳突肌 2.天窗

部位

1.胸鎖乳突肌：位於耳後正下方，正對著鎖骨生長的粗大肌肉就是胸鎖乳突肌。為頭左右轉動時，可明顯摸出。

2.天窗：位於耳垂斜下方，約與喉結同高，即在胸鎖乳突肌的後方。按壓時，請朝頸部中央的方向進行按摩。

養生便利貼　可多攝取含豐富蛋白質、維生素及無機鹽、低脂肪、低膽固醇、少糖、少鹽的食物，重口味飲食容易導致臉部水腫。此外，起居有規律，睡前也不要大量喝水，以免水分囤積體內無法代謝。

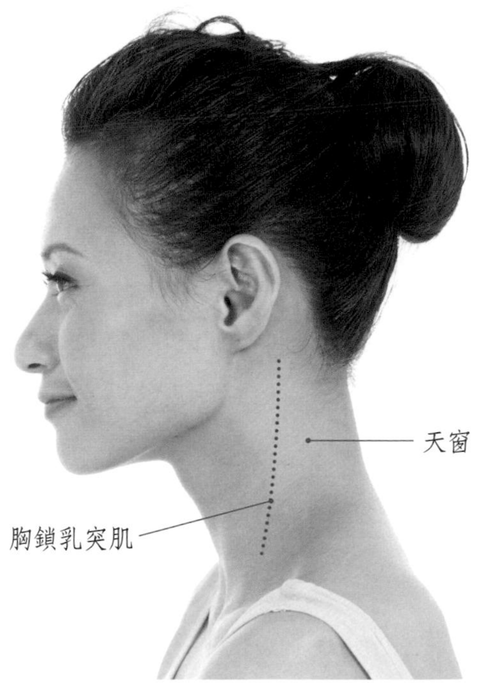

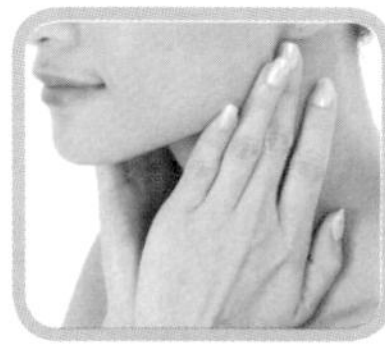

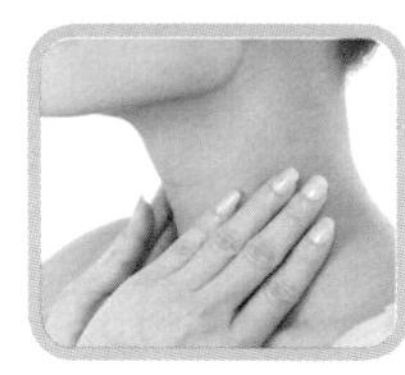

穴道按摩技巧：**按摩胸鎖乳突肌，促進代謝。**

力道：弱。節奏：中。時間：3分鐘。

方式：**先以四根手指按摩胸鎖乳突肌的前端，沿著此部分的肌肉一路往下推壓，倘若再加重力道，可使效果更明顯。**

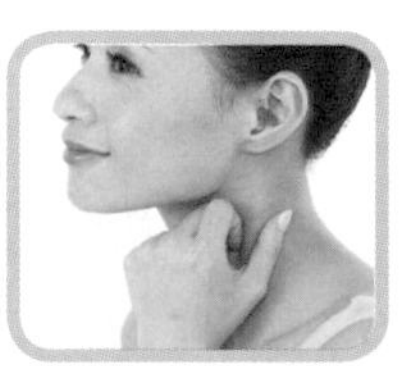

穴道按摩技巧：**略側頸部即可找準天窗穴。**

力道：中。節奏：中。時間：5分鐘。

方式：**天窗穴道具有促進血液循環的功效，一般按摩方式無法達到效果，故在此建議指壓頸部時，可採取較為側偏頭的方式，不僅可輕易找到穴道，還能有效深入刺激。**

NECK SPRAIN

落枕

天牖、肩中俞 恢復頸脖轉動

溫暖頸部刺激穴道，舒緩脖子

想必每個人都有落枕的經驗：起床時轉動脖子困難，或是轉動時，頸側出現拉扯般的劇烈疼痛。落枕乃由睡姿不良所造成，導致頸後的僧帽肌及頸側肌肉（胸鎖乳突肌）僵硬。此時，利用吹風機溫熱頸後及頸側的肌肉約三分鐘，待暖和、軟化肌肉時，再移動吹風機，使頸部肌肉都溫熱後再進行按壓，此種方式能治療落枕的不適。

而有效治癒落枕的穴道為天牖以及肩胛骨的肩中俞。天牖穴位於胸鎖乳突肌後面；肩中俞則位於脖子的肌肉上方。藉由穴道按摩以鬆軟肌肉，落枕的症狀亦可有效緩解。

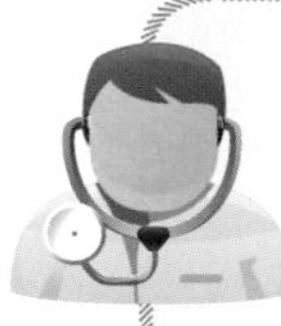

臨床表徵

1.起床後感到背部酸痛
2.頸部活動時有肌肉拉扯般的不適
3.頸部轉動困難

療效到位穴

1.天牖
2.肩中俞

部位

1. 天牖：先找到耳後有一塊骨頭突出處，此處約往下移3公分便是天牖穴。它位在我們左右轉動頸部時，所使用到的肌肉上方。
2. 肩中俞：當脖子向前彎時，背部會出現一突出骨，距離此骨外移約4公分便是肩中俞。

養生便利貼

枕頭不可過高或過低，一般女性的枕頭適宜高度在8～10公分，男性則為10～15公分。睡覺時棉被要蓋到脖子，天氣炎熱時亦不要將頸部對著電風扇一直吹。

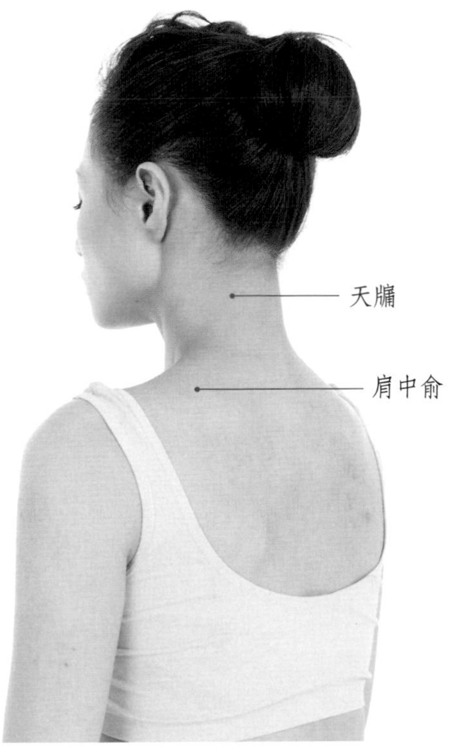

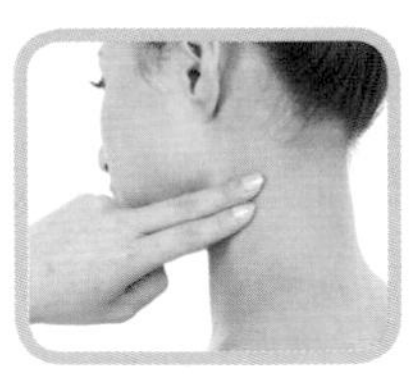

穴道按摩技巧：**用食指及中指按壓疼痛側的天牖穴。**

力道：中。節奏：長。時間：5分鐘。

方式：**先找到疼痛的天牖穴，以推揉的方式按摩肌肉，最好能配合呼吸進行，會更具成效。**

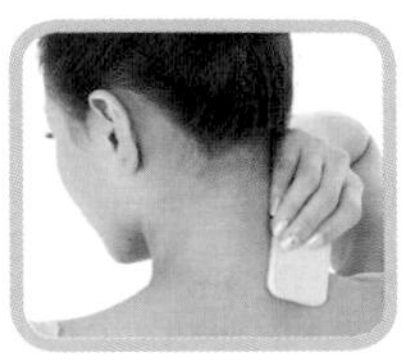

穴道按摩技巧：**疼痛加劇時，先用暖暖包溫熱後再進行按壓。**

力道：強。節奏：中。時間：3分鐘。

方式：**將食指、中指、無名指三指併攏，以稍強的指尖力道來按壓。當疼痛嚴重時，用現成的暖暖包或吹風機將此處肌肉溫熱約3～4分鐘後，再按壓肩中俞會更好。**

THE METHOD TO DISPEL THE FATIGUE

另類舒緩疲勞法

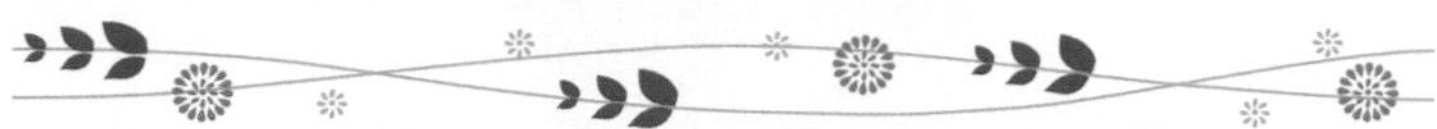

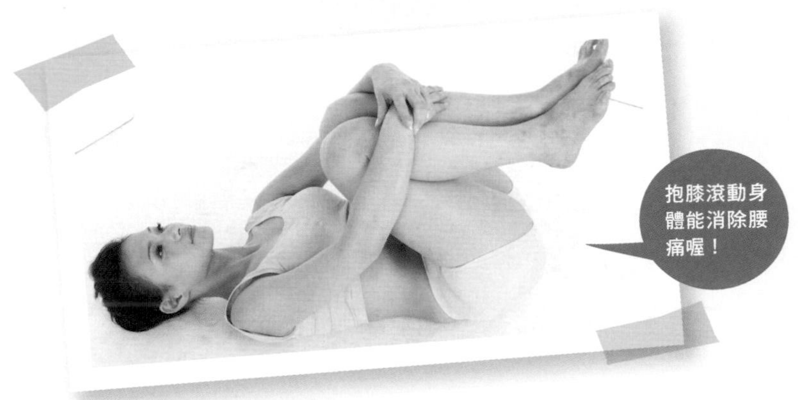

抱膝滾動身體：預防腰痛的體操

首先，仰臥並雙手輕抱膝，若沒有疼痛感，雙手可稍加用力地緊抱雙膝。由於腰痛往往是因腰部肌肉緊縮而壓迫到神經，故膝蓋提得越高、越靠近肩膀，越能達到伸直背部肌肉的效果。如果沒有仰臥的空間，亦能將背部貼緊牆壁，單腳抱膝，亦具有消除腰部疲累、疼痛的功效。

蔬果大補帖

新陳代謝加速的蔬果：黃瓜、芭樂

黃瓜含有丙醇二酸可抑制醣類轉換成脂肪，以達減肥功效並促進新陳代謝；而芭樂含β-胡蘿蔔素等抗氧化物質，可消除疲勞、預防慢性疾病。

THE METHOD TO DISPEL THE FATIGUE

另類舒緩疲勞法

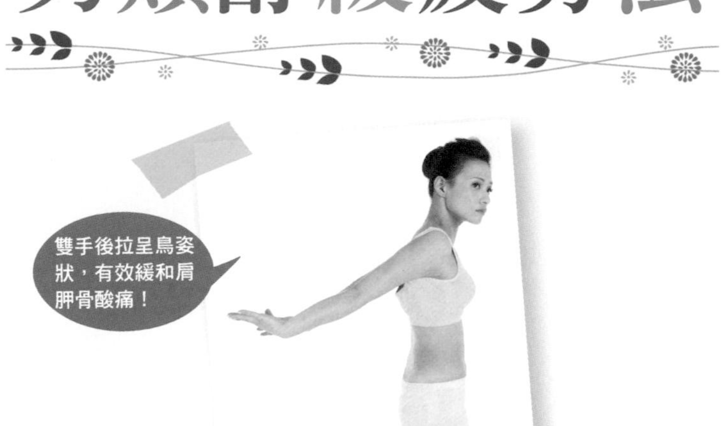

跟肩胛骨酸痛說再見：小鳥姿體操

雙手於腰際後交相握緊向上提高，盡可能伸直手臂並拉高手肘。如果自己無法將手臂提高，可請別人幫忙。另外，如果想徹底消除肩胛骨酸痛，就一定要盡量將手臂伸直，才能產生效果。

蔬果大補帖

舒緩肩膀酸痛蔬果：杏仁、香蕉、菠菜

它們都是天然的神經穩定劑，能安定情緒、降壓，進而緩解肩頸酸痛。由於富含鈣與鎂，故能消解壓力與疲勞，進而解除肩膀酸痛所引起的身體不適。

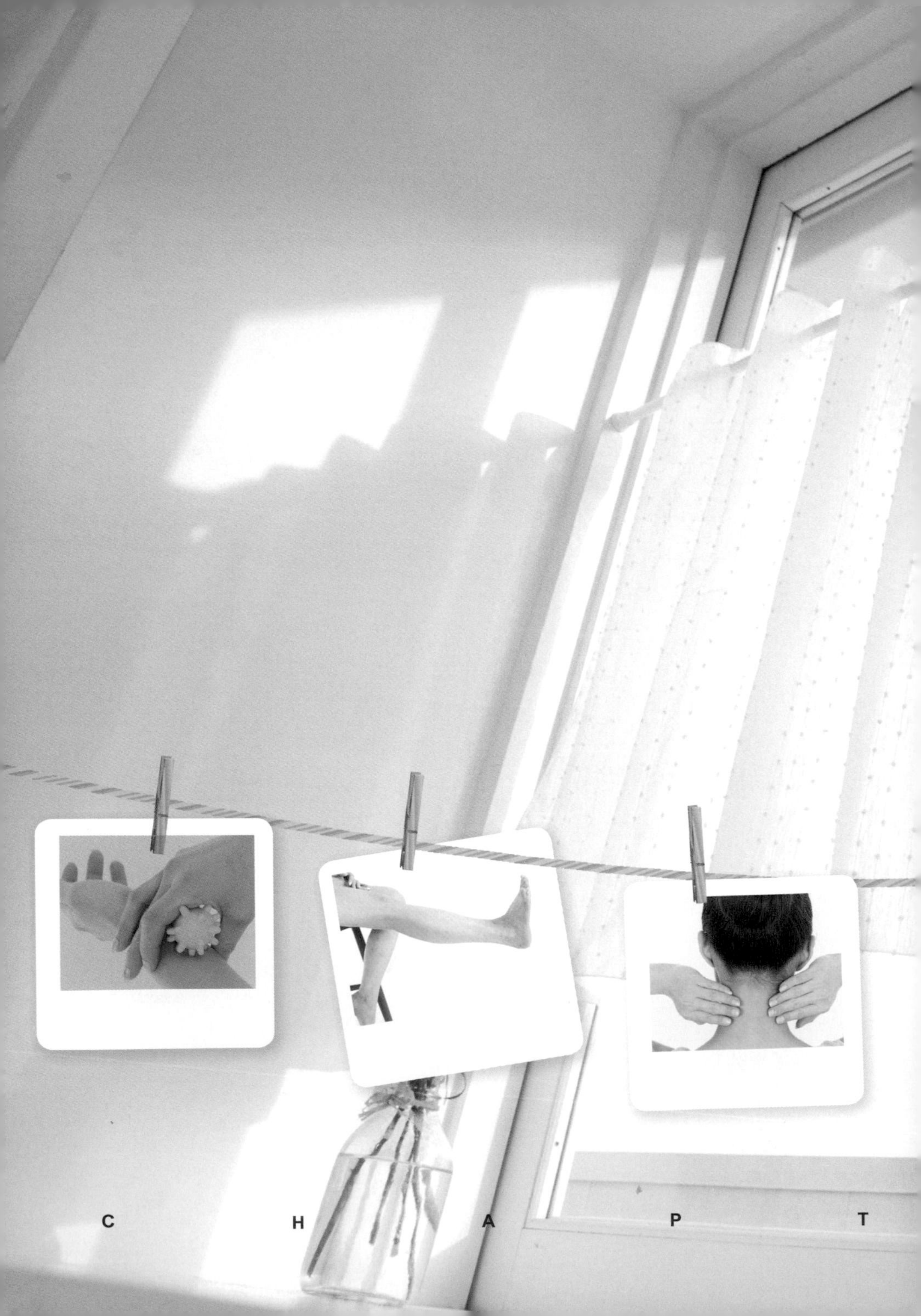

C H A P T

附錄

本章將針對現代人最想了解的15道穴位按摩問題、常見病痛與穴位治療，以及主治疾病的關鍵穴等進行詳細介紹，並附上全身重要穴道圖，幫助您找對更多有效穴位，輕鬆按除病痛！

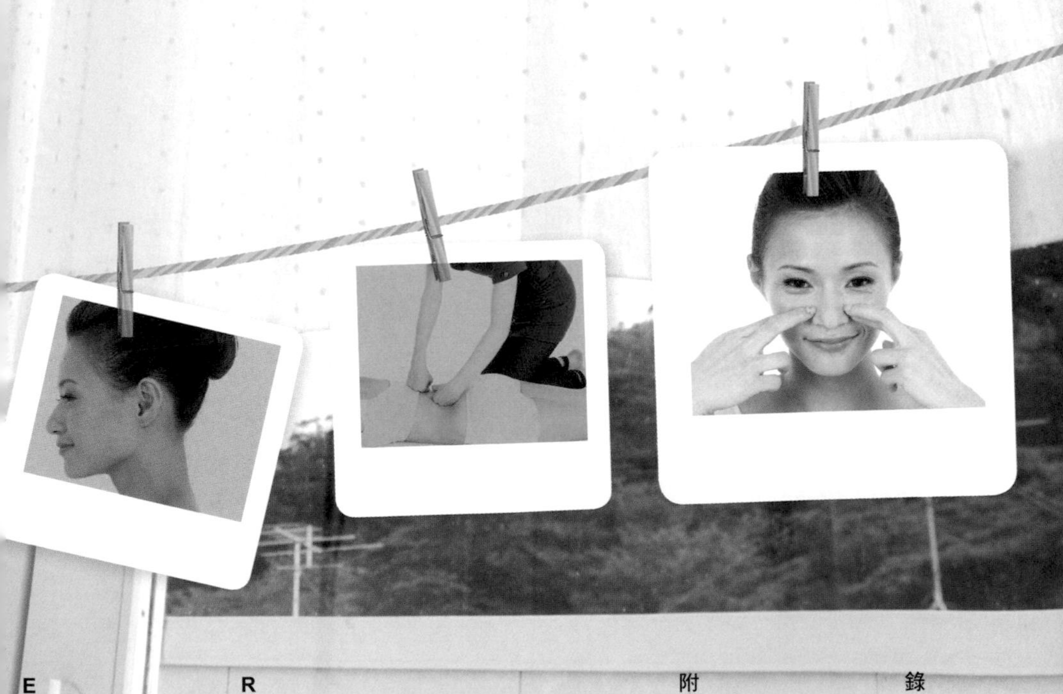

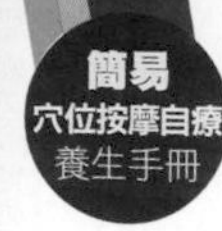

按摩療法Q&A

Q1 穴道分布在身體內，所以用肉眼是看不到的，因此如何取穴便需要技巧了。而依症狀的不同，治療穴道也有所異。然而，穴道的功能究竟爲何呢？

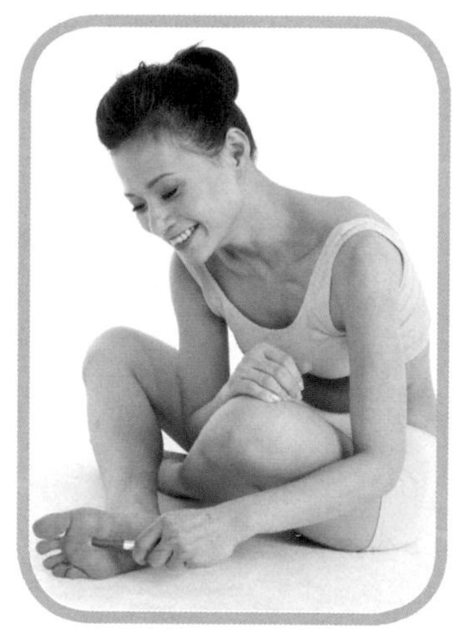

A1 「穴道」可謂是人類身體中的「重點」及「要害」部位。然而，就人體構造上來看，穴道亦是人體構造中物理性機能最弱的點。當身體出現異狀時，其穴位便會出現冰冷、疼痛、發熱的現象。故當身體不適時，異常現象便會反應在特定穴道上，若要舒緩這些症狀，針對各個特效穴進行點、壓、推、揉，便能產生明顯療效。

Q2 諸如手上的拇指與食指間的「合谷穴」雖然具有許多療效，但要精準指壓此穴，卻有其困難度。因此，我們要如何觀察身體以精準取穴呢？

A2 事實上，不只合谷穴難以找到位置，每個穴道只要有稍許偏差便無法精準取穴，以至於降低指壓效果。因此，可依本書指示找到穴道位置，接著再觀察皮膚。

一般而言，健康的皮膚是有光澤且具彈性的；不健康的皮膚則是乾燥且僵硬，這便是穴位附近在皮膚上的表徵。接著，觸摸你所「認爲」是穴道的地方，有無周邊發冷、發青、發白或者發紅等異狀。最後再用拇指或食指輕輕觸壓作確認。如果該處肌肉緊綳僵硬或沒有彈性，就是穴道的位置了。另外，力道方面也要斟酌大小，過重或過輕都無法達到療效，只有適度才能發揮最大效益。

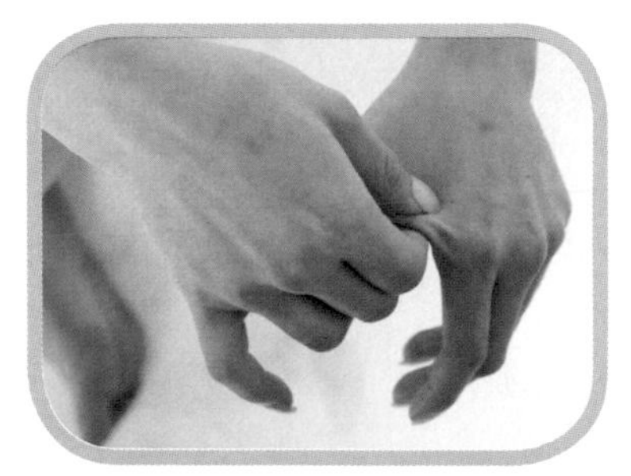

Q3 一般點壓、推揉穴道的方式，能治療人體一些如偏頭痛、經痛等不適感，甚至如感冒等病痛亦能緩和，但除了本書所介紹的按摩療效之外，穴道還有哪些保養功效呢？

A3 一般治療病痛乃是以針灸來刺激穴道，但由於自己沒辦法進行針灸，所以便以手按壓來代替了，此種方法通稱爲「手技療法」。手技療法約有下列五種效果：

1.揉散緊綳的肌肉：肌肉之所以呈現緊綳狀態，是因爲肌肉內囤積廢物，而這也是身體無力及感到疼痛的根源。一般可藉由推揉僵硬肌肉來恢復體力。

2.使血液循環順暢：點壓、推揉或者是加熱都能使肌肉放鬆，血液及淋巴腺流暢。當血液只要一流通，身體內老化廢物便可順利排出，改善虛冷及酸痛。

3.調整人體激素分泌：可活化神經及荷爾蒙的機能，調節自律神經，穩定情緒。

4.活化臟腑：調整內臟運作功能，並

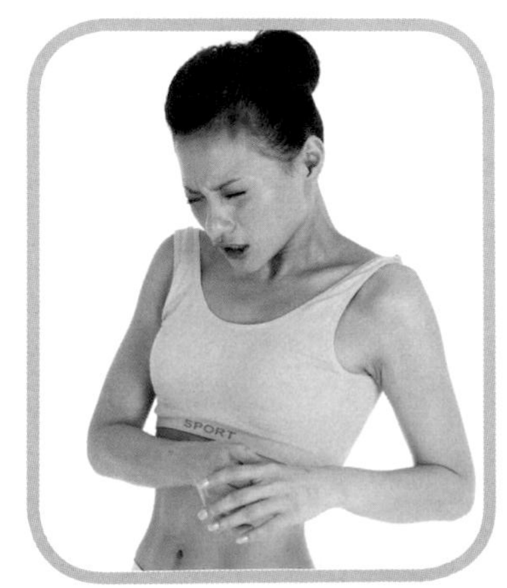

加強代謝，保健身體。

5.調整體能：增加活動力，保持最佳精神狀態。

Q4 傳統療法的「針灸」可分爲針療法及灸療法，它們的效用又是如何呢？而又各適合治療什麼樣的病痛呢？

A4 針灸療法的功效雖已得到證實，但至今仍有許多研究不斷進行中，以下列出目前醫學界已發表的結果：

1.調整消化、呼吸、泌尿等器官：如果這些器官機能已經減弱，或是過於亢奮，想使其恢復到正常狀態皆可利用針灸來治療。

2.使血液循環變好：讓停滯的血液流通，並進一步改善腳底冰冷及消除酸痛感。

3.增強神經功能：消除神經麻痺及疼痛。

4.調整荷爾蒙：調整並平衡荷爾蒙、安定自律神經，避免煩躁情緒。

5.增強抵抗力：使身體代謝功能增強，提升免疫力。

然而，針灸雖然對癌症及細菌不具醫療功效，但對於人體經常出現的小病痛，卻有立即舒緩的效果！

Q5 坊間近來吹起一股美體風潮，舉凡穴道指壓、SPA、各式按摩等，總會讓人心動的想去體驗，請問指壓、SPA與按摩有何不同之處？如果指壓、按摩與SPA的治療方法不一樣的話，那麼它們之間的差異何在呢？

A5 穴道指壓、SPA、各式按摩都是利用手來治療，手法相當類似，難免讓人混淆，但因發明、起源地不一樣，所以方法也有些許差異。

其實，按摩源自於中國，SPA起源於歐洲，而指壓則是發源於日本。手技療法中共有「撫摸」、「推揉」、「捏」、「敲打」、「振動」、「點壓」等六種技法，不過按摩較注重「推揉」；指壓著重「點壓」；SPA則是以「撫摸」爲主要技法。

另外，按摩與指壓都是可以穿著衣服進行，而SPA因必須直接刺激皮膚，故需要裸身塗抹精油來進行。而刺激身體方向的不同也是一種差異。在日本發展的按摩與指壓，是以身體爲中心往手腳方向刺激，而西方的SPA則是從手腳往身體中心慢慢移動來進行刺激。而本書主要結合「指壓」與「按摩」穴道的技巧，讓大眾可隨時隨地在家DIY，進行簡易的穴道按摩。

Q6 按摩、指壓及SPA能使人心情放鬆，但有時很想自己在家試著做，或者幫別人服務。究竟，是否有通用於每個人的方法呢？

A6 或許要進行「SPA」按摩會有其困難度，但簡易的穴位指壓與按摩卻是簡單上手且能隨時進行的，以下將針對簡易的手技療法作詳細解說：

1.撫摸：將手掌放在欲舒緩的部位，接著前後滑動手掌進行。
2.推揉：彎曲手指，並以手掌根部（即接近手腕部位），以畫圓兼按壓方式推揉。
3.捏：此爲針對四肢較細部位，一邊抓捏一邊移動手來變換部位進行。
4.敲打：手握拳，以小拇指處敲打欲舒緩部位，適用部位爲肩膀、腰背等容易僵硬的地方。
5.振動：請按摩者抓起被按摩者的手腕或腳踝進行振動，較適用於手或腳的部位。
6.點壓：以手指指腹按壓穴道，並向下施力。

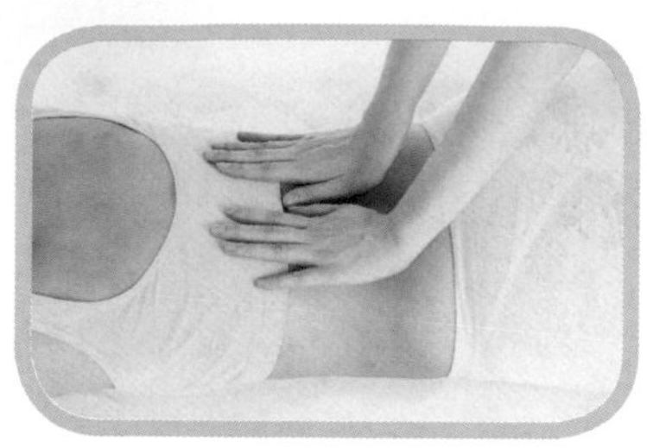

1.撫摸：將手掌放在欲舒緩的部位，接著前後滑動手掌進行。

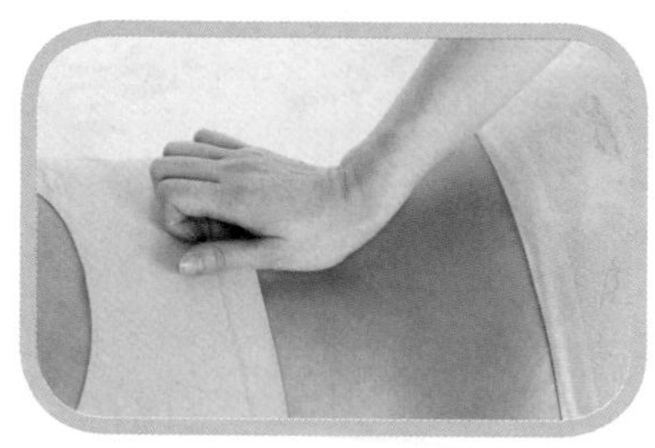

2.推揉：彎曲手指，並以手掌根部（即接近手腕部位），以畫圓兼按壓方式推揉。

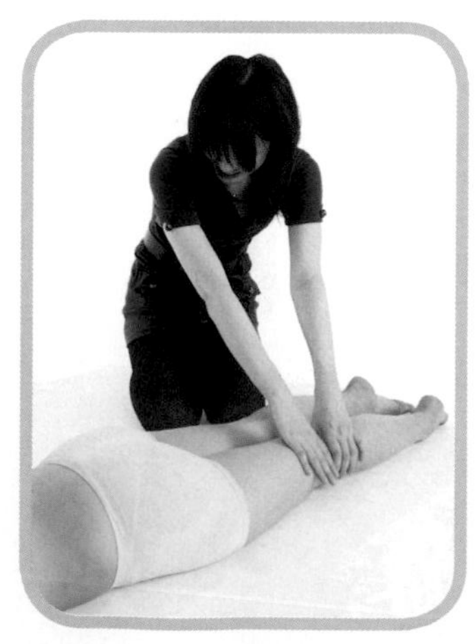

3.捏：此為針對四肢較細部位，一邊抓捏一邊移動手來變換部位進行。

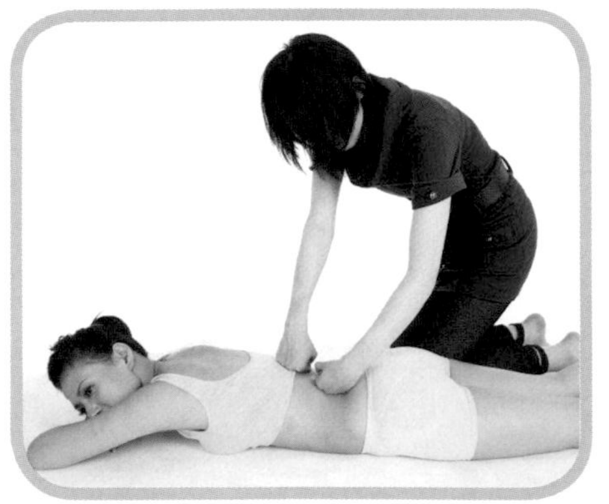

4.敲打：手握拳，以小拇指處敲打欲舒緩部位，適用部位為肩膀、腰背等容易僵硬的地方。

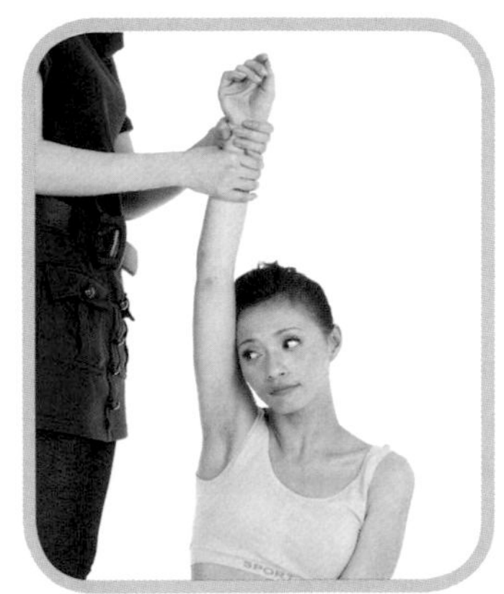

5.振動：請按摩者抓起被按摩者的手腕或腳踝進行振動，較適用於手或腳的部位。

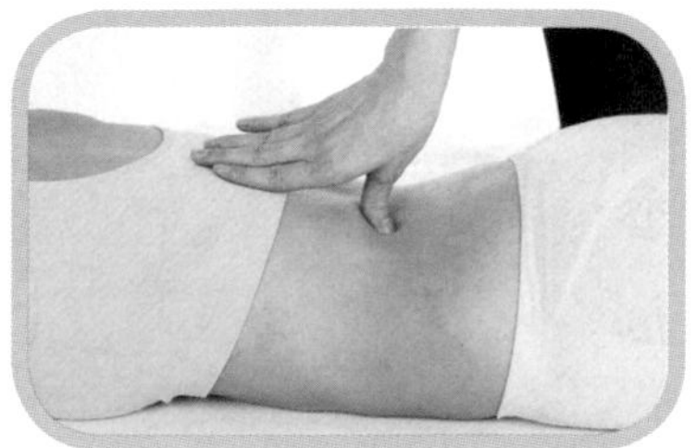

6.點壓：以手指指腹按壓穴道，並向下施力。

但依症狀不同，其治療的穴道位置也會各異，故找出適合的方法按壓才能達到最大療效。

Q7 除了上述介紹的穴位手法外，根據身體部位的不同，其按摩手法亦會有異。那麼，究竟有哪些按摩方法呢？

A7 按摩技法應配合穴道在身體的位置而改變。其按摩法共有下列六種：

1. 一般按壓法：以大拇指腹按2～3秒鐘後休息，然後再移到下一個要按摩的地方，此乃最普遍的手法。
2. 持續下壓法：用手掌下壓5秒後休息，然後再稍微移動手掌，如此反覆進行即可，較適合眼球及腹部的按壓法。
3. 緩壓法：一處按壓5秒後，休息5秒，如此同一穴道不斷重複。本書是以一般按壓法及緩壓法爲基本指壓法。
4. 吸引壓法：手指與手掌根接觸皮膚，以打浪般的手法進行按摩，此法對治療腹部不適相當有效。
5. 流動壓法：左右拇指一邊移動一邊交叉按壓穴道，譬如肩胛骨附近的穴道等，皆相當有效。
6. 集中壓法：以左右大拇指交疊的方式進行，是針對某處嚴重酸痛的按壓法。

Q8 在進行穴道按摩時要如何取捨力道？若在按摩期間感到疼痛，是否要忍耐才有效呢？而力道的拿捏又要如何選擇？

A8 刺激強度必須依肌肉的僵硬程度及穴道的所在位置來調整。如果下壓時感覺舒服，就是適合此人的刺激強度。一般而言是3～5公斤。

可以先在體重計上按壓，測量3～5公斤的力道是多大，並記住這個施力感覺。

由於肥胖且肌肉嚴重僵硬的人喜好較強力道，體瘦或體力較弱的人則偏愛較輕的力道，所以請依個人體型及所能承受的力量，選擇適當力道按壓。如果強硬施加重力於瘦弱的人身上，反而會適得其反，同時也要以不傷到按摩者手指的力道爲原則。

Q9 按摩穴道時，一次要按壓多少次才能達到效果？而時間要多長才適當呢？另外，何時進行穴道按摩比較好呢？

A9 如果你的不適症狀有出現在本書中，請參照各頁說明進行按摩，文中所標示的3分鐘或5分鐘，皆是按壓的適合時間長度。故請以此做爲按壓參考，但若覺得按壓後沒有達到預定療效，可依症狀的嚴重程度來調整力道或時間。

另外，按摩無特定時間，晚上就寢前、坐車時、看電視時都可以進行，就算是只有3分鐘或5分鐘都沒關係，一天只要重複幾次就能達到治療、保健的功效。特別是經常患有小疾病的人，每天更要盡可能地進行指壓按摩才能達到效果。

Q10 坊間的灸療法功效顯著，甚至有一種不會留下傷疤的灸療法，這究竟是如何進行的呢？

A10 一般所說的灸療法，是指將乾艾草置於穴道上並點火，以燃燒的熱來刺激穴道，但是如果是在穴道上放置大蒜、薑、味噌或鹽來做溫灸，便不會在皮膚上留下傷疤。

其步驟如下：

1.將生薑切片或把味噌塗抹於皮膚上，其厚度約莫3公分。
2.接著，將薑片置放於欲溫熱的穴道上，再放上乾艾草，用香點燃。
3.等穴道產生溫熱刺激感後，再將乾艾草移開。讓餘溫慢慢薰熱穴道，以舒緩不適。

Q11 按摩不僅可以消除疲勞，又能夠活絡經脈，可是聽說按摩也要看時辰，有所謂的禁忌時間嗎？

A11 按摩的時間也是要配合自己的身體狀況，以下是禁止按摩的時間：

1.飯後半小時內：飯後，人體的血液集中在腸胃，此時若按摩腹部會使血液流至他處，易造成消化不良。
2.發燒37.5度以上：因按摩穴位會對身體產生強烈刺激，發燒時按摩易使病情加重。
3.酒後：喝酒後最好不要按摩，易發生嘔吐不適的症狀。
4.穴位周圍有異常時：關節腫痛、骨折、脫臼等肌肉關節傷害；刀傷、燒燙傷、擦傷等皮膚外傷或濕腫瘡等皮膚病都不適合。
5.手術後：主要是針對手術部位來判斷是否適合按摩，若是臉部美容的小手術，身體按摩不會受到影響；但若是腹腔方面的手術，就不可以按摩腹部周圍穴位，因傷口尚未癒合，恐有產生傷口裂開之虞。手術後得視復原情況而定，並非不能按摩，而是只要不在傷口附近即可。
6.飢餓或疲累中：人體若處於飢餓或疲勞時，體內血糖偏低，按摩反而會耗損能量。
7.生理期：生理期要排出子宮內的經血，有些穴位會刺激神經反射而造成子宮平滑肌收縮，形成經血量過多等情況，但在經期前並不會產生影響。

8.子午時：23時～凌晨1時的氣血最低；中午11時～13時，氣血最旺。除非是急救，否則子午時不適合按摩。

Q12 既然按摩有禁忌時間，那是否有最佳時機呢？

A12 其實，按摩除了在身體不適的時候有舒緩效果外，若是以養生作考量，則有以下三個時機：

1.早上起床：早上剛醒來，氣血最平穩，若沒有上班壓力是按摩的好時機。

2.洗澡後：洗完澡後身體血液循環加快，此時按摩效果加倍。

3.睡前：晚上睡前準備休息，心情一般較能放輕鬆也適合按摩。

Q13 在進行穴道按摩之前，除了注意身體狀況之外，是否還有其他注意事項呢？

A13 是的。除了在Q.11已回答按摩的禁忌時間，以下將介紹按摩前、中、後等三種情形的注意事項，以供讀者參考：

⊙按摩前

1.清潔手部：按摩前雙手宜先洗淨，剪短指甲，戒指要拿下，避免傷及肌膚。

2.搓熱手掌；按摩前最好雙手搓熱，可提高療效。

⊙按摩中

1.適當姿勢：儘量採取最舒適的姿勢，可減少因姿勢不良所引起的酸麻反應。

2.力道平穩：力道不應忽快忽慢，宜平穩、緩慢進行。

⊙**按摩後**

1.喝溫開水：按摩完後可喝500c.c.的溫開水，以促進新陳代謝，有排毒療效。
2.避免浸泡冷水：不可立刻用冷水洗手和洗腳，必須用溫水將手腳洗淨，且雙腳宜注意保暖。

Q14 在進行穴道按摩時，都是利用手技中的點、壓、推、揉來按摩身體，但是若施力不當，很容易造成手指受傷，請問是否有方法能預防呢？

A14 其實，隨便用指尖亂按的話，很容易造成手指受傷或酸痛。故大拇指指腹應放在穴道上，並張開手掌，而其他四指併攏於皮膚上，用這四指來支撐大拇指按摩，這是最不易讓大拇指受傷的方法。此外，施力時，要如圖示般以大拇指與身體骨頭採垂直方向施力，以避免大拇指關節產生負擔。

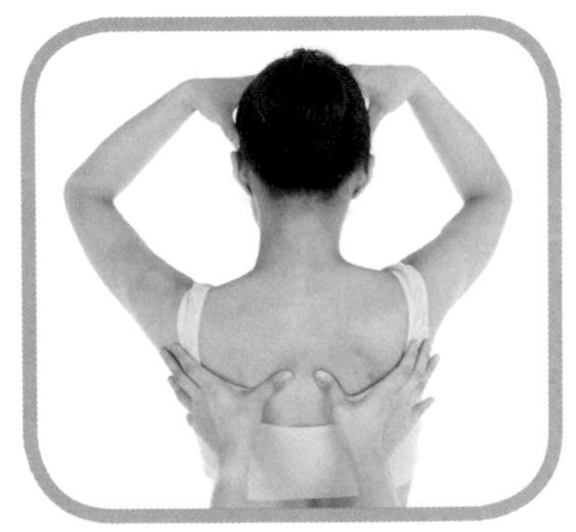

Q15 按摩雖然舒服，但是否有讓身體放鬆，並神清氣爽的按摩手法呢？

A15 其關鍵在於手指按法與力道。如果只出力在指尖的話，不但容易傷到手指，被指壓者也會感到不舒服。故找到使對方感到舒適的穴位點後，再邊伸直手肘，垂直地且慢慢添加身體重量的力道。但若是突然地出力，被指壓者會覺得十分疼痛，所以觀察對方的呼吸並配合其吐氣，就是最令被指壓者感到舒服的按摩。

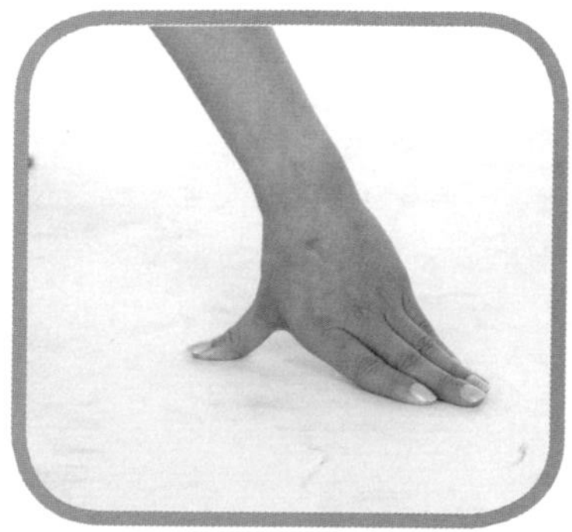
正確示範：垂直下壓

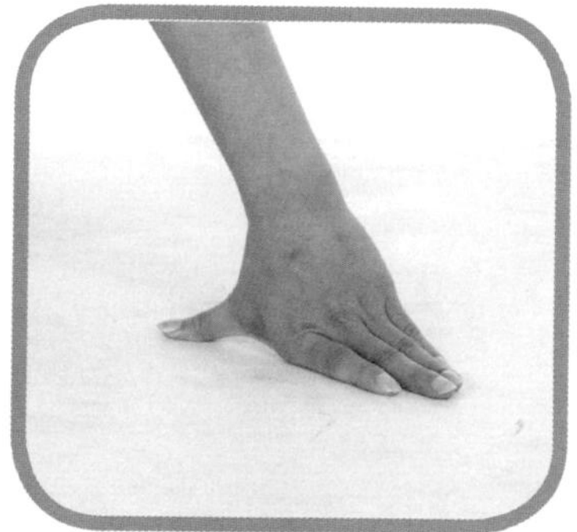
錯誤示範：斜壓

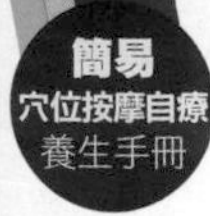

全身重要穴道圖表

（一）頭、頸、肩部

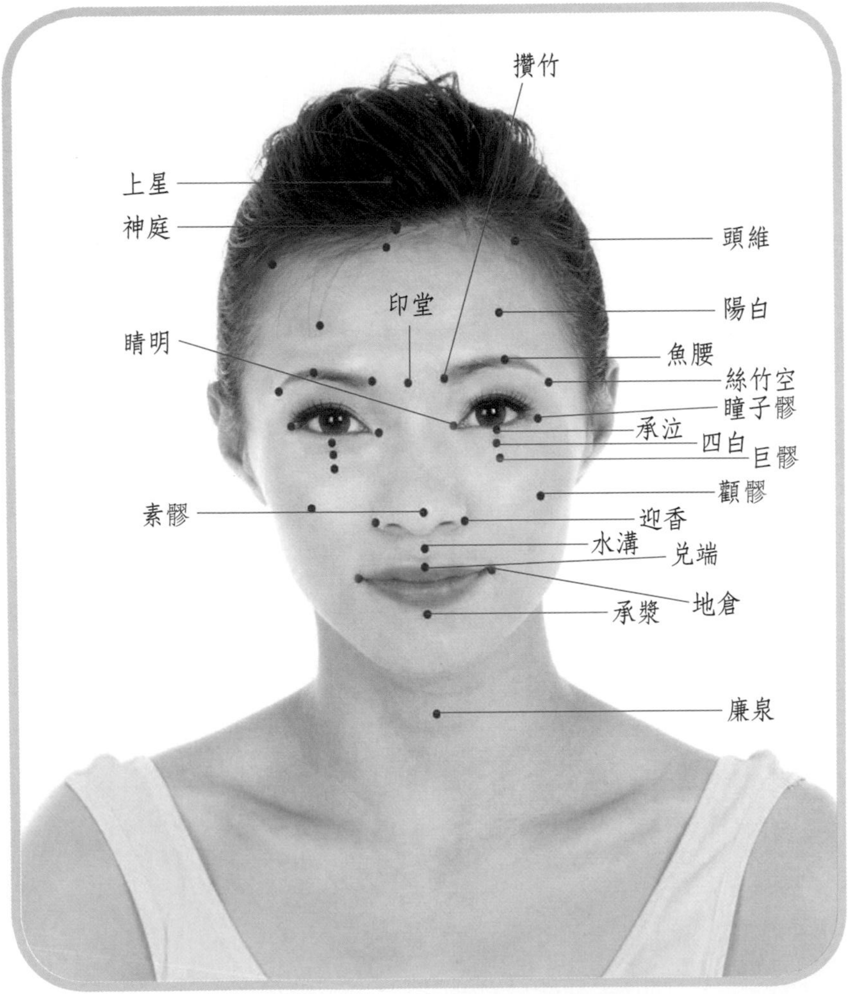

攢竹

上星

神庭

頭維

印堂

陽白

睛明

魚腰

絲竹空

瞳子髎

承泣

四白

巨髎

顴髎

素髎

迎香

水溝

兌端

地倉

承漿

廉泉

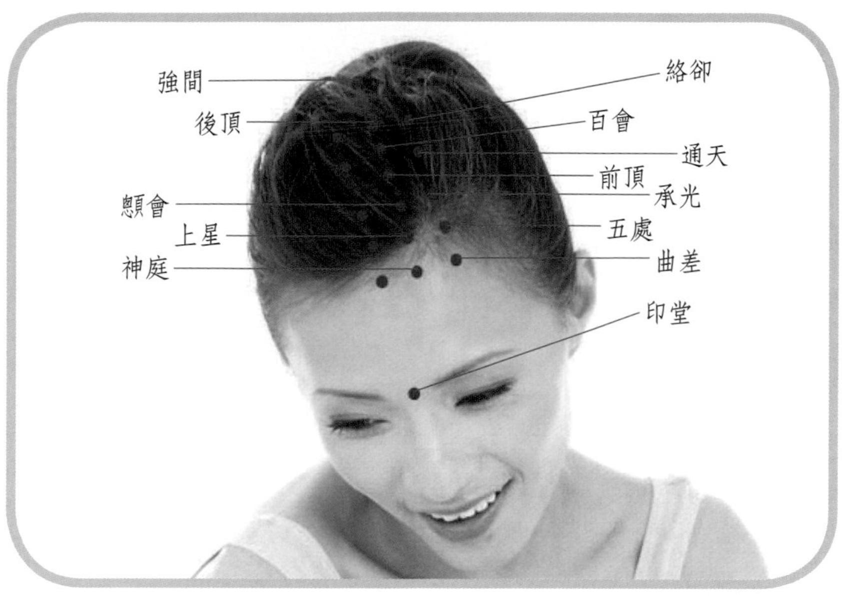
強間
絡卻
後頂
百會
通天
前頂
顖會
承光
上星
五處
神庭
曲差
印堂

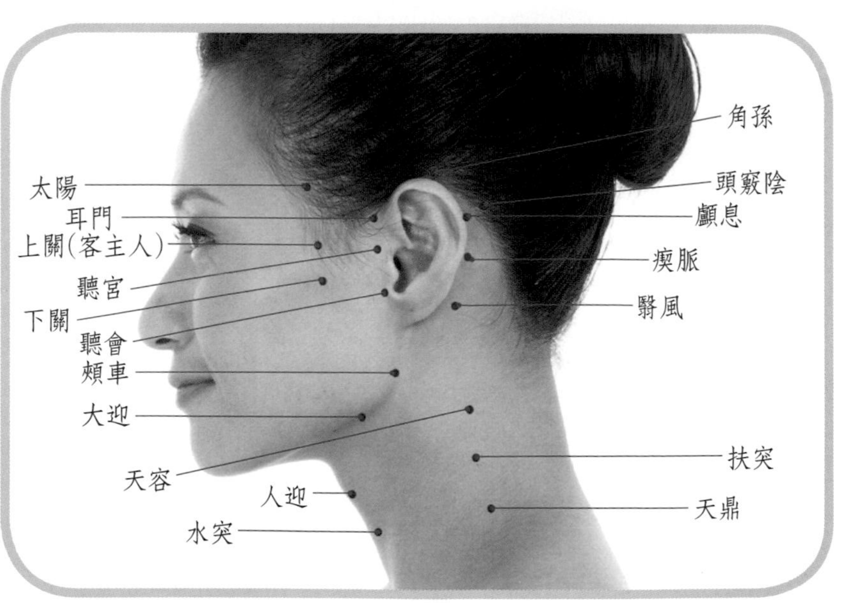
角孫
太陽
頭竅陰
耳門
顱息
上關(客主人)
瘈脈
聽宮
翳風
下關
聽會
頰車
大迎
扶突
天容
人迎
天鼎
水突

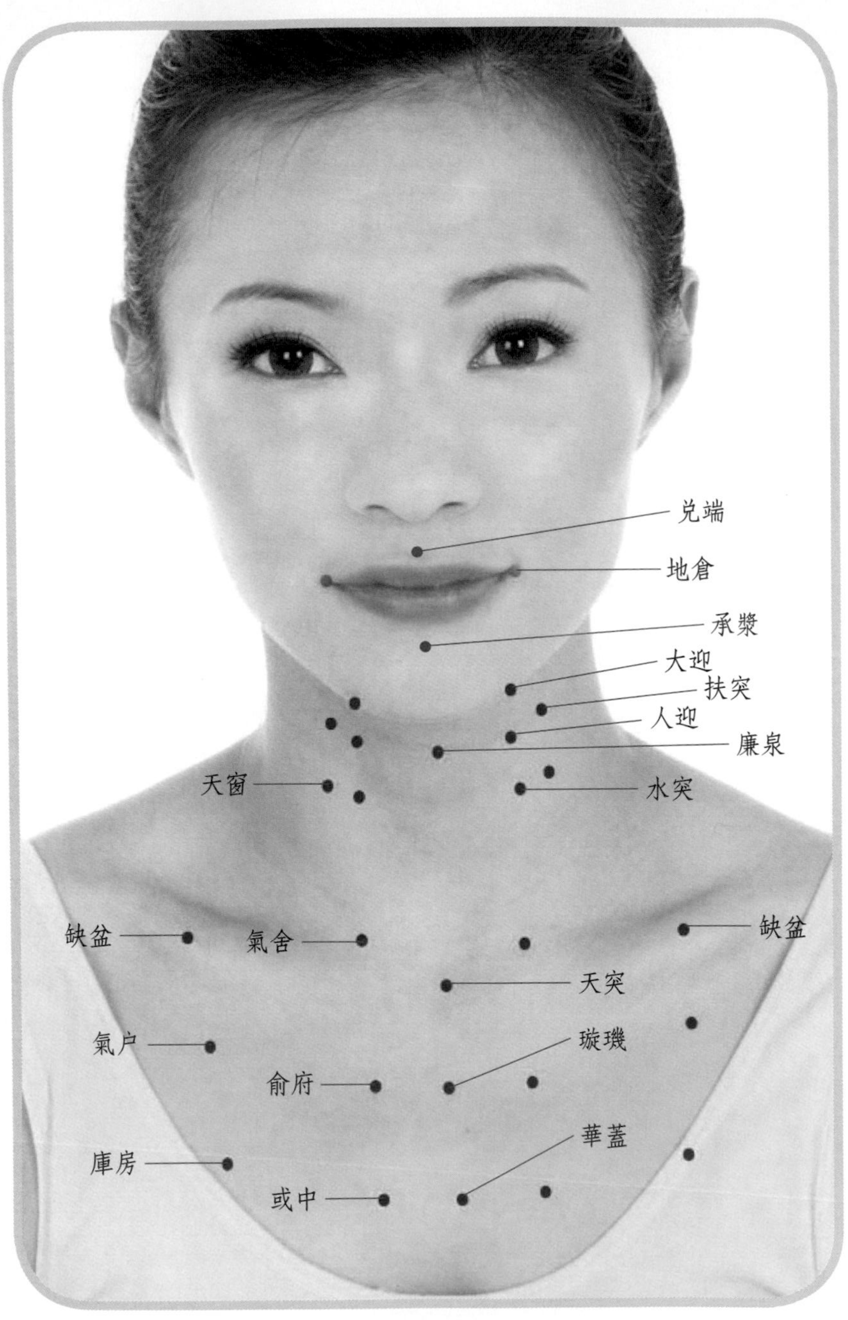
兌端
地倉
承漿
大迎
扶突
人迎
廉泉
天窗
水突
缺盆
氣舍
缺盆
天突
氣户
璇璣
俞府
華蓋
庫房
彧中

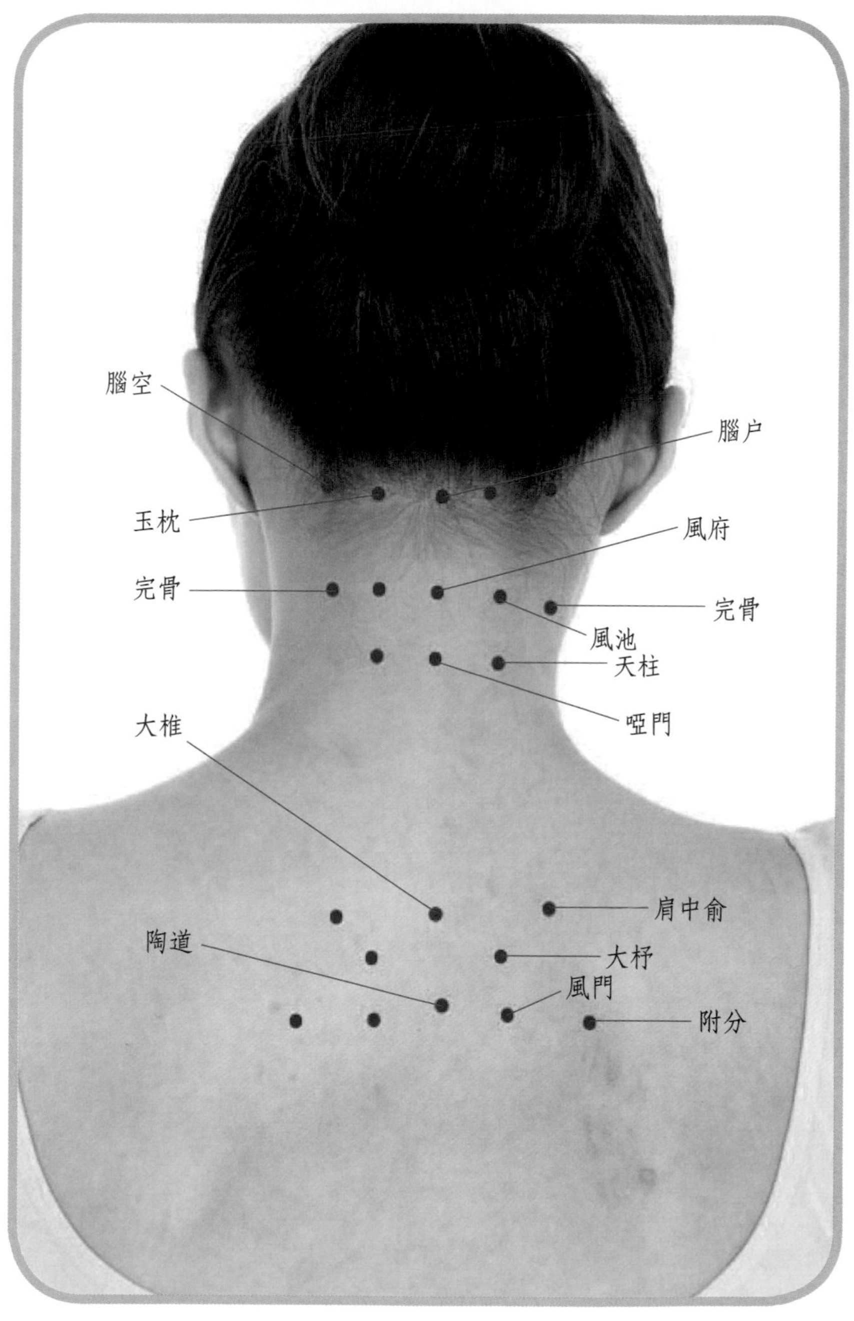
腦空
腦户
玉枕
風府
完骨
完骨
風池
天柱
瘂門
大椎
肩中俞
陶道
大杼
風門
附分

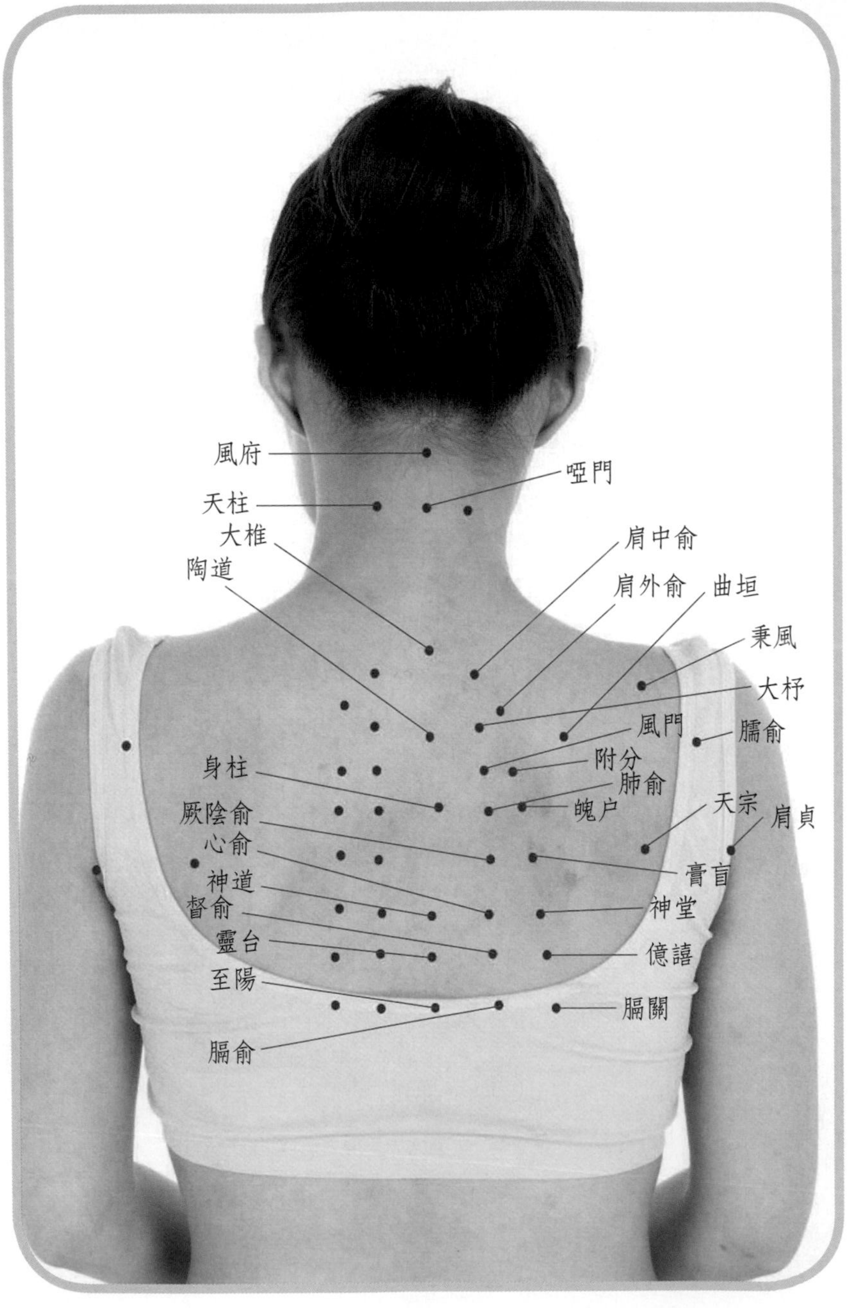
風府
啞門
天柱
大椎
陶道
肩中俞
肩外俞
曲垣
秉風
大杼
風門
臑俞
附分
身柱
肺俞
厥陰俞
魄户
天宗
肩貞
心俞
膏肓
神道
督俞
神堂
靈台
譩譆
至陽
膈關
膈俞

（二）手部

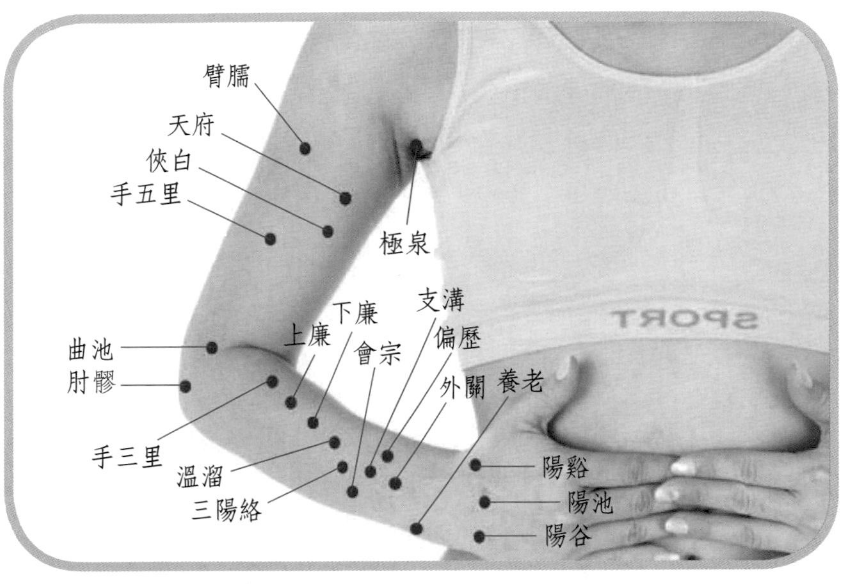
臂臑
天府
俠白
手五里
極泉
曲池
肘髎
手三里
上廉
下廉
支溝
偏歷
會宗
外關
養老
溫溜
三陽絡
陽谿
陽池
陽谷

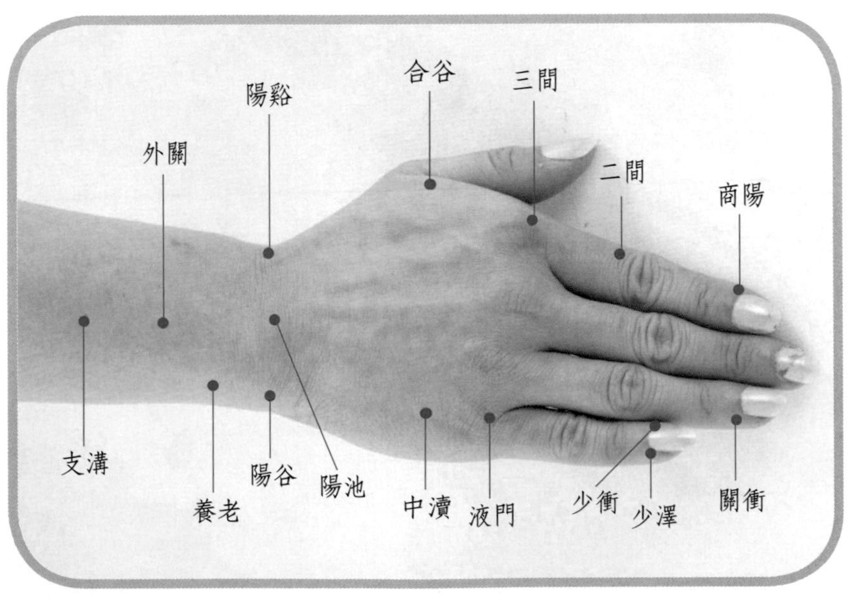
陽谿
合谷
三間
外關
二間
商陽
支溝
養老
陽谷
陽池
中瀆
液門
少衝
少澤
關衝

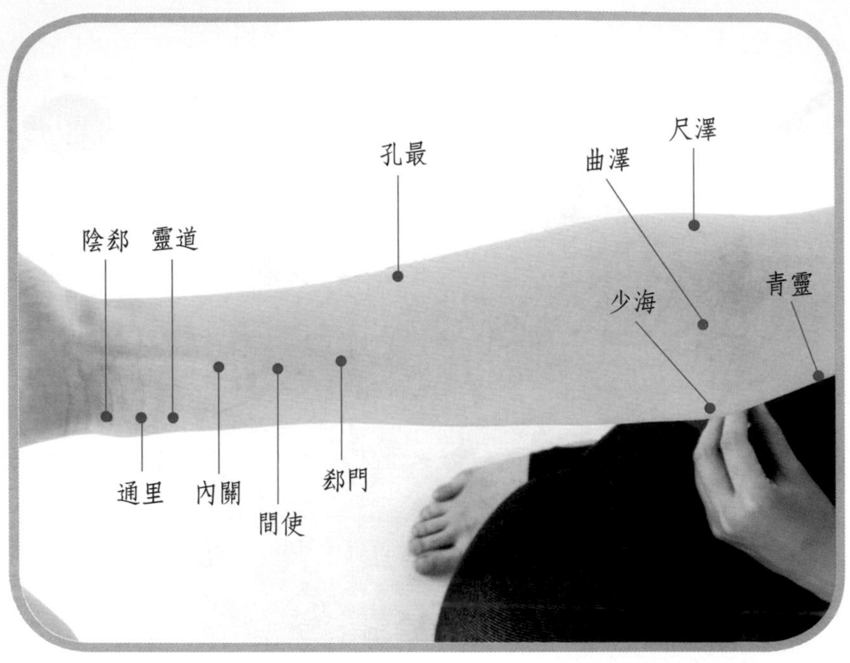
孔最
尺澤
曲澤
陰郄
靈道
青靈
少海
通里
內關
郄門
間使

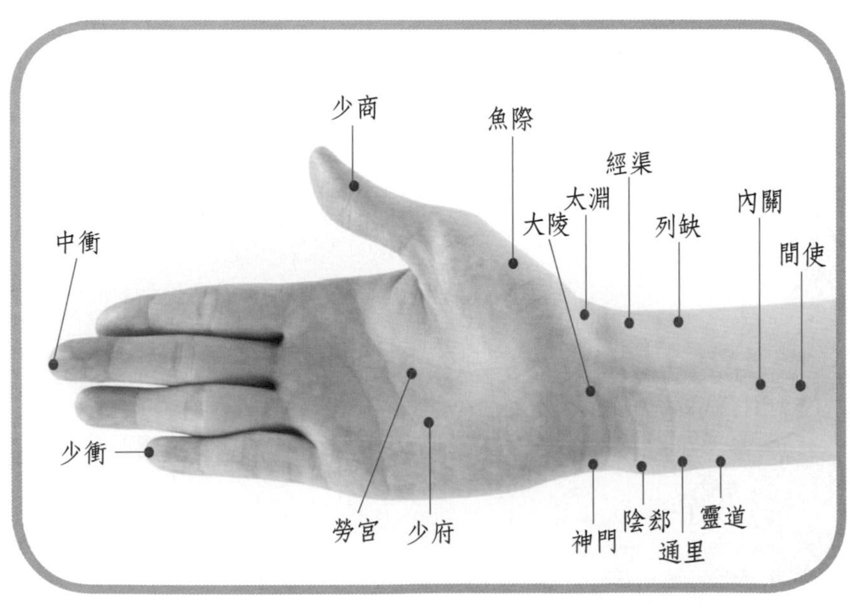
少商
魚際
經渠
太淵
大陵
內關
列缺
中衝
間使
少衝
勞宮
少府
神門
陰郄
靈道
通里

（三）胸、背部

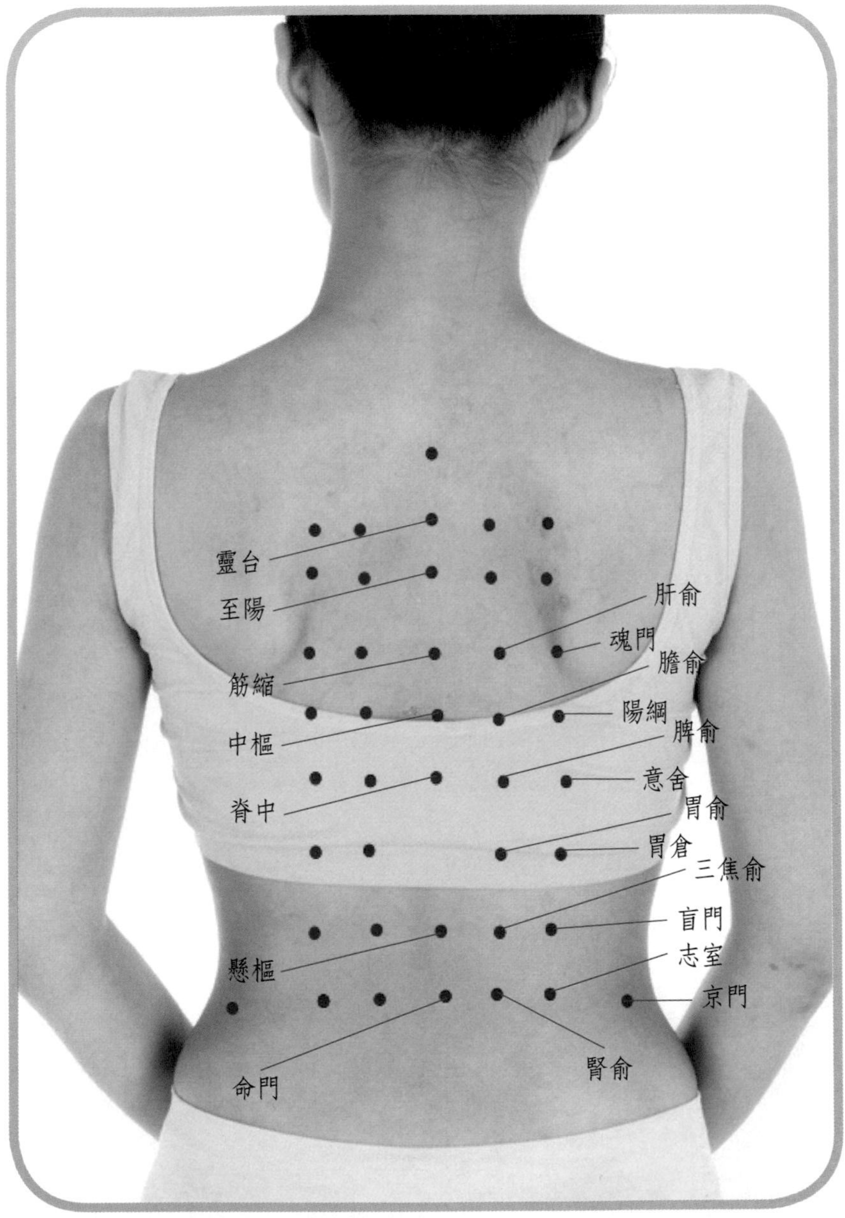

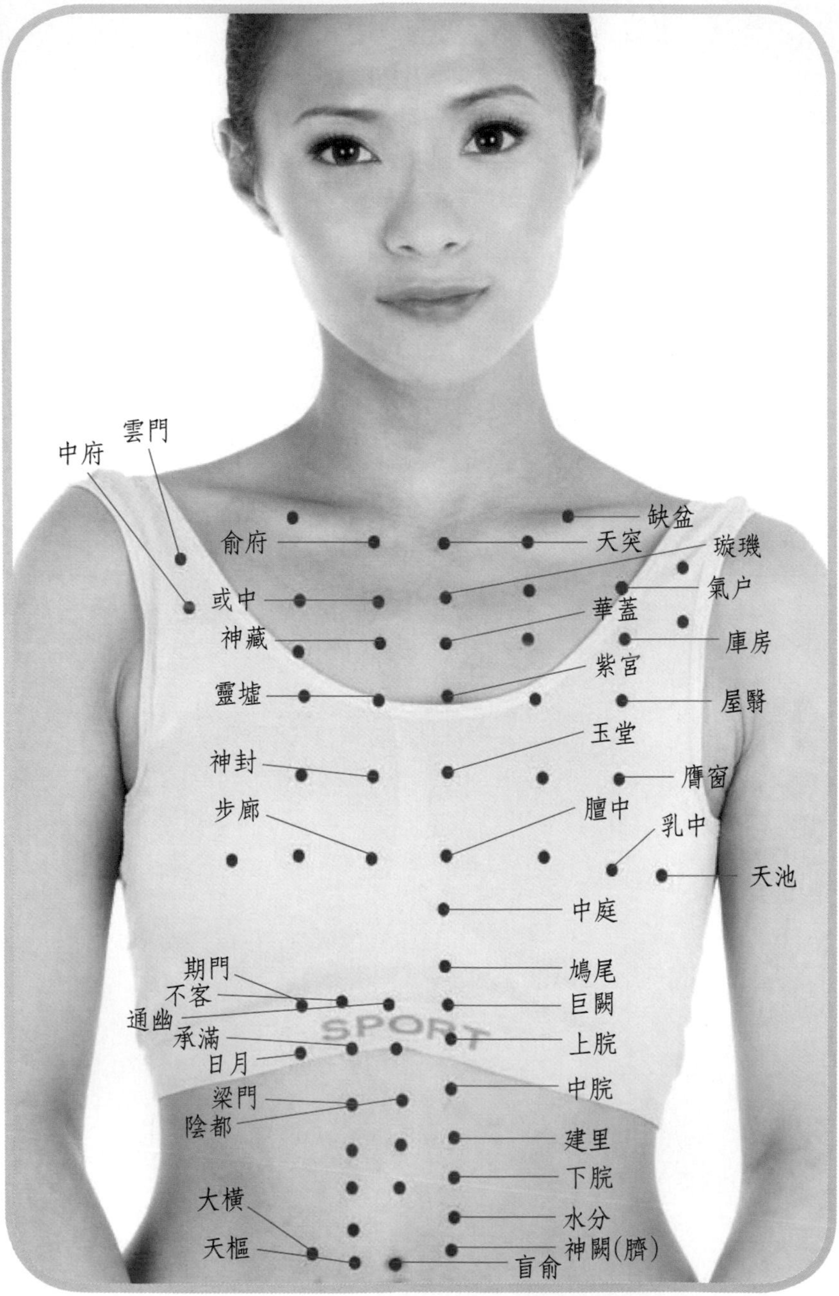

雲門
中府
缺盆
俞府
天突
璇璣
或中
氣户
華蓋
神藏
庫房
紫宮
靈墟
屋翳
玉堂
神封
膺窗
步廊
膻中
乳中
天池
中庭
期門
鳩尾
不客
巨闕
通幽
承滿
上脘
日月
中脘
梁門
陰都
建里
下脘
大橫
水分
天樞
神闕(臍)
盲俞

（四）側身

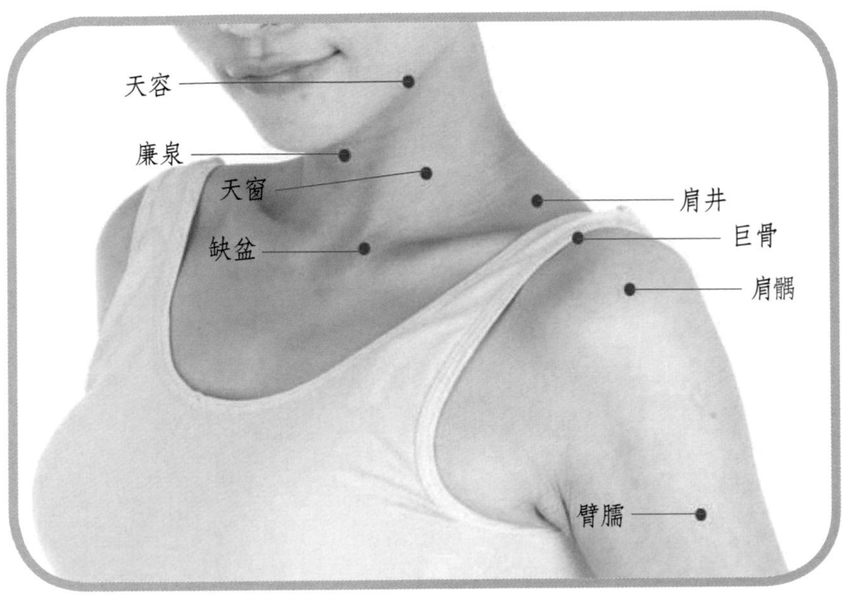

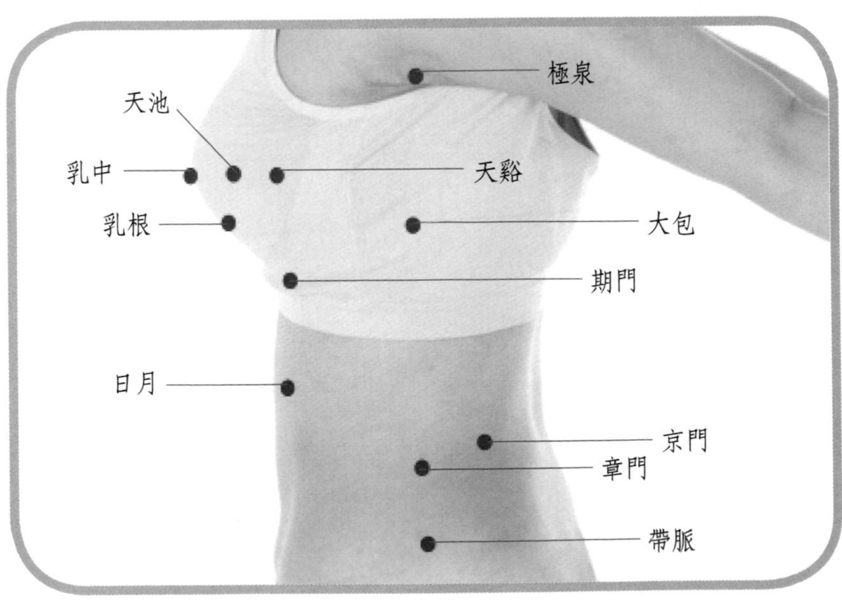

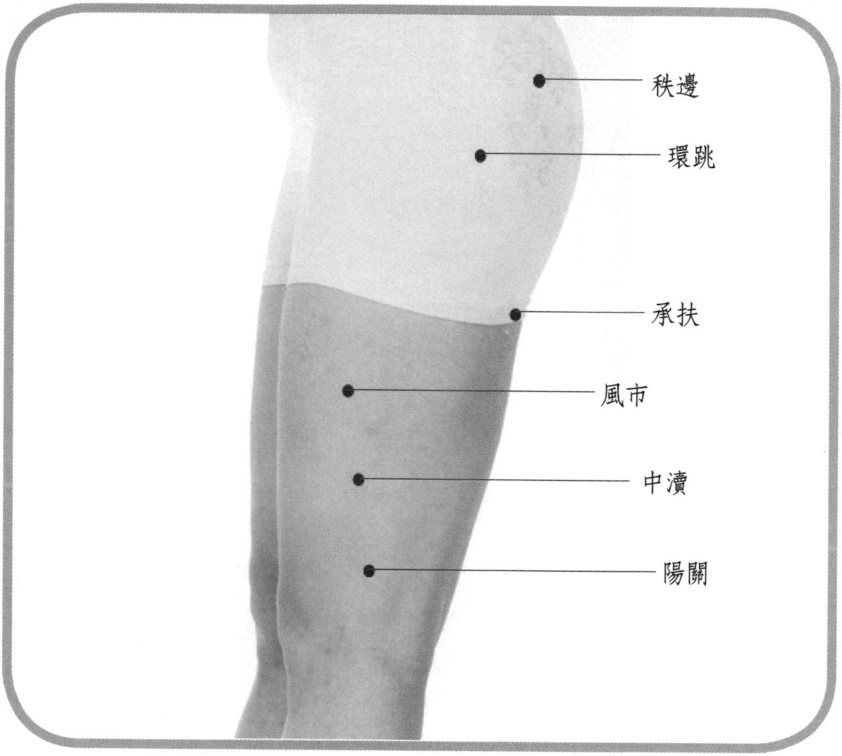

秩邊

環跳

承扶

風市

中瀆

陽關

（五）腹、臀部

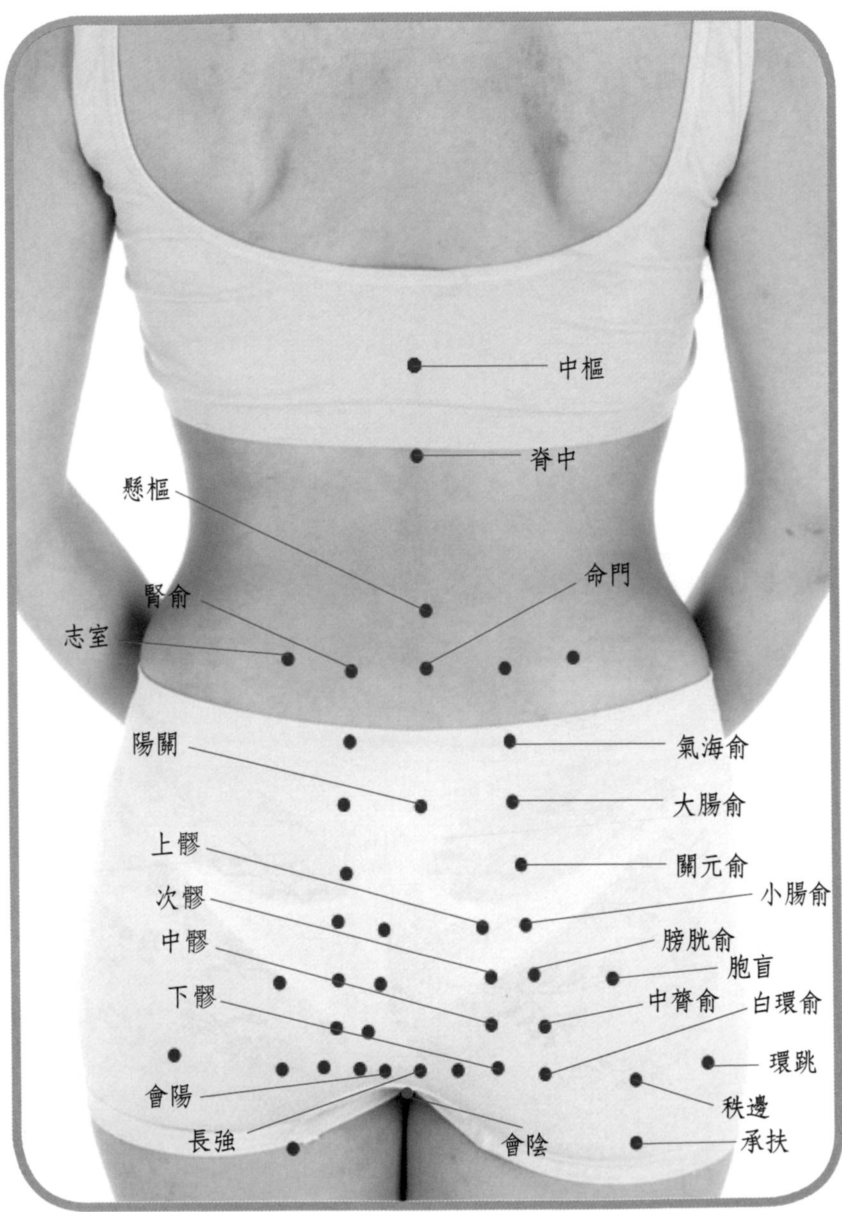
中樞
脊中
懸樞
命門
腎俞
志室
陽關
氣海俞
大腸俞
上髎
關元俞
次髎
小腸俞
中髎
膀胱俞
胞肓
下髎
中膂俞
白環俞
環跳
會陽
秩邊
長強
會陰
承扶

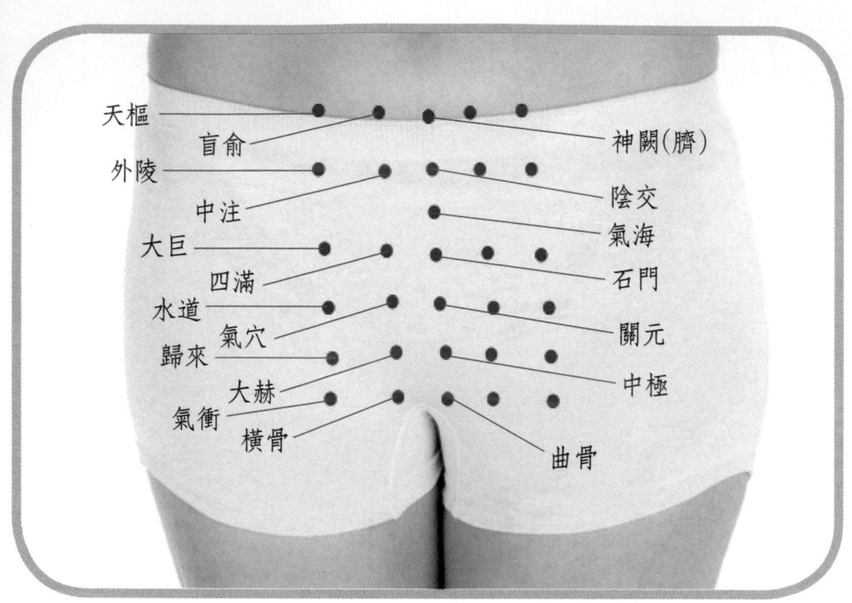
天樞
盲俞
神闕(臍)
外陵
陰交
中注
氣海
大巨
四滿
石門
水道
氣穴
關元
歸來
中極
大赫
氣衝
橫骨
曲骨

（六）腿足部

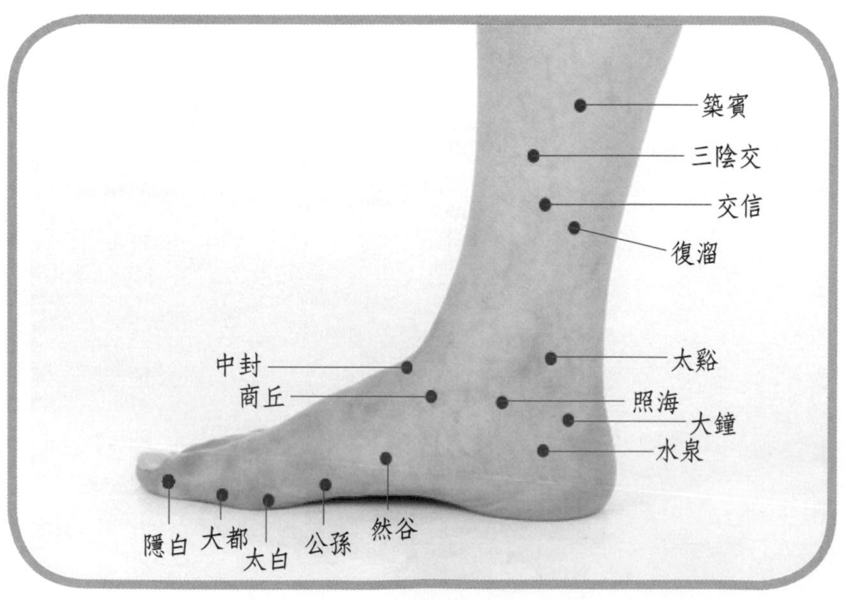
築賓
三陰交
交信
復溜
中封
太谿
商丘
照海
大鐘
水泉
隱白
大都
太白
公孫
然谷

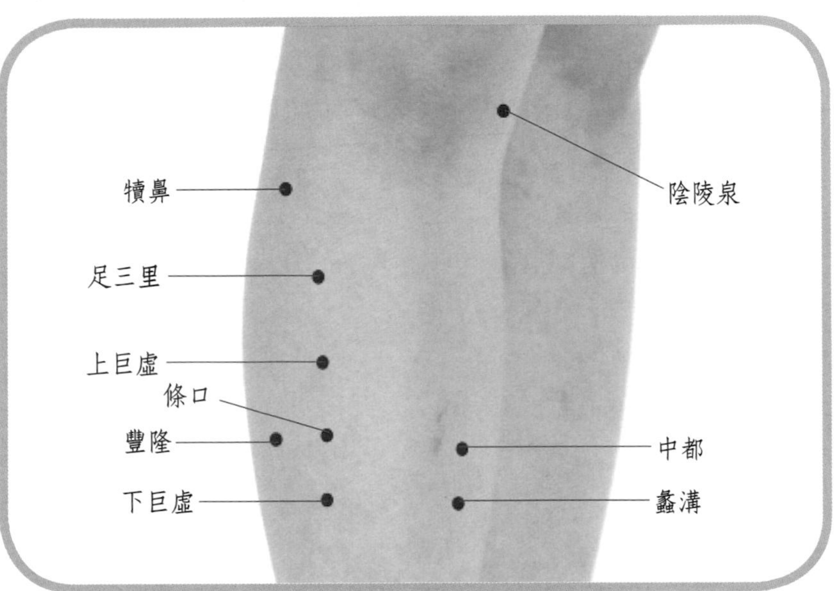
犢鼻
足三里
上巨虛
條口
豐隆
下巨虛
陰陵泉
中都
蠡溝

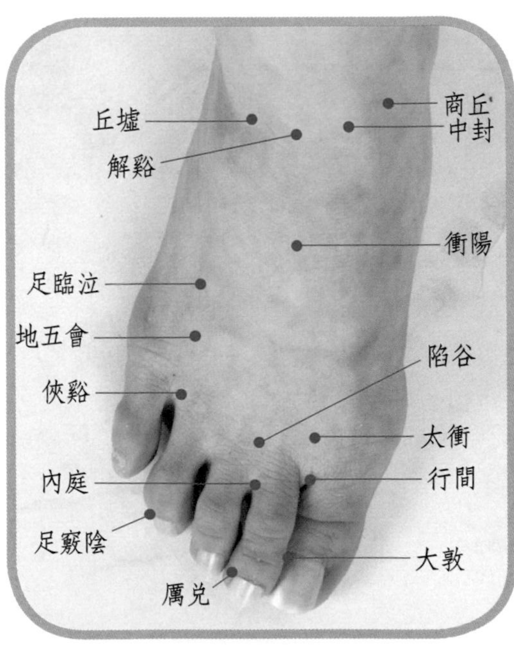
丘墟
解谿
商丘
中封
衝陽
足臨泣
地五會
陷谷
俠谿
太衝
內庭
行間
足竅陰
大敦
厲兌

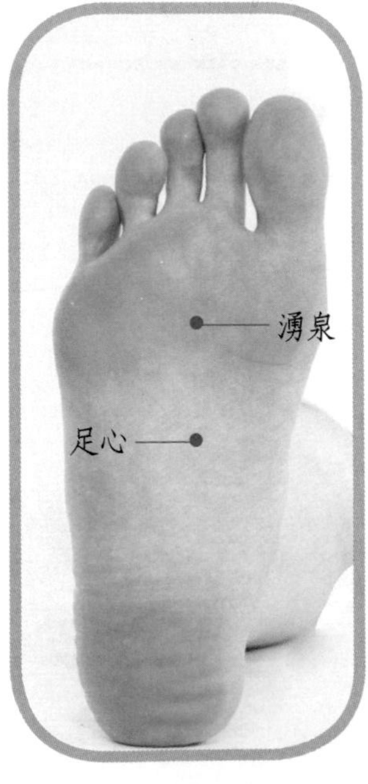
湧泉
足心

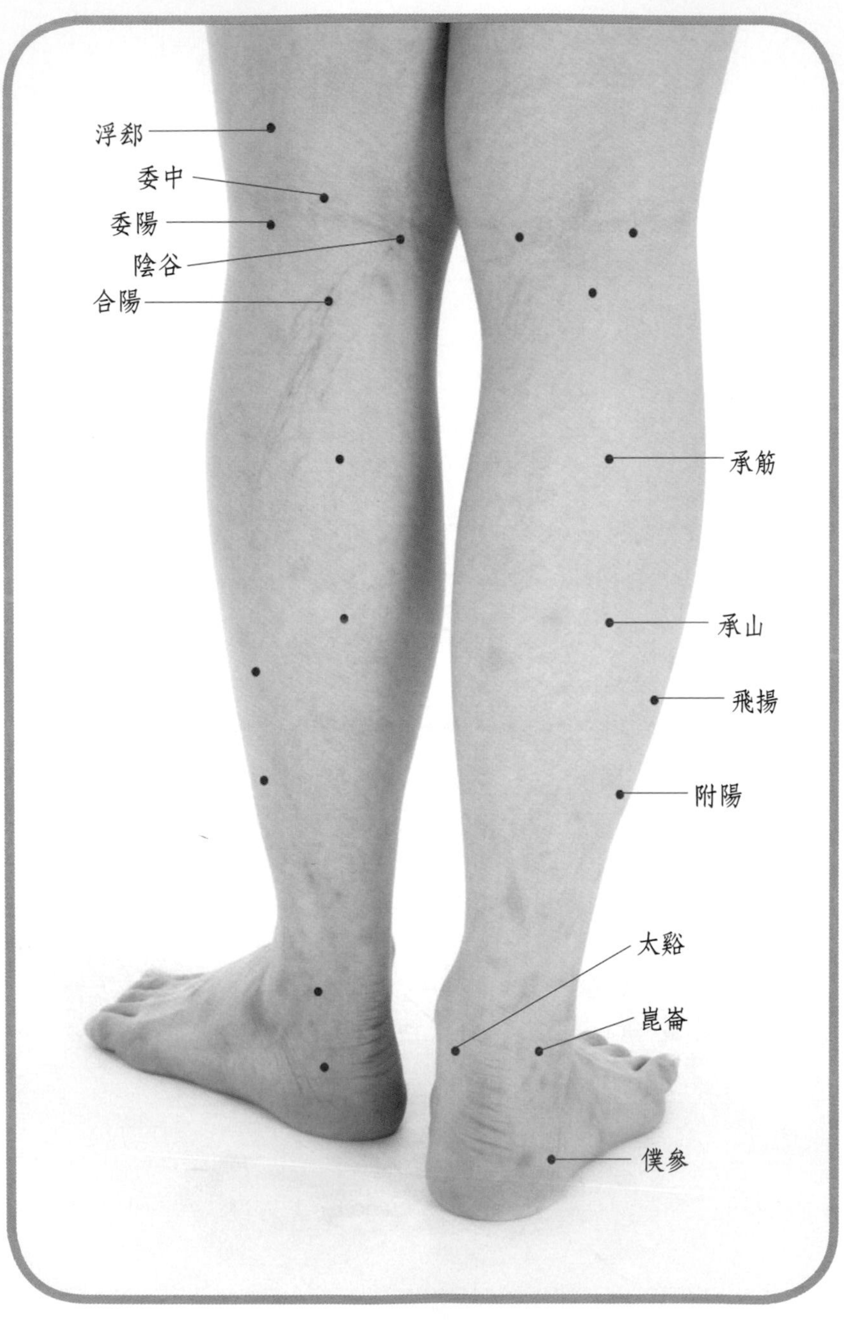
浮郄
委中
委陽
陰谷
合陽
承筋
承山
飛揚
附陽
太谿
崑崙
僕參

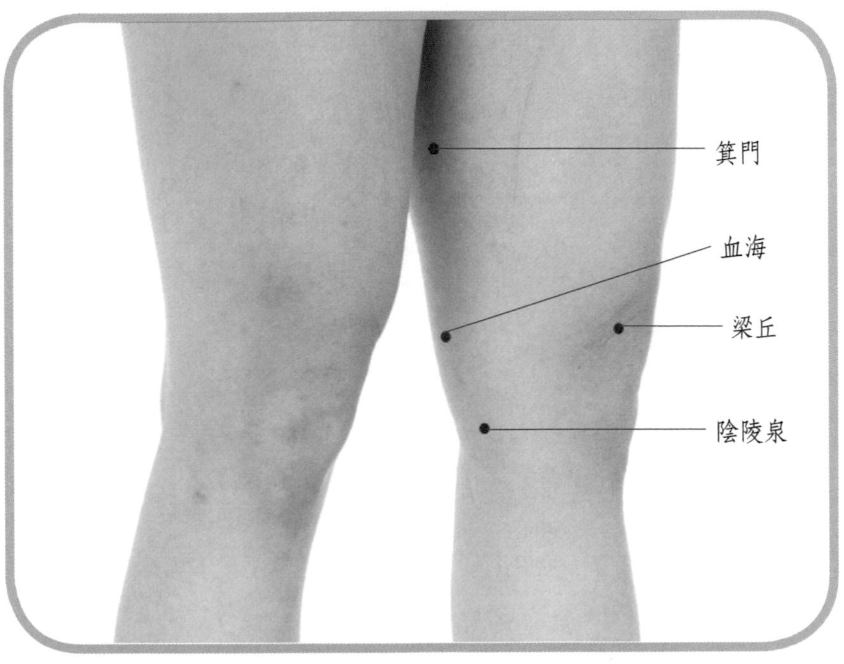
箕門
血海
梁丘
陰陵泉

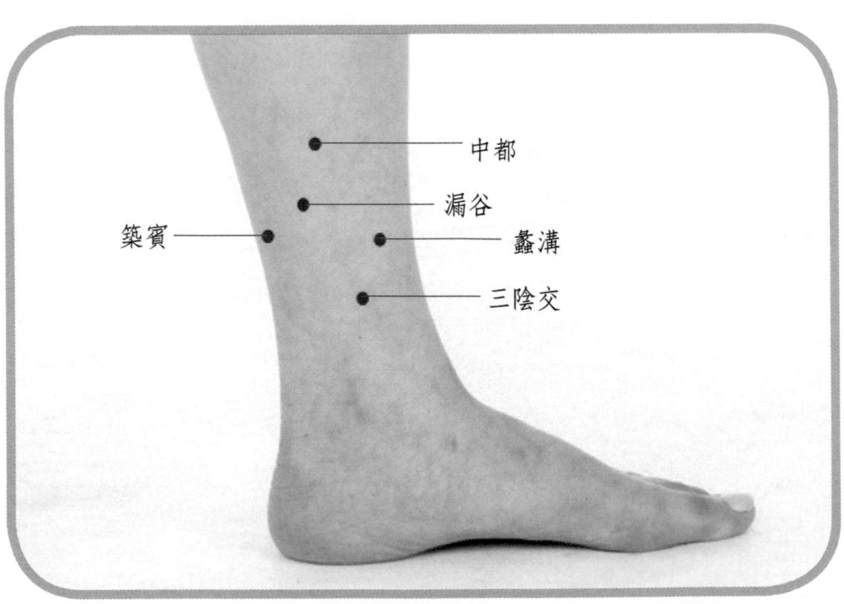
中都
漏谷
築賓
蠡溝
三陰交

穴道治療與常見病痛對應表

頭	取穴位置	主治症狀
完骨	耳後凸骨處下方上移2公分左右的地方。	耳鳴
竅陰	位於耳後，在耳朵硬骨部分與耳垂根部之間的凹陷處。	暈眩
天柱	頭部後面髮根近頸部處，位於頸部兩塊大肌肉（僧帽筋）的外側凹陷處。	頭痛
百會	位於頭頂，左右耳垂向上延伸至頭頂之間的連線，與眉間中心往上直線的交會點。	痔瘡
風池	位於頭部後面的髮根部分。天柱穴往外移2公分的地方。指壓時，頭部與頸部會有刺痛感。	昏昏欲睡
臨泣	眼睛正上方，距前額髮際往內約1公分的地方，指壓時，能將刺激傳遞到眼睛深處。	眼睛過敏
臉	**取穴位置**	**主治症狀**
眼球	以眼球整體為重點，輕輕壓住眼球，左右上下轉動，可加強血液循環，改善眼睛充血的情形。	滿眼血絲
頰車	位於下巴的下顎骨附近。往前指壓的話，下巴處會有麻麻的感覺。	牙痛、下齒搖動及疼痛
迎香	位於鼻子兩側。能有效治療鼻塞，因鼻子主要是用來嗅聞氣味的，故有此名。	鼻水鼻塞
下關	位於耳朵附近，觸摸耳前到頰骨，骨頭凹陷處就是此穴，對上齒搖動及疼痛很有效。	牙痛
攢竹	位於左右眉毛的眉頭，當手指放在眉毛上揉時會浮現一條細筋，按壓此處可刺激眼睛四周。	滿眼血絲
承泣	在眼睛正下方的骨頭邊緣。輕壓此穴道會有麻麻的感覺。	眼睛過敏

睛明	位於眼角的穴道。睛有瞳孔的意思，因指壓此穴可使眼睛明亮，故有此名。可沿著眼睛周圍的眼骨來刺激。	舒緩眼壓
地倉	位於嘴角兩側，此處用手指指腹按壓較不易達到效果，必須改以指尖指壓比較有效。	肌膚乾燥
瞳子髎	位於從眼尾外移約一個拇指寬度的凹陷處，瞳子髎本身具有眼角的意思。	舒緩眼壓
頸	**取穴位置**	**主治症狀**
後頸肌	位於頸骨兩側，約在頸骨的左右3～5公分的寬度，頸後的僧帽肌易因疲勞而有僵硬感。	頸部酸痛
翳風	位於耳垂下方。耳垂後凸出骨下方與下顎骨之間的凹陷處。	耳鳴
胸鎖乳突肌	從耳後正下方對著鎖骨生長的粗大肌肉是胸鎖乳突肌。只要左右轉動脖子即可馬上看到。	臉部水腫
頸肌	沿著頸骨左右有頸肌經過，指壓時要特別針對僵硬的肌肉作重點按摩。	暈眩
水突	位於喉結斜下方，胸鎖乳突肌中央部位往前頸3公分左右的地方，約在喉骨的邊緣。	喉嚨疼痛腫脹
大椎	位於頸椎骨後，轉動頸部時，所移動之骨頭的最下方，其下方為脊椎骨的起端。	流鼻水、鼻塞、皮膚乾燥
天窗	約與喉結同高，胸鎖乳突肌的後方。	頭痛、臉水腫
天突	頸前中央，喉結之下胸骨上方的凹陷處。按摩的方向以斜角朝下向胸骨側按壓。	打噴嚏、咳嗽
天牖	先找到耳後一塊凸骨處，此處約往下移3公分左右便是天牖穴，它位在我們左右轉動頸部時會使用到的肌肉之上。	落枕
天容	位於下顎骨的下方，靠近胸鎖乳突肌前緣。	頸部酸痛

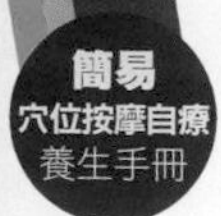

肩	取穴位置	主治症狀
雲門	鎖骨外側下方的凹陷處，指壓時喉嚨及手臂會有刺痛感。	五十肩、感冒
肩胛骨之間	重點是沿著左右肩胛骨之間作指壓，通常當你身體不舒服時，這個部位就會異常僵硬。	呼吸不順暢
肩井	在脖子與肩膀連結線上，也就是在左右兩側的肩頭上，按壓此穴時，頸部與肩膀會有刺痛感。	肩膀酸痛、呼吸不順暢
肩中俞	脖子往前彎時，背部會出現凸骨，此骨往外移4公分的地方，便是肩中俞。它位在我們轉頭時，所使用到的肌肉上方。	落枕
風門	低頭時頸後凸出骨下方第三個脊椎骨之下，距脊椎骨左右約3公分的地方。	感冒

背	取穴位置	主治症狀
胃俞	位於背部第十二胸椎棘突起下側，脊椎骨左右兩側約兩根手指的寬度（即3公分）。	消化不良、食慾不振
膈俞	在背部。肋骨與腹部交界的部分，約第七胸椎棘突起下側，脊椎骨左右約兩根手指的寬度（即3公分）。	背脊僵硬、失眠
肝俞	位於左背部，第九胸椎棘突起下側約兩根手指寬（即3公分）的地方，脊椎骨左右兩側3～4公分的地方即是。	背脊僵硬、酒醉、宿醉
曲垣	此穴道位於背部上方，距肩胛骨上緣約2公分的地方。	肩膀酸痛
臑俞	背部肩胛骨上方稍微往外移一點，可感覺到一凹陷處，此乃臑俞穴的所在位置。	五十肩
身柱	脖子向前傾時，其穴位於可見的凸骨下。也就是第五胸椎的下方。	沒精神
神道	位於背部，第五胸椎棘突起下側。	心情煩躁

心俞	位於背部，第五胸椎棘突起下方，脊椎骨往左右移約兩根手指的寬度（即3公分）。	心悸
俞穴	分布在背部脊椎骨左右側約兩側約兩根手指的寬度。	精神不振
腹	**取穴位置**	**主治症狀**
期門	位於下腹部，肚臍下方約3根手指寬（約4～5公分）的地方。	腹脹
闕元	正好位於心窩與脇腹的正中央，也就是第九肋骨的下方。此穴必須配合呼吸來作按壓。	酒醉、宿醉
巨闕	位於心窩中央，胸骨中央的凹陷處下方約兩根手指寬的地方。	心情煩躁
水分	肚臍正上方。在肚臍上方約一個拇指寬度（2公分）的地方，由於此穴道有調節體內水分的功能，故以此為名。	腳部水腫
大巨	位於腹部，肚臍斜下方約三隻手指的地方。	便祕
中脘	位於上腹部中線的中央正好是心窩與肚臍的中間，按摩此穴道時必須配合呼吸來進行。	消化不良、食慾不振
中極	肚臍正下方，約四根手指寬（即6～7公分）的地方。	頻尿
腰	**取穴位置**	**主治症狀**
腎俞	位於腰部最細的地方，第二腰椎棘突起下側，脊椎骨左右兩側約兩根手指寬之處。	腰痛、痔瘡
大腸俞	位於腰骨也就是第四腰椎棘突起下，脊椎骨左右兩側約兩根手指寬之處。腎俞穴下方3～4公分的地方。	腰痛、腹瀉、便祕
膀胱俞	位於脊椎骨與尾椎骨連線的正中央，並往左右移約兩根手指的寬度即是。	頻尿

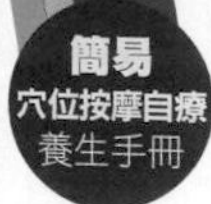

手臂	取穴位置	主治症狀
上臂後側	手臂背後，延著肩頭到手肘的一直線，此線可分成5點來指壓。	手臂無力、手肘疼痛
溫溜	位於手腕與手肘之間，靠近大拇指側，指壓此穴道時，可感覺觸碰到筋脈。	腹瀉
外關	位於手臂的手背側，手腕往手肘方向移約兩根手指寬（即3公分）的地方。	暈眩
郄門	位於靠手掌側的手臂上，約在前手臂中央，彎曲手臂及手指時，肌肉凸起的部分即是，指壓此穴道，手指會有刺痛感。	手指麻痛、心悸焦慮
支溝	位於手背，手腕向上往手肘方向約6公分處，於前臂兩骨之間可找到。	肌腱炎
四瀆	位於前臂的手背那一面，手肘與手腕的中央，當手指伸直時，肌肉凸起的邊緣地方即是。	手指麻痛
尺澤	位於手肘內側。關節中央略靠拇指側，當拇指碰觸此穴道時，可感受到脈搏的跳動。	打噴嚏、咳嗽
肘髎	彎起手肘時，會有皺紋產生，此處前端往手肘方向延伸有一骨頭，肘髎穴即位在此骨的邊緣。	手臂無力、手肘疼痛
手三里	彎曲手肘時，會產生一些橫紋，靠近大拇指側，往手指方向移約兩根手指的地方即是。	頭昏眼花、暈眩
內關	於手掌側，手腕往手肘方向約移4公分處，介於兩根肌腱之間。	腱鞘炎、嘔吐、暈車
偏歷	手背靠拇指的地方，手腕向上往手肘方向移約6公分處。	肌腱炎

手	取穴位置	主治症狀
後谿	手輕握拳頭，在手背小指側後方的凹陷處。	感冒
合谷	在手背，拇指與食指之間，張開手指時，可在兩指之交叉處找到。	睡意、嘔吐、暈車

手指的井穴	統稱為10個指尖的穴道，由於指尖是非常敏感的地方，按壓此處時如果有疼痛感，則表示有效。	呼吸不順暢
足	**取穴位置**	**主治症狀**
足三里	位於脛骨上，膝蓋下方約三根手指寬之處（4公分）。	腳部水腫
腳的井穴	位於腳趾甲左右兩側，單腳有10個穴道，兩隻腳共20個穴道。即使以輕微的力量刺激腳趾甲旁的井穴也會相當疼痛。	腳底冰冷
委中	站立時，位於膝後彎曲處橫紋的正中央。小腿抽筋時，通常此處的肌肉很緊繃。	小腿抽筋
隱白	腳拇趾邊緣凸骨處結束的地方。	腳底冰冷
陰陵泉	位於膝蓋內側，膝蓋下方的凸骨處邊緣，彎曲膝蓋時較容易找到。	膝蓋疼痛
解谿	位於前腳踝關節的正中央，當你彎起腳踝時，會產生皺紋的地方即是。	閃到腰
環跳	雙腳張開時，此穴道就位在腹股溝外側所產生之橫紋的中央，也就是足骨凸出處的正上方。	腳麻
曲泉	位於膝蓋內側，曲膝而產生橫紋時，膝關節凹陷的地方。按壓時膝關節內會有刺痛感。	膝蓋疼痛
血海	用力伸直膝蓋時，膝骨內側凹陷處的上端。	生理痛
公孫	由腳拇趾趾根外側之凸出處開始延伸的骨頭稱之為中足骨，此穴道位於中足骨結束的地方。	腳拇趾側彎
三陰交	內側踝骨中心往上移約3根手指的地方，在脛骨後側。	生理痛、失眠
趾間	指腳趾之間的接合處，此處並無特定的穴道名稱，但都能有效治療腳部的不適症狀。	腳底冰冷
承山	位於小腿肚之柔軟肌肉與肌腱的中央處。如果腳部用力會比較容易找到此穴。	腰痛

脛骨前側	指膝下到腳踝的脛骨前側肌肉，比較偏向小趾側，可將此地帶分成8點來指壓。	腳趾麻痺
太衝	腳拇趾與食趾間往腳背上移兩指處的地方，指壓時腳底會有刺痛感。	腳趾側彎
築賓	位於小腿內側，腳踝上方約有五根手指的距離，脛骨後方約2公分寬之處。	小腿抽筋
伏兔	大腿前側中央地帶有一塊大肌肉，這塊肌肉稍微往外移一點的地方即是。	腳趾麻痺
大腿後側	後大腿的中央，或稍微靠內側的一直線。從大腿與臀部的連接處到膝蓋分成10個點作指壓。	腰酸、腰部無力
大腿前側	前大腿側中央或稍微靠外側的一直線。從大腿與臀部的連接處到膝蓋分成10個點作指壓。	腰酸、腰部無力
湧泉	位於腳底，當腳趾彎曲時，會感到一塊向內凹下的硬肌肉，湧泉穴便在此。	足部疲勞

主治疾病之關鍵穴

症狀	穴道處
感冒	合谷、肺俞、陽池、風池
頭痛	列缺、孔最、陽谿、豐隆、解谿、後谿、完骨、攢竹、天柱、大杼、風門、飛揚、崑崙、京骨、大陵、關衝、液門、中渚、絲竹空、率谷、陽白、風池、風市、足臨泣
發熱	孔最、魚際、曲池、少衝、大杼、風門、曲澤、內關、中衝、外關
腦膜炎	京骨
目赤	陽谿、完骨、攢竹、大陵、絲竹空
（目）暈眩	豐隆、攢竹、飛揚、崑崙、申脈、液門、絲竹空、肩井
眼痛	三間
不能遠視	地倉
視物不清	養老、攢竹
眼潤不止	顴髎
鼻塞	天柱、肺俞、飛揚
中耳炎	聽宮、耳門、聽會
耳鳴	陽溪、下關、完骨、陽谷、聽宮、外關、聽會、上關、風池
口乾	照海、關衝
口苦	陽陵泉
口臭	大陵
煩渴	勞宮、曲澤
口眼歪斜	列缺、下關、顴髎、翳風、上關
痰多	豐隆

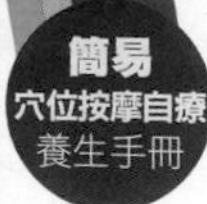

症狀	穴道處
哮喘	太淵、尺澤、魚際、肺俞、膈俞、膏肓、太谿、大陵
咳嗽	列缺、尺澤、魚際、少商、豐隆、風門、肺俞、膈俞、膏肓
牙痛	合谷、手三里、曲池、下關、內庭、聽宮、太谿、上關、率谷
牙齦痛	液門
齲齒	耳門、聽會
生理痛	中極、三陰交、血海
耳下腺炎（頰腫）	手三里、頰車、肩貞、顴髎
三叉神經痛	三間、迎香、地倉、內庭
面神經麻痺	合谷、頰車、聽宮
扁桃腺炎	條口、內庭
咽喉腫痛	列缺、尺澤、孔最、魚際、少商、三間、照海、太谿、液門、中渚、外關
項強痛	後溪、完骨、天柱、大杼、風門、崑崙、京骨、至陰、風池、肩井、懸鐘
肩背痛	太淵、肩髃、養老、肩貞、臑俞、天宗、天柱、膏肓、支溝、肩井
心痛	曲澤、少衝
胃痛	梁門
腹瀉	梁門、天樞、足三里、公孫、商丘、膀胱俞
腰痛	上巨虛（上廉）、大杼、風門、秩邊、委中、承山、飛揚、崑崙、申脈、京骨、太谿、復溜、風市、懸鐘、行間、太衝
腎炎	腎俞、復溜

症狀	穴道處
膀胱炎	秩邊
遺尿	陰陵泉、少府、大腸俞
尿痛	膀胱俞
尿多	膀胱俞、照海、太谿、大敦
尿少	陰陵泉、少府、大腸俞、曲泉
尿血	大陵、勞宮
尿路感染	陰谷、復溜
坐骨神經痛	膀胱俞、秩邊、環跳、風市
手腕消炎	魚際、完骨、陽谷
肘（臂）疼痛	孔最、曲池、養老、外關、天井
腳腿痛	三陰交、承山、申脈、京骨、風市、丘墟
膝關節疼痛	陽陵泉、懸鐘、曲泉、條口、下巨虛（下廉）、陰谷、環跳
踝部疼痛	商丘、太衝
下肢痲痺	伏兔、上巨虛、條口、三陰交
月經不調	曲池、陰陵泉、血海、腎俞、照海、太谿、陰谷、蠡溝
安胎	公孫
難產	至陰、肩井
嘔吐	公孫、膈俞、大陵、曲澤、陽白、行間
飲食不下	膈俞、勞宮
吐血	膈俞
休克	湧泉
中暑	湧泉

症狀	穴道處
熱病汗不出	大陵、勞宮、支溝
抽筋	少商
無脈症	太淵
糖尿病	陽池
痢疾	足三里、太白、陰陵泉
高血壓	足三里、湧泉
中風	少商、手三里、少衝、勞宮、中衝、風池、環跳
關節風濕痛	犢鼻、下巨虛、陽池
落枕	後溪
健忘	神門
心煩	神門、少衝
失眠	足三里、神門、申脈、照海、太谿、風池
神經衰弱	合谷、少海、神門
盜汗	後溪、肺俞、復溜
癲癇	豐隆、肩貞、申脈、京骨、湧泉、照海、光明
癲狂	神門、申脈、築賓
皮膚癢	曲池
半身不遂	肩髃、委中、環跳、風市、陽陵泉
失音不語	頰車
腳氣	伏兔、犢鼻、條口、下巨虛、環跳、風市、懸鐘、丘墟
疝氣	伏兔、照海、陰谷
水腫	犢鼻、陰陵泉、復溜、環跳

症狀	穴道處
黃疸	商丘、少衝、勞宮
痔疾	秩邊、承山
便意	商丘、大橫、大腸俞、膀胱俞、承山、支溝、中封

國家圖書館出版品預行編目資料

一按病除！對症取穴全療手冊 / 賴鎮源編著 .
-- 初版.-- 新北市中和區：活泉書坊,2011 [民100]
面；公分 · -- (Color Life；24)
ISBN 978-986-271-076-0（平裝）
1.按摩 2.經穴
413.92 100008298

一按病除！對症取穴全療手冊

出版者 ■ 活泉書坊

活泉書坊

編　著 ■ 賴鎮源　　文字編輯 ■ 黃纓婷
總編輯 ■ 歐綾纖　　美術設計 ■ 李家宜

郵撥帳號 ■ 50017206 采舍國際有限公司（郵撥購買，請另付一成郵資）
台灣出版中心 ■ 新北市中和區中山路 2 段 366 巷 10 號 10 樓
電　話 ■ (02) 2248-7896　　傳　真 ■ (02) 2248-7758
物流中心 ■ 新北市中和區中山路 2 段 366 巷 10 號 3 樓
電　話 ■ (02) 8245-8786　　傳　真 ■ (02) 8245-8718
ISBN ■ 978-986-271-076-0
出版日期 ■ 2011年6月

全球華文國際市場總代理／采舍國際
地　址 ■ 新北市中和區中山路 2 段 366 巷 10 號 3 樓
電　話 ■ (02) 8245-8786　　傳　真 ■ (02) 8245-8718

新絲路網路書店
地　址 ■ 新北市中和區中山路 2 段 366巷 10 號 3 樓
網　址 ■ www.silkbook.com
電　話 ■ (02) 8245-9896
傳　真 ■ (02) 8245-8819

本書全程採減碳印製流程並使用優質中性紙（Acid & Alkali Free）最符環保需求。